U0004257

懶惰使你更強壯

SMARTER NOT HARDER

The Biohacker's Guide to Getting the Body and Mind You Want

防彈咖啡創始人

教你用10%時間增強

心血管健康、腦功能和復原力

Dave Asprey
戴夫・亞斯普雷／著
吳宜蓁／譯

方舟文化

獻給你辛苦流下，
卻沒能得到預期成果的每一滴汗水。

Contents

Section II 目標與目的

Section III　無止境的進步

作者序

比正常還要好

保持好奇心，腳踏實地。

做一個能在混亂中心冥想的僧人。

當你看到愚蠢的事情時，帶著善意回應。

你想要成為什麼樣的人？無論你的答案是什麼，這本書都會幫助你找到答案。這是一本關於健康和健身的書，沒錯，也是一本關於如果你有更多的力量和體力，你可以做的一切的書。說到底，這本書是關於如何成為最好的自己——釋放過後的你。

每個人都在談論同理心和同情心，但是，如果你想保持自己最好的狀態，即使在情況變得詭異時還是繼續改善，你必須把同理心、同情心與好奇心、平靜（一種深刻的心靈寧靜）結合起來。這些特質的結合，讓我充滿自信地度過了過去幾年非常詭異的全球動盪。將這些特質混合在一起，也是過著美好幸福生活的核心原則，在危機時刻顯得非常重要，即使在生活看起來平淡無奇時，也同樣重要。相信你們也知道，這些特質非常難以長期維持，大多數人可能在沒有意識的情況下，就讓它們溜走了。當然，我們可能會時不時地實現，但隨後又被日常生活的磨練所占據。我們實在太過疲倦，無法讓自己平靜下來。

在疫情期間，我不斷地聽到人們談論渴望「恢復正常」，我每次都覺得這是個錯誤，這種野心實在是小得可笑。在我的一生中，我一直努力提高身體和心理的適應力，讓自己變得比平常還要好，並且幫助別人做到這一點。目標是達到更高的基準線，讓它成為你的新常態，然後再次達到更高的狀態。危機時期是前進的最佳時機，你為什麼想退回過去的正常狀態呢？

我希望別人也能擁有我所擁有的，能被激勵而不是被耗盡，要敢於冒險，而不是害怕。說到危險，我指的不是去做一些愚蠢的事，比如撞車或燒毀你的房子。我的意思是，你可以大膽冒險、追求夢想，變得不可預測，因為你感覺可以自由地表現自己。聽起來像個悖論，實際上卻是一個極其重要的事實：危險會讓你覺得安全、冷靜，成為危險人物，可以驅散厄運即將來臨的感覺。

成為危險人物也需要大量的體力和適應力，這就是為什麼很多人認為軟弱的「普通人」，是他們所能期待的最好結果。幸好，還有另一個真實的悖論可以幫助你，一般稱為「曲線斜率生物學」（slope-of-the-curve biology），但我比較喜歡用它真正的含義來稱呼：**懶惰原則**。這是本書的中心思想，可以改變你的生活，也可以歸結為一個簡單但具有革命性的想法：

懶惰能讓人更強壯。

我知道，這聽起來難以置信。而難以置信的原因，是你的身體有一個祕密，一個不想讓你知道的祕密。你的身體比你快。在大腦反應出自己在做什麼之前，身體會在三分之一秒的時間裡，感知、反應和回應刺激。在你理性的人類大腦運用勇氣或意志去努力工作之前，身體已經破壞了這一切，會讓你分泌大量腎上腺素，讓小恐懼變成大恐懼。身體傳遞痛苦的信號，讓你相信小任務實際上需要大量努力，然後給你很多不去做的理由。

為什麼身體要這樣阻礙你？為什麼大自然母親會創造這樣不友善的系統？因為這是自然界中事物存在的唯一方式。你的身體被設計成要把生存、生育和延續物種的可能性提高到最大。因此，身體只關心兩件事，第一是不死，第二是極度懶惰，這樣你在不死的過程中，可以消耗最少的能量。

當掠食者要吃掉你的時候，身體不會等著你決定該怎麼做，而會在你做出如何反應的仔細考慮之前，就開始把你轉移到安全的地方。你的意識大腦對威脅的反應不夠快，所以不能時時刻刻負責你的生存。身體裡的自動駕駛功能則提供了一項驚人的優勢，可以讓你長時間活著，這就是人類還存在這個星球上的原因，但它也有一些主要的缺點。

在疫情流行期間，我們充分經歷了這些缺點。我們看到了身體對不確定性和可怕消息持續衝擊的反應。一開始，我們的身體記錄下這種威脅，並以大量的壓力荷爾蒙和強烈的焦慮感做出反應。當威脅沒有消失，身體就覺得好像被看不見的掠食者無情地追捕。這些反應是可以預見的，先是壓力，然後是憂鬱。許多人受到如此沉重打擊的原因，並不是因為我們愚蠢，也不是因為軟弱，單純只是因為我們全都配備了一個古老的生物系統，試圖讓我們認為自己掌控著一切，藉此維持我們的生命，而實際上我們並沒有真的掌控。

誰是真正的掌控者？

一旦你了解到身體比大腦更早做出決定，一切看起來都不同了。現在你可以理解那些適得其反的反應了——即使它們在生活中阻礙你前進。更棒的是，你可以開始想辦法破解身體系統，這樣你就可以真正控制自己的身體，做你想讓它做的事。

掌控主動權的關鍵，是學會將懶惰原則轉化為你的優勢。保持懶惰是身體裡每個細胞的主要生物功能之一，任何細胞都不希望使用超過最低限度的能量或資源。在你集中思想之前那寶貴的三分之一秒裡，身體裡的所有細胞都會對或大或小的刺激做出反應，並決定如何分配能量。細胞全都選擇了省事的道路，作為一種生存策略，這點很有道理：如果你的細胞需要任何額外、不必要的能量，你可能會耗盡食物，或是可能太累，無法逃離掠食者。有疑慮的時候，最安全的辦法就是放鬆一下。如果你放任不管，身體裡的細胞會非常滿足於在奶奶家的地下室打電動。

這種排山倒海的懶惰傾向，是許多人在疫情期間體重增加的原因[1]。我們都可以利用鎖在家裡的大量時間來運動、冥想、學習新技能，或用一百種不同的方式提升自己，但很少有人真的這樣做。身體不希望我們做那些事，改善需要能量，而我們的身體處於焦慮狀態，專注於消耗更少，而不是更多的能量。懶惰原則使得看Netflix似乎是個好主意。

疫情對我來說就不同了。我已經知道，在我開始想到恐懼之前，身體就已經感到恐懼。我訓練思想去抵抗那種恐懼，訓練身體更懂得區分小威脅和真正的威脅。更重要的是，我已經開始制定策略，透過與身體合作，而不是與之抗爭，來戰勝身體的懶惰。

我希望身體準備好應對極端的壓力，並永遠自我維持。誰不想要這些東西呢？但我的身體「不想」這麼做，沒有人的身體想這樣做。身體會自動抵抗任何需要運用超過基礎能量的需求。我從來都不善於長時間每天運動一小時，甚至是半小時。你可能知道那種感覺，對大多數人來說，身體的懶惰最終戰勝了意志力。多年下來，我摸索出了一套生物駭客技巧，引導身體進入更有活力、適應力的狀態，但總覺得還少了一些重要的元素。

我利用疫情期間把一個想法具體化，在我過去二十多年的生物駭客工作中，這個想法一直在腦海中醞釀。有一種更有效的方法，既能告訴身體我們想讓它做什麼，同時又能尊重懶惰的基因驅動力（是這種驅動力使所有動物在情況緊張時都能存活下來）。事實上，**我們可以接受懶惰成為一種發展更多能量的方式**。這是一條絕妙的捷徑。我不想要運動，但想要運動的結果，還希望用較少努力達到更多成效，只要以正確方式運用懶惰原則，就有可能做到。

人們對運動的標準看法是：我們必須以汗流浹背、呻吟痛苦的方式，去督促身體改善。我們都知道在跑步機上「磨練」，是一種健身的方式。沒有付出就沒有收穫！我們對工作的看法完全相同：我們崇拜努力工作以獲得結果。我們接受「努力工作」的精神，直到意識到這根本不可能持續，然後從倦怠中崩潰，因為我們的細胞認為，它們被要求的比想要給出的還多。

然而我逐漸意識到，這場鬥爭是有出路的。事實上，我們可以完全避開，而懶惰原則正好把方法告訴了我們。你可以用一種完全不同的方式來運動（和做任何一種工作，真的），來欺騙身體那個非常快速但非常懶惰的系統，讓它擺脫懶惰。過去的標準方法是盡可能長時間強迫自己，但這只會讓你和與生俱來的懶惰背道而馳。你不是要更努力工作，而是要**更聰明地工作**。要改掉你的懶惰，就要改變策略，專注於懶惰能理解的指令：

1. **強烈的壓力來得有多快**
2. **你要多久才能恢復平靜**

高強度的壓力會告訴身體，它必須做出反應；懶惰不是一種選擇。而迅速恢復平靜會告訴身體，它不需要把你送入焦慮狀態，因為你沒有面臨代謝能量危機。事實上，在短暫而劇烈的壓力之後立即休息，可以訓練你的身體更快、更有效地恢復到基準線水準，並減少焦慮。

如果你給身體一個巨大的壓力，告訴懶惰細胞必須離開沙發動起來，它們會照做，祕訣在於：如果你讓它們在做完事情之後立即躺回沙發上，它們會更輕鬆也更樂意這麼做。下一個壓力來臨的速度和你恢復的速度，比壓力的大小還要重要得多。「快開快關」會告訴懶惰系統，讓身體變得更強壯、更能適應，比起做緩慢的苦差事，這樣更能獲得更好的結果，而且速度會更快。一旦你了解這個技巧，創造身體的變化就會變得非常容易。

懶惰原則可以讓你大幅重塑身心靈，而且不會浪費你的時間。在過程中，會增強你的力量，消除你的壓力，讓你進入我描述過的危險狀態。有權勢的人天生就很危險，誰知道他們會做什麼？他們能應付世界丟來的任何事。他們可以反抗權威，可以控制自己的情緒，使自己難以被他人操縱，還可以保護自己的家庭和社區。他們有慷慨和善良的力量。

有些人把這種能量的靈活狀態稱為彈性或適應力，但也有其他名稱。從我在尼泊爾和西藏接受的佛教教義中，它被稱為「平靜」（equanimity），有著更豐富的含義。平靜是一種狀態，在這種狀態下，無論周圍發生了什麼事，你都能保持對自己的控制，並維持著完美穩定。次於平靜的狀態叫做慈悲，本身帶著價值。再下去的狀態叫做同理心，也有其價值。

更聰明，而不是更辛苦

要達到這些高度狀態，對我來說有特殊的意義，因為我是帶著亞斯伯格症候群長大的。身為孩子，我不知道如何去感受同理心、慈悲或平靜，我無法清晰理解那些東西。事實上，除了最重要的生存衝動、恐懼和懶惰之外，我不知道如何去感受。我當然不明白這些都來自我的身體，或者當身體不健康時，衝動、恐懼和懶惰會變得更強烈。這是一種艱難而令人困惑的成長方式，但局外人的視角最後幫助我理解如何破解懶惰原則。

為了變強壯，我年輕時就做了別人說我應該做的事情：買了一輛自行車，一直騎著它，完成每天六十分鐘、穩定的有氧運動。我在健身房苦練好幾個小時，忍受著低脂、低熱量的乏味飲食。我試著用意志力來克服懶惰，但是懶惰一直戰勝，因為我總是感到疲倦和精疲力盡。在身體的基本衝動中長大，迫使我格外注意阻礙我前進的障礙。這種專注使我一生都在當生物駭客，更深入地研究身體如何管理能量，最終促成了你正在閱讀的這本書。我花了幾十年的研究和實驗，才達到比正常更好的狀態。現在我要分享我所學到的東西，這樣你就可以越過障礙，更快到達目標。

最重要的是要明白，在生活中阻礙你的，不是意志力的問題。這不是軟弱或懦弱的問題，而是**懶惰原則**在起作用，在你的意識之外運作。打敗懶惰原則的唯一方法就是接受它，讓它為你工作：給身體正確的食物和營養；使用短而強烈的適當刺激；訓練身體迅速恢復到基準線狀態。你可以訓練你的懶惰，這樣可以提高能量、平靜心靈，並擴充你的可能性。

一旦你接受了這種「聰明而不辛苦」的方法，就打開了內心隱藏的潛力。然後，就可以成為自己想成為的模樣。

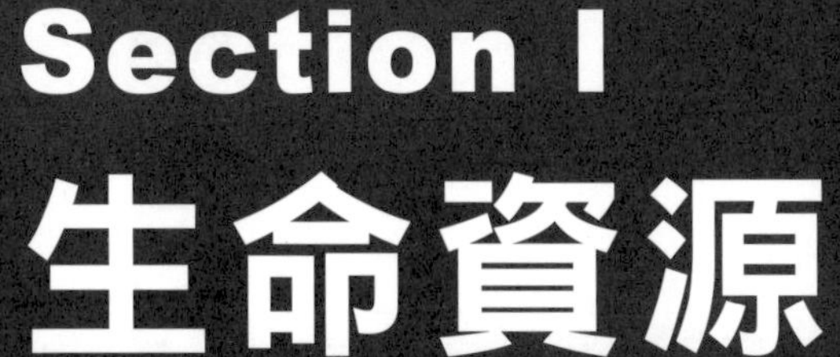

Section I
生命資源

第1章 挖掘懶惰的力量

大自然母親憎惡浪費，所以給身體的每一個細胞都編了指令，要它們盡可能減少消耗能量，我們可以把這種程式設計看作是「人體作業系統」（MeatOS）的核心部分。電腦上的作業系統做了各式各樣的事情，你是看不見的，對於在電腦上運作的應用程式，這些事情也都是看不見的。同樣地，你的MeatOS在後台運作時不會被發現。你不知道它的存在，但你會不斷感受到它的影響。

用電腦做類比，比你想像的更有意義。畢竟，當你點擊螢幕圖示，打開電子郵件時，你可能不知道哪些訊號被發送到中央處理單位——你的「CPU」的哪個部分。也許你根本不知道CPU是什麼，那也沒關係。作業系統的意義在於將令人難以置信的複雜過程隱藏起來，重要的是最終結果：你可以使用一個應用程式來做想做的事情，而不需要考慮它如何做到。

人體的運作方式顯然並不完全像一台由晶片和電線連接的電腦，但它一定有個隱藏的作業系統。否則你就不能做一些事情，比如喝一杯龍舌蘭並分解酒精，就算你不知道肝臟是什麼。就算沒有你的指導，身體也在呼吸；就算你不注意，也會自動眨眼。MeatOS一直在後台工作，你完全看不見，至少在它壞掉之前是這樣。

你的MeatOS不只看不見，而且會自主運作。大腦無法控制你的作業系統，你的意識和心智更像是一個獨立的應用程式，位於使身體保持活力的許多複雜過程之上。你永遠不會完全意識到身體裡發生的事情，哪怕只是很小的一部分。事實上，你有限的自我意識總是過時。研究顯示，直到事情發生的三分之一秒後，你的大腦才會去識別事情。使用原始的MeatOS程式，在意識察覺到你在做什麼或為什麼做之前大約三百毫秒（編註：一毫秒等於千分之一秒），身體就已經開始行動了[1]。

身為電腦駭客，我很早就學會了如何透過改變作業系統的輸入方式，來控制一台電腦。後來我了解到，就像你可以駭進電腦系統一樣，你也可以駭進你的MeatOS；這就是**生物駭客**，我在二〇一〇年提出的概念。

駭客本質上就是控制一個系統，讓它做你想讓它做的事——用最少的努力得到你想要的結果，這就是「聰明而不辛苦」方法的精髓。大多數早期偉大的電腦創新者都是駭客，如果有什麼東西不照他們想要的方式工作，他們就會進入機器，接管它，並控制它。蘋果公司的聯合創辦人史蒂夫・沃茲尼亞克和賈伯斯，在創辦公司的四年前，就賣過名為「藍盒子」[2]的非法電話竊聽設備。

駭客哲學的一個重要部分，是人們應該負責代碼，而不是反過來。當大型軟體公司發布的電腦代碼不能按照駭客想要的方式運作，或是不能根據他們的需求和願望進行客製化時，駭客們就會自行編寫新代碼。他們最終創造了開放式的Linux軟體，今天大部分網路都在使用這個軟體，也可以嵌入家裡的智慧電視中。駭客們開始用最少的努力，得到他們想要的結果。

生物駭客正在繼續這個高尚（但又有點壞）的傳統，只不過在人體中，大型軟體公司是大自然母親。她創造了一個非常有效的系統，編碼到她的MeatOS中，確保我們在無意識中使用最少的能量，來做生活中必須做的事情：吃飯、做愛、打架，以及組建部落。大自然母親對成功的追求是無情的，相較之下，她讓微軟和Google看起來就像德蕾莎修女。

人類的作業系統使我們成為地球上的優勢物種，但也有一些嚴重的局限性。它的設計不是為了讓你快樂，或是強大、自由，甚至是冷靜。所有MeatOS關心的事情，是生存和物種延續。

這是一種小而悲慘、無法接受的生活方式，作為一個有自知之明的優秀現代人，你應該開始控制自己的肉體。我們骨子裡的舊程式不能充分發揮作用。你面臨著一個基本的選擇：你可以被你的舊程式運作，或是可以運作它。但如果你想活得充實自由，真的只有一條路，歡迎成為生物駭客。

你不懶惰，但你的身體很懶惰

一旦你開始像生物駭客一樣思考，就會對人們所做的那些奇特、弄巧成拙的事產生新的見解。如果身體的某些部分沒有正常運作，我們會反過來尋找短期的解決方案，因為MeatOS程式使我們變得懶惰。然而諷刺的是，短期解決方案很少是最好的，反而往往是最艱難、最極端的反應。這就是為什麼人們認為自己可以遵循一些荒謬的飲食三十天，或在健身房用最糟糕的方式殺死自己，然後找到一些神奇的方法，解決自己的問題。

生物駭客更有耐心、有條理，也更有效率。我們願意嘗試不同的技術，直到找到真正有效的方法。我們對不同尋常的解決方案持開放態度，對每件事都進行測試，在自己身上做實驗，我們當中的一些人，會與世界分享最好的結果。雖然生物駭客經常運用最新的科學與技術，但絕非人為的，實際上是回歸自然，因為生物駭客尊重我們的懶惰程式，而不是與之抗爭。生物駭客拒絕現代合成食品和浪費的運動技術，因為它們違反了MeatOS的自然運作。

每個駭客都需要一種進入方法：一種進入作業系統並操縱它的方法。對你的身體來說，懶惰原則是進入方法，這個方法讓你接觸到MeatOS，並允許你對身體運作方式做出非常強大的調整方式，使你投資的時間和精力，都可以獲得更高的回報。你的內在是如此美麗、優雅地懶惰著，所以當你沒有足夠能量時，身體確切知道該關閉哪個系統，以什麼順序關閉。你可以利用這些系統，重新訓練它們，讓身體把能量分配到你想要的地方。你想活得比大自然給你的壽命更長嗎？可以。你想有更多體力嗎？也可以。更聰明？打勾。更敏捷？打勾。更平靜？打勾。

控制身體來實現你的更多潛能，其實並不是一個新想法。幾千年來，人們一直在找方法來做到這件事，使用的工具包括食物、藥物、運動、宗教儀式和冥想。只是，現在我們可以非常迅速地測量出有效的方法，並改變做法，直到生物系統按照我們想要的方式回應。我們不能再自欺欺人地認為某事有效，只因為我們希望相信它有效。

有了最新的生物駭客技術，我可以幫助你掌握你的MeatOS，以有效、可衡量的方式改善你自己，而且比你花在殘酷的健身房運動等標準技術上的時間和體力要有效得多。當你的身體有合適的原料可用時，你可以向身體發出正確的信號，只需一〇%的時間，就能獲得熱衷於運動的生活方式帶來的所有好處（甚至更多）。如果你每天花四十五分鐘運動，一輩子加起來就超過兩萬個小時，就像做了十年的全職工作一樣，希望你能把那些時間找回來。而且，如果像大多數人一樣，你沒有那麼多時間在健身房揮汗如雨，希望你在不破壞生活的前提下，獲得應得的能量和快樂。利用這些額外的時間來冥想、享受、建造一些偉大的東西、和你的孩子一起玩——甚至是製造一些孩子。

我知道入侵你的生物系統是有可能的，因為我見過很多次。我從小就是一個超重的孩子，有著嚴重的免疫問題、關節炎和腦霧。在我開始當生物駭客之後，我創辦了一間公司（現在已成為大公司），同時做著全職工作，處理困擾我多年的健康問題。如今，我是一個父親、Podcaster、創業家，為數十家新創公司提供諮詢，並管理七家不同的公司。我的體脂肪是一一%，而且我從來不餓，使用我的大腦毫不費力，感覺很棒。當我想要更多肌肉或耐力時，我知道如何實現。如果像我這樣的胖電腦駭客，都能在《男性健康》（*Men's Health*）雜誌裡裸上身，你也可以，而且我可以告訴你該怎麼做。

我最新版本的生物駭客比以往還強大，因為它包含了對懶惰原理運作的新見解。透過輸入正確的資源和信號到身體裡，你可以更清晰地思考，可以使肌肉和神經更有效運作。你也可以放棄標準的健身房運動，轉而選擇一套更有效，又能大幅減少消耗的升級版常規運動。

為什麼準備去健身房，感覺就像要準備攀登聖母峰一樣，這是有充分理由的——你的MeatOS利用懶惰原則，讓你變得拖延。你有多常因為懶惰的作業系統不想要做飯或洗碗，所以出外吃速食？如果能吃到一頓美味又健康的家常菜，花的時間又和在外面吃飯一樣多（或更少），你一定會很高興能這樣做。但是MeatOS讓你相信，出去吃飯是消耗最低能量的事情，所以你告訴自己，為什麼出去吃飯是正確的選擇。然後，在你吃完最後一根薯條，查看銀行帳戶餘額後，你又想知道為什麼自己一直做這樣的事。這是因為你的身體很懶惰，它會盡一切可能避免工作，除非這工作是值得的。但是，當你承認身體是懶惰時（即使你不是），會很開心能做一些簡單的事情，卻能產生更多的成效。

馴服內心懶惰的野獸

是時候更深入了解自己，探索生理懶惰的內在原因了。當外部因素變化時，所有生物都能自動維持一個穩定的內部環境，不需要大腦活動的介入。這種平衡狀態叫做「體內平衡」。沒有生物駭客時，你的體內平衡完全受MeatOS控制，你不會有意識地操縱自己的心率、血糖或腦波，它們根據自己的感知來調節。

處於平衡狀態時，一切都好。但是，當某些事情（無論是疾病、壓力、受傷、營養缺乏，還是運動）使身體脫離體內平衡時，你的身體會做出以下三種反應。

死：在最糟的情況下，身體會因為沒有足夠的適應力而衰竭，你可能死亡或殘廢。（身體的工作是保持適應力，所以這種情況不太可能發生。）

改變：在最好的情況下，身體會改變，並適應成更能處理這種情況。不幸的是，這通常會消耗大量能量，而你的MeatOS並不想花費這些能量。

迴避：在最可能的情況下，身體會說服你不要重複那些讓你失去平衡的事情，因為它浪費能量，甚至可能很危險。這就是為什麼大多數人會隨著時間一久而停止運動。

你的MeatOS可能不聰明，但你無法避免，它存在每個由肉構成的有機體中，還經過了數百萬年的進化，所以非常擅長讓你活著——同時讓你變得懶惰。如果你活著，就會被MeatOS纏住，所以要靠你來運用它不具備的智慧。

請記住，懶惰原則並不邪惡。從很多方面看來，它非常了不起，是它推動了人類每一次的重大創新。想想看：我們為什麼發明用火？因為用這種方式保持溫暖，比用顫抖來產生體熱更容易。我們為什麼發明長矛？因為它們是比棍棒更有效的武器。我們發明洗衣機，是因為人們每天浪費兩小時用洗衣板洗衣服。我們喜歡出去吃飯，是因為準備食物和清理廚房很耗時。人類進步的最偉大動力不是愛，是懶惰。（幸好，愛情緊隨其後，而且也根植於你的MeatOS。）

接受你的生物性懶惰，是你最好、最不耗動力的特質，雖然乍看之下很可怕，畢竟它直接違背了大多數人從小就被灌輸的道德規範：努力工作。我花了好一段時間才接受這個概念。但事實上，懶惰和成就並不矛盾。MeatOS裡的懶惰可以幫助你獲勝，因為能讓你更有效率。生物駭客可說是世界上最懶的人了。

我第一次意識到懶惰原則是在很多年以前，那時我還沒有完全理解它是從哪來的。當時我剛開始做第一份工作，在一家叫做食品經紀的小公司工作。這些公司是我們錯綜複雜的食品分銷網路中的一部分，其重要任務是確保某個品牌的鮪魚罐頭在當地商店裡能占據最好的貨架位置，諸如此類的。我在ＩＴ部門工作，負責追蹤食品運輸和配送的電腦。

這份工作無聊透頂，於是我的懶惰原則自動發揮了作用。我發現我可以自動完成很多工作，比如編寫軟體，讓它們全部自動化，而不是單獨管理每台電腦。我管理二十台電腦，而管理部門要求一個普通ＩＴ人員最多只能管理十台電腦。如果我能把每天六小時的工作自動化，每天就有六小時做我想做的事，在這種情況下，因為我是個電腦怪咖，正在學習最新的電腦技術，這樣我就可以更懶或擁有更多控制權，如同一枚硬幣的正反兩面。

後來，我在第一家網路資料中心公司找到了一份工作，那時正處於全球資訊網（World Wide Web）這項新奇事物的初期。這個想法是為了幫助公司（包括只有十幾名員工的Google和facebook），盡快將成千上萬台電腦加到他們的服務中。我的工作是雇人來操作這些電腦，但無論我怎麼做，都無法在最短時間內招募到夠多的人（最終我聯合創辦的團隊有一千名員工），而且他們仍不斷犯錯。

懶惰原則插手了，很明顯，我們必須創造一種技術，讓一個人可以管理一百萬台電腦。這樣的話，我們這些電腦駭客就可以放鬆一下，喝點咖啡，想想如何讓系統自我管理。是的，純粹是懶惰（加上錢）催生了當時的一些網路天才，包括馬克・安德森（Marc Andreessen，他創造了第一個網路瀏覽器）和我的同事們，發明了我們現在說的雲端運算。在我寫作的桌子後面，牆上掛著一張海報，是有史以來第一個雲端運算服務的發布會，提醒我每天要感激懶惰。

我不想做比必要還多的工作，你也不想要。

我們很容易接受這樣的觀點：懶惰心態對科技創新有利。每個人都喜歡效率和生產力，對吧？但不知何故，我們不好意思把同樣的心態應用到自己的身體或健康上。我同意你說這是胡扯，努力工作是唯一光榮的工作，這種想法是清教徒式的胡扯，是幾百年前創造出來，目的是欺騙你的MeatOS願意為他人的利益在農場或工廠進行勞動，而不會反叛。

我們都相信改變很困難，社會不斷地向你重複，你MeatOS裡的懶惰也會對你重複，加上你的日常經歷似乎證實了這點，跑步很難，搬石頭很難，斷食很難，冥想也很難。即使你想做這些事情，你的作業系統也不想在這些事情上浪費能量。畢竟，如果它讓你浪費能量做那些事情，它就必須花費更多能量去改變和適應。比起要變瘦、變得更聰明、保持冷靜，它其實只想保持肥胖、緩慢、疲倦和扭曲，因為這些只需要更少的工作。

想成為生物駭客，第一個障礙是允許自己接受一個激進的事實：有一種更簡單的方法可以改變你的身體，而且不必做太多努力。你可以改變身體和思想的工作方式，不會太痛苦，只要發送正確的信號給你的MeatOS，只需要說服MeatOS，它必須突然離開不費力的狀態。

銳減的力量

想像一下，用一個信號說服你的自動化系統，它必須改變，否則就可能會死，但實際上沒有造成那麼多真正的危險。再進一步想像一下，讓信號變得簡短、簡單，你不必付出太多努力，甚至不足以觸發天生的懶惰系統。現在你沒有理由「不」這樣做，你的系統仍然會以最快的速度變化，比你想像的要快得多。

請留意信號隨著時間增加和減少的方式。對你目前的狀態（疲勞、超重、壓力）進行快速、尖銳、強烈的挑戰，可以幫助你實現戲劇性的快速改變，而這些變化對你的適應力和幸福感影響最大——除非你發出錯誤的信號，或是信號太強烈，就會導致身體失去自然的體內平衡狀態，失去信號的好處，像是過度訓練或熬夜的感覺。

第二九頁有一張典型的有氧運動圖表（圖1），看起來和你見過的有氧運動（慢跑、飛輪課、爬樓梯等等）很像，顯示你在一段時間內消耗了多少能量：

一小時的辛苦磨練是繁重的工作，你的身體當然不喜歡，內在的懶惰會試著欺騙你不去做這些事，而是去吃一個甜甜圈。有時候你會用意志力（需要更多能量）強迫自己去做，但這是一種折磨，你完成時可能會感到更有活力，或是累壞了。

現在我們來看看較聰明的方法。嘗試你將在本書中學到的新東西，你的運動會變成這樣（圖2）：

你節省了很多時間，也更努力要求自己，但整體來說，你做的工作變少了。從MeatOS的角度來看，它必須改變自己來適應，因為你發出了一個信號，它必須為更激烈的體能水準做好準備。但從你的角度來看，事情變得更容易了，因為你不需要督促懶惰的身體那麼長的時間。你得到的好處和六十分鐘的辛勞鍛鍊一樣，但只有十五分鐘的痛苦。

你能做得更好嗎？當然可以。身為生物駭客，你允許自己加倍懶惰。畢竟，如果你能騰出一些時間或獲得更多精力，或許就能做更有意義的事。

所以你利用懶惰的動力，找出如何在比較不糟糕的情況下獲得相同（或更好）的結果。你利用各種資料並測試不同的結果。又或者你實在太懶了，在期末考試時越過研究員的肩膀偷看，抄他的答案。無論用哪種方式，最終結果看起來像這樣（圖3）：

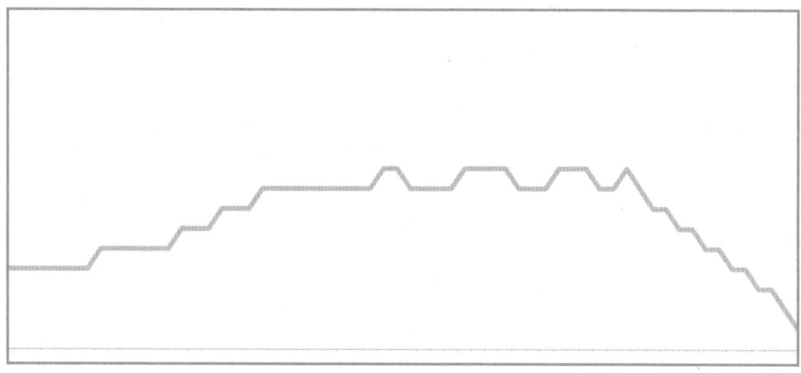

（圖1）

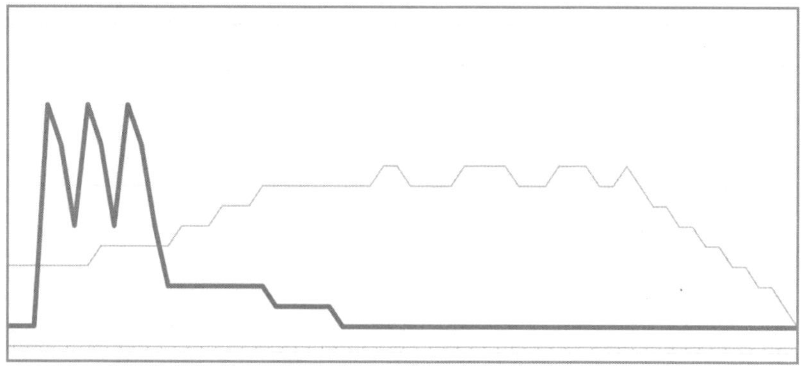

（圖2）

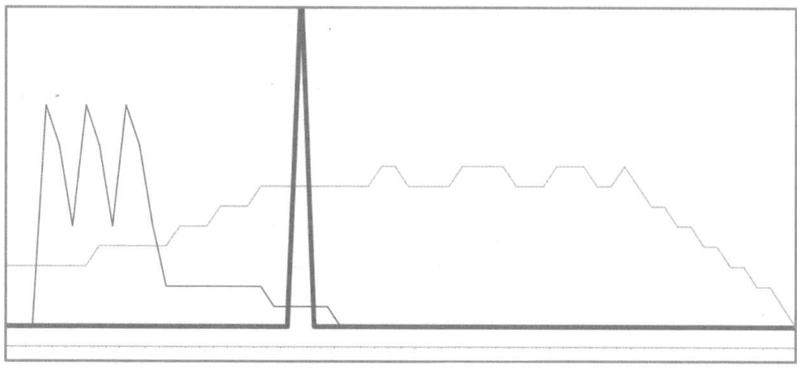

（圖3）

現在你只剩下不到一分鐘的痛苦時間，大多數人都能應付。但是你的身體被嚇壞了，被騙去相信，為了生存，它必須創造一個強大且有彈性的系統，能夠處理那一次的終極努力。

這個原則將使你獲得自由。

這個原則不只適用於運動，也適用於我們現在知道的所有事情，可以從根本上重塑身體外觀、提升思維方式，並創造一種近乎超人的適應力；會讓你意識到你可以做任何事情，讓你變得危險，因為你不再受懶惰的神經系統所控制。

用科技術語來說，這種尖峰式的活動稱為「曲線斜率生物學」，因為它在你施加的信號中創造了一個陡坡（快速增加，快速減少）。簡單地說，你的身體不在乎你花多少時間做一件困難的事情，它關心的是你有多快完成這件事、有多難，以及它多快能回到基準線。我成立了兩家公司，升級實驗室（Upgrade Labs）和四十年之禪（40 Years of Zen），來弄清楚到底該使用什麼信號，信號的強度多大，開啟信號、關閉信號的速度該多快，以便讓身體和大腦在做任何事情時，都能迅速變得更好。對每個人來說，答案並不完全相同（一個肥胖的六十歲老人，和一個有運動的十八歲年輕人，就有很大的不同），但每個人都可以使用我在這些實驗室中發現的技術，通常根本不必使用任何科技。

你會發現，你不需要浪費一個小時在團體健身課裡流汗。如果你在正確的時間，以正確的順序採取正確的行動，專注於快速而強烈的變化，你可以在大約八分之一的時間內，獲得曲線斜率的好處。你也可以設計一個有目標的恢復計畫，這樣就能更快、更有效地回到平靜放鬆的狀態，告訴你的身體要改善，而不是崩潰。

在這本書中，你也會學到將「回歸基準線」的目標套用在你所做的每一項干預中。保持平靜的祕密，是擁有一個不浪費能量的系統，並能迅速恢復到基準線的正常狀態，無論正常狀態對你而言是什麼。然後你可以調整自己的正常狀態，變得越來越好。如果你能付出全力，在幾乎是即時的情況下回到放鬆狀態，你會比想像的更快變得更強壯、更冷靜、更清晰。

傳統的運動、飲食，甚至冥想，都是設計用來讓你達到七〇%的最大能力，並長時間保持在這個水準，這是多麼巨大的精力浪費！長時間進行七〇%的運動消耗了所有的能量，卻從未讓身體達到真正的巔峰，難怪運動的人只占少數！我們今天的運動方式，本質上是種浪費，而且違背了我們的天性。在頭腦還沒有思考我們是否想要運動之前，本性就已經支配了身體，我們只能聳聳肩，讓懶惰原則發揮作用，一面吃著片，一面為自己沒有去健身房而感到羞愧，就這樣不斷循環。

不相信嗎？大自然母親提供了大量證據（如果你知道自己在尋找什麼的話）。看一段鹿逃離美洲獅或任何掠食者的自然影片，獵物以最快的速度全速奔跑，如果逃走了，牠單純就是停下來。當動物釋放壓力荷爾蒙時，從鼻子到尾巴都在顫抖，然後牠把自己重置到基準線上，嗅聞找出新鮮的草來吃。那是一種強大的、美麗的自然懶惰，沒有一絲精力被浪費掉。你知道鹿「不會」做什麼嗎？——為了保持苗條，在健身器材上做九十分鐘的有氧運動。

你要像那隻鹿一樣，放鬆但難以殺死。你想要強大到當挑戰迎面而來時，身體裡的每個系統都能活躍起來，充斥著難以置信的能量、專注和勇氣。而在你戰勝威脅之後，這個自動化系統會很快恢復正常。你可以藉著給自己一個快開快關的訓練，來模擬一隻鹿逃離掠食者的快開快關反應。這跟標準的健身房或慢跑是完全不同的技術。你可以使用尖銳、有目的性的信號（光、聲音、引導呼吸）來訓練大腦，使它具有類似的適應力。

生活總是給我們帶來難題。你可能不會被老虎追趕，但可能會出車禍或生病。你可能會突然失去工作或愛人，或某天早上醒來發現自己活在全球疫情之中。你的MeatOS系統在區分傷心分手和老虎方面表現得很糟糕，無論如何都會引發你的壓力反應。如果你因為懶惰系統介入，而不能產生足夠的能量，那麼壓力會使你失去平衡，更重要的是體內平衡，你的系統將會降級，身體產生能量的能力會變得更差，你會變得容易焦慮、沮喪、軟弱、優柔寡斷，甚至是無助。

但相對地，如果你運用了本書的知識，就會有足夠的體力去做正確的事：思考，回到基準線。如果你的MeatOS被設計為能快速輕鬆地打開與關閉，身體系統就可以承受巨大的打擊，而不會失去穩定性。當你的系統經過訓練，準備好處理大的變化時，也可以處理更多低程度的日常壓力。你將能夠在漫長、辛苦的工作一整天後，回到家後像鹿一樣甩掉壓力，仍然有足夠體力對配偶和孩子微笑，或者和朋友去聚會。當你全力運轉時，選擇和可能性幾乎是無窮無盡的。

能量的原理

你所想和所做的一切都仰賴能量，所以如果你想成為一個好生物駭客，你必須追蹤能量的來源：粒線體[3]，一種生活在細胞內的藥丸狀微型器官（又稱為胞器，organelles）。科學教科書通常稱粒線體為「細胞的發電廠」，因為粒線體以一種叫做三磷酸腺苷或ＡＴＰ的神奇分子形式產生能量，身體把這些當作你的日常活動能量。粒線體內ＡＴＰ分子的組裝和破壞，能為你整個人提供動力：無論是行動、感覺、思考和夢想的一切。

雖然粒線體有能量，但無法控制，就連它們也得聽從MeatOS的指令，告知何時啟動以及工作的難度。在MeatOS的指令下，粒線體成為神聖的懶惰之源，促使我們創造全新且更好的方式來減少工作。每個粒線體都是一個環境感應器、一個做出決策的微小計算節點、一個製造工廠，以及一個發電廠。粒線體也發揮分散式電池的作用，使你的身體始終保持相當於ＡＡ電池的電量。它們甚至可以相互交談，會參與一種有組織的投票計畫，稱為「群體感應」（quorum sensing），它們就可以確定身體到底發生了什麼事，並做出一致的反應。

簡而言之，身體的能量系統就像獨立的智慧單元，嵌入細胞中。這個系統非常快速，但也非常懶惰和反動保守。當你擁有這個系統的時候，速度就會很快，而它占有你時，你會變得懶惰和反動。

身體能量系統的一切，包括粒線體和調節它們的MeatOS都已經成熟，可以被駭入。說真的，我這輩子從未見過一個如此成熟到適合駭入的系統。在全球數千個地點，我設計與建造了擁有數萬個節點的電腦系統，並以專業課程教導研究生，如何使這個系統變得更快、更強、更安全。我知道如何發現效率不佳的地方，並加以改進。當然，我們可以有意識地訓練和塑造體內的自動智慧系統，停止做會讓我們感到虛弱疲倦的事。

於是，下一階段的駭客計畫開始了：弄清楚粒線體的適當餵食和訓練。它們形成了一個有組織的複雜系統，活動方式幾乎就像體內的一組獨立器官，每一個都有自己的ＤＮＡ，和包含你整體遺傳密碼的ＤＮＡ不同。在粒線體外部，有由脂肪分子組成的雙層膜，保護粒線體並調節化學物質的進出。在內部，粒線體包含一套複雜的分子機制，取決於是否有正確的化學物質。總的來說，身體裡有大約一萬兆個粒線體，運動時，這些小東西會產生大約每分鐘一磅的ＡＴＰ。

有些細胞所含的粒線體比其他細胞多，尤其是大腦、眼睛和心臟中需要能量的細胞，都充滿了這些小傢伙。肌肉細胞攜帶的粒線體數量中等。透過一個叫做「粒線體生合成」的過程，細胞就能產生更多粒線體。粒線體越多，運作效率越高，你的感覺就越好。當大量粒線體全力工作時，你就更有能量、力氣、適應力和頭腦清晰。但換個角度說，如果粒線體數量減少或不能有效運作，你的MeatOS會感到焦慮，你也會感到懶散、迷茫、變胖，並試著不去想你不在最佳狀態的事實。

關於懶惰原則，有個顯著卻又矛盾的觀點：如果你的MeatOS很弱，你永遠沒辦法感到真正的平靜。要有很高的能量容量，隨時準備好強大的能量供應，才能在平靜的基準線狀態下保持真正的放鬆。換句話說，**你必須擁有危險的力量，才能保持平靜**。脆弱的細胞和脆弱的人都知道他們永遠無法真正安全，因為任何輕微的侮辱，都可能失去平衡。強壯的細胞和強壯的人有能量保持年輕、活躍和充滿活力，可以跟隨自己的願望，去做世界上最重要的事。

能量是生命中最寶貴的資源，這就是生物駭客之所以要先找到最適合你的工具，去控制能量系統，同時尊重天生的生物懶惰原則，其他的改進都從這裡開始。

如果你有時間和體力，就能賺錢。

如果你有錢，就可以買到自由的時間。

如果你沒有體力，就會把所有時間花在睡覺上，把所有的錢都花在恢復體力上。

隨著年齡增長，大多數人都會經歷一種「沒有能量」的狀態，因為粒線體會隨著時間推移變得越來越少，越來越虛弱，除非我們能駭入它們。年輕時，我曾陷入一種沒有能量的狀態，我花了所有時間和一百多萬美元試著恢復體力。當時的我既愚蠢又浪費，我絕對不會再犯那樣的錯誤了。

大多數人都被困在我曾在的地方：低能量。巨大的壓力、無法招架、腦霧、夜不能眠。事實上，如今有超過七三%的美國成年人超重或肥胖，四二%的人肥胖。僅僅六十年前，也就是不到一輩子的時間，只有三一・五%的人超重，一三・四%的人肥胖[4]。當你的粒線體MeatOS無法製造轉化自己所需的能量時，肥胖就是第一個信號。

花費大量能量試著讓身體做它天生不想做的事，是一場徒勞。如果你想放鬆，就需要足夠的能量來感到安全。想變得更強壯，就需要足夠能量來鍛鍊肌肉。想變得更聰明，需要提高頭腦中的能量。想成為一門手藝的大師，需要足夠的能量，讓自己完全沉浸其中。想成為一個更善良、更好的人，你需要產生遠遠大於足夠的能量。

為了達到比正常更好的狀態，你必須有能量和知識，來操縱MeatOS和生物系統，執行你的命令。畢竟，如果你創造了大量能量，但不引導它，你的MeatOS會很高興能把這些能量用在看Netflix和吃外賣。所以，讓我們變得更聰明。

成功提升能量的六步驟

你做的每件事都會向身體發出一個信號，跟你希望它如何表現有關，但大多數人在選擇時，都不清楚後果。我們吃的食物會阻礙我們，運動的方式與內在的懶惰背道而馳，甚至沒有意識到，我們可以應用的簡單輸入，可能具有重大的生物學優勢。

基本上，駭入懶惰原則是一個六步驟的過程。重新設計你的MeatOS，讓你有能力成為最真實、最充實的自己，這一切從提供原料來製造能量開始。接下來說服身體產生更多能量（不要引發懶惰因素），並把這些能量用於你想要改善的特定系統：新陳代謝、心血管功能、壓力反應、力量和大腦。這些領域都有令人信服的新科學證據，將從根本上減少實現目標所需的努力。

第一步：消除阻力

身體會自動儲存能量，如果細胞不能好好做到這一步，你對生活中的一切都會感到困難。第一步是弄清楚你在做的事是否會破壞能量生產。如果感到有壓力、生病、虛弱或迷茫，即使是簡單的駭客技巧也會覺得難以做到。在第二章，我將提供一份該從生活中擺脫的詳細障礙清單（尤其是飲食方面的障礙），這樣你就能迅速獲得更多能量，這些是這本書中最容易摘到的果實。停止做讓你虛弱的事，比開始做讓你強壯的事容易得多。

第二步：補充原料

在超級英雄電影中，總是會看到主角跑來跑去，與壞人打鬥，表演誇張的特技，而且從不停下來吃東西。這裡有一個提示：如果你是其中一個超級英雄，每天將消耗五萬卡路里，來維持所有的能量（除非你可以吸純電）。所以成為一個有充分意識、充滿活力的人，是比較容易的事。要做到這一點，你需要足夠的卡路里，畢竟，卡路里衡量的是能量，而你想要「更多」的能量。但是，即使有足夠的食物，如果系統缺乏正確的元素和輔因子，MeatOS也不能指導所有小小的粒線體發電廠發揮魔力。

身體需要一些基本資源，來充分利用它的能力，而大多數人都缺乏這些資源。如果你專注於攝取正確的脂肪、脂溶性維生素、正確分量的礦物質，再加上足夠的高品質蛋白質，能量值將解鎖至新的水準。這樣一來，會讓你感覺不那麼懶惰或更有動力。不管你怎麼稱呼，這就是一次升級。我不會叫你吃一大堆昂貴的營養補充品，但我會解釋為什麼，不管你吃得多好，在現代社會，你不可能光從食物中獲得所需的資源。你將學會辨識重要、必須補充的營養品，並認識同樣有深遠影響、可選擇的營養品。

第三步：選擇一個目標並追蹤

決定目標本身就是一個過程，你可以選擇控制和改善生物性能的五大層面，分別是：力量、心血管功能、能量和新陳代謝、大腦功能和抗壓能力。好消息是：當你專注於改善其中一個層面時，其他層面也會變得更好。不過你必須選擇一個主要目標，如果決定同時升級所有層面，惰性功能將不堪重負。別擔心，在完成第一個層面後，會有足夠的體力來升級其他層面。

第四步：發出正確的信號

在每個層面上都可以使用曲線斜率原理，來改變向身體發出的信號，而身體將會迅速且大幅地改善。對於想著重的每個領域，都可以選擇免費技術（方便在家使用）、低成本的可攜式技術，和最先進的設備（很可能必須從專業人士那裡尋求）。無論如何，總有簡單容易的方法可以開始。

要讓更強的信號進入身體，許多最有力、最精確的方法，是你在傳統的健身房找不到的：光、聲音、振動、淋巴引流、電刺激、熱、冷，甚至是冷凍療法。你當然不需要做，但我會加以描述，因為這些方法展示了目前的可能性。我正在迅速擴大自己的升級實驗室，希望在美國大部分主要城市都可以使用。我二十多歲時，花了近兩年的時間鍛鍊身體，想在健身房機械上達到最高的表現。現在我知道，我原本可以在很短的時間內，為身體做更多事，減少受傷的機會、減少疼痛與疲憊，而我不想讓任何人重蹈我的覆轍。

第五步：像專家一樣恢復

把自己推向新的高度令人感到興奮，但另一方面，用強烈的方式來進行恢復，也同時會令人感到乏味。之所以會發生這種狀況，是因為你從逼迫自己中獲得令人興奮和有益的壓力荷爾蒙，如腎上腺素和腦內啡，但在恢復過程中，你無法獲得這些荷爾蒙。儘管如此，曲線斜率生物學告訴我們，如果身體迅速且完全地恢復，會把所有額外的能量用於讓身體變得更強壯。

如果身體恢復得比較慢，你的進化也會比較慢，所以如果想獲得最大的生物駭客利益，你必須完全投入到恢復過程中。就是這麼簡單！恢復信號和技術承擔著壓力管理技術的雙重責任，所以如果你的主要關注點是減輕壓力，可能會想要從這裡開始。

第六步：評估、個人化、重複

對於每個駭客方法，我會引導你透過定性和定量的方法，來評估什麼適合、什麼不適合你。你將學習如何查看追蹤資料，改進駭客方法，並回到第三步繼續改善。

你將學到三種類型的追蹤方法：即時（使用健身追蹤器或連續血糖監測儀），每日（如睡眠或壓力指標）和偶爾（實驗室測試或成像）。基本的監控通常是免費或非常接近免費，無論你的情況如何，都可以開始進行。你可以判斷自己的精力是否充沛、視野是否更清晰、思維是否更敏捷。但你也會想要得到確切的資料，像是：昨晚恢復得比較好、前一頓飯的血糖值很好、骨密度增加了、發炎指標下降了。

生物駭客並不是基於盲目的信任。你可以，也應該自行客觀地衡量，還應該根據自己的目標、情況、生活方式和身體狀況進行調整。只因為一個駭客方法對一部分人有效，並不代表對所有人都有效。在這個高度自我追蹤的時代，你可以反覆運算、改進，並創造適合你的例行事務。

用能量創造更美好的世界

說到底，生物駭客是我的工作，但不是我的動機，我更深層的目的是：讓你擺脫無法控制的恐懼，至少獲得足夠的控制，控制自己的生理機能。我很清楚，當你有了更多能量，就有動力給生活中想做的每件事，包括成為一個更好的人。

人類正站在十字路口，把地球上近八十億人當作單一的合作有機體，擁有大量的決策節點，稱為個體人類。而每個人都是一個有機體，擁有千萬億個自己的小決策節點，運作著MeatOS。總的來說，就是擁有驚人的力量和複雜性，不同於這個星球上存在過的任何系統。每天早上，我讀頭條新聞時都感到震驚，我們有多大的能力可以選擇善良和慷慨，或讓自己沉浸在仇恨和自私中。

我們必須修復自己的作業系統、生物系統，否則就會自相殘殺、毀滅地球。現在是人類升級的時候了，因為我們都是龐大而不穩定的人類有機體的一部分。要療癒整個社會，必須從療癒自己開始，首先要打造充滿力量的生物系統，尊重我們的內在運作，而不是忽視它們。我們的動機可能是懶惰，但我們並不懶惰，我們是強大的。我們有能力處理這些，以及更多。

第2章 消除阻力

為了生存，你需要正確的資源來產生能量。為了**活得好**，你需要很多這樣的資源，以正確的組合出現，但你幾乎沒有得到這些資源。你的意識腦可能希望變得更強壯、更有適應力，但內在作業系統卻有不同的想法。如果它覺得原料短缺，就會進入自我保護模式：產生阻力、減慢速度、阻止你去想去的地方，無論你多努力也沒用。

每一秒鐘，MeatOS都會自動做出成千上萬個微小的決定，確保身體運轉良好，保持大腦的活力。因為你不能直接觀察這種生物程式，所以很容易在不知情的情況下搞砸。如果飲食缺乏生命的原料，並不代表你在挨餓，不會就這樣死掉，甚至會有一段時間，可能什麼都感覺不到。然而，在微觀層面上，身體正在做出各種小調整。即使你缺少一種微量礦物質，MeatOS也能優雅地辨識出該礦物質所支援的最不重要的功能，將其關閉。

你的大腦還在運轉，你也還在呼吸，但身體的一小部分被削弱了。身體的壓力系統會受到微小壓力，長期修復系統受到輕微衝擊，因為它們是此刻維持你生命最不重要的系統。你的適應力會下降，身體可以使用的能量也會減少。有時候，即使你開始獲得必要的資源，MeatOS也會讓某個生物系統處於關閉狀態，因為它是由懶惰原則無情引導的。除非MeatOS能夠確信它有能量和原料來重新開啟這個系統，否則不會這麼做。

你目前的飲食狀況，可能沒有為身體提供最佳化能量所需的營養。甚至更糟糕的是，可能會讓身體充滿抗營養物質——天然和人造的化學物質，會阻止你吸收吃下的營養物質，甚至會把礦物質從你的組織中吸走。任何冥想或運動都無法克服這種不足。如果身體的基本營養不足，再花俏的營養補給品也無濟於事。缺乏原料是體力、壽命和體能的最大障礙之一。

所以，讓我們變得更聰明，來修正這個問題、消除阻力，你才可以在人生中繼續前進。

你需要卻沒得到的東西

每個人都知道礦物質對你有好處，卻很少有人能吃到足夠的礦物質，因為它們肯定不是最誘人，或行銷得最好的營養補充品。草本植物和益智藥占據了最佳銷售位置，但常見的礦物質卻被掩蓋了。

我經營自己的農場，真正認識到礦物質的重要性。寫這部分的內容時，我正望著幾英畝的混合水果、蔬菜和香料，還有三隻牛、二十五隻羊、二十五頭豬和一些雞，雞的數量取決於被禿鷹或浣熊吃掉了多少隻。這個地方和矽谷相去甚遠。為了讓再生農場好好運作，我必須學習了解土壤，而土壤能將礦物質注入植物。反過來，這些植物將礦物質灌注到食用它們的動物體內，前提是動物能夠消化和吸收這些植物。

事實證明，種植缺乏礦物質的蔬菜很容易，只要試試傳統雜貨店買的無味黃瓜就知道了，為了比較，再試試在富含礦物質的健康土壤中種植的蔬菜。我可以告訴你，它們不是同一種食物，但你的身體會知道。MeatOS會向你發送信號，告訴你，某些食物的味道更好，因為它感覺到了營養。我發現養牲畜時，也很容易使用不正確的方式。某些植物會使羊或豬生病，如果牠們不吃正確的食物和礦物質，就會長出裂蹄。餵養不當導致雞蛋孵不出來、綿羊不育、脆弱的豬在天氣一冷時就死掉。農業是學習食物如何影響動物（包括我們在內）的大師班。

你開始了解並尊重反芻動物（牛、羊和類似的動物），牠們非常擅長攝取我們不能吃的食物、處理它們、把它們變成我們可以吃的營養食物（比如肋眼牛排）。但如果我們試圖像牛一樣吃植物，結果可能奇慘無比。這是因為大多數植物會合謀竊取你的礦物質，或以其他方式傷害你。乳牛有消化系統和多個胃，可以阻止植物化合物偷走牠們的礦物質，但人類沒有。當我們在食用植物時，實際上是在讓我們缺乏必要的營養素或原料，是我們自己增加了阻力。

現在你知道了蔬菜不會生長在精心培育、礦物質平衡的土壤中，除非自己種植，加上你是土壤專家。除非肉類動物是採放牧養殖且草食，否則牠們不會吃富含礦物質的植物。牠們只吃最廉價的食物，這意味著攝取了更多會剝奪礦物質的「抗營養素」。無論哪種情況，你的處境都很糟糕，因為沒有礦物質，生命無法運轉得很好，儘管會盡力讓你勉強過得去，但這本書的重點是幫助你不只是勉強過得去。如果沒有能從中受益的關鍵成分，進行運動這類困難的事情並沒有意義。

獲得正確營養來源的第一步，是從飲食中排除抗營養物質，這需要努力。礦物質缺乏的問題會悄悄地出現在你身上，當你停止食用富含抗營養物質的食物後，要看到結果可能需要一段時間。好消息是，一旦你排除了消耗資源的食物，其他事情就變容易了。

能量的頭號敵人：植酸

飲食中產生資源阻力的最大原因，是一種叫做「植酸」[1]的天然植物化學物質。植酸是一種強效抗營養素，能與鈣、鐵、鎂、鉻、錳和鋅結合，當它與一種礦物質結合時，就會產生叫做植酸鹽的化合物。一旦產生了這種結合，身體就不能再處理這種礦物質，會陷入功能較差、能量不足的狀態。在過去十年，植酸已經成為一個更大的問題，因為大型食品公司已經成功將「植物性」食品包裝為對你和環境有益的食品，儘管背後真正的原因是——它是高利潤、低成本的食品。植酸是我在第一本飲食書中提到的五種抗營養素之一，但它所引發的問題比我當時理解的更大。

對環境和身體有益的食物清單，讀起來就像一份高植酸食物的清單：堅果、種子、豆子、豆莢、全穀物、大豆和玉米。人類無法製造大量的酶來抵消植酸，所以除非我們採取艱苦的準備技術，否則這類食物不能安全食用。更糟糕的是，大型食品公司沒有任何動機去使用複雜的加工技術，來減少他們銷售食品中的植酸。我們正面臨著代謝功能障礙和骨質疏鬆症的流行，其中很大一部分，可以追溯到「植物性」飲食中植酸的增加，以及營養枯竭的土壤導致的礦物質減少。

從營養角度來說，這是一場完美的風暴。我們攝取的礦物質越來越少，同時，將礦物質從骨骼中吸走的東西卻越來越多。缺乏資源正把我們拖垮。

為了有效運作並產生充分能量，細胞需要劑量足夠的**巨量礦物質**（鈣、磷、鎂、鈉、鉀、氯和硫），以及**微量礦物質**（鐵、錳、銅、碘、鋅、鈷和硒）和**超微量礦物質**，它們在地球的地殼中只存在極小的量，但在生物學上是有用的。這些礦物質有助於製造關鍵蛋白質、讓化學物質進入和排出細胞，以及傳遞信號。大多數人至少缺乏其中一些礦物質，而植酸是主要原因之一。

因此，減少飲食中植酸的含量，對獲得更多能量極為重要。看看因礦物質缺乏引起的各種問題：鉻、釩和硒不足，與糖尿病有關。缺鉬會減緩人體主要的排毒系統。一般來說，你需要礦物質來製造酶，酶是一種特殊的蛋白質，能促進製造細胞和新陳代謝所需的化學反應，並以很少的能量促成通常需要大量熱量和能量的反應得以發生。失去了礦物質，酶就不能正常工作，造成更多阻力。突然之間，你就失去了讓生命奇蹟發生的要素。

減少植酸的攝取，對生育年齡的女性尤其重要。你知道營養不足的母親懷孕時體內沒有足夠的礦物質，會發生什麼事嗎？身體會從骨骼、肝臟和其他器官中收集礦物質，並將它們重新定向，盡量保持孩子的健康。研究顯示，產後憂鬱症其中一個原因是缺銅[2]，而缺銅與缺鐵密切相關。動物在生完寶寶後吃胎盤是有原因的，這是一種將礦物質重新輸送回體內的方法。對新手媽媽來說，保持體內的巨量礦物質和微量礦物質的供應非常重要。

植酸很陰險，而且無處不在——在豆類、種子、穀物和堅果中。感覺就像大自然母親正在祕密與你對抗，阻止你吃植物。說真的，事情差不多就是這樣。植物不希望你吃掉它們的寶寶，所以各種形式的種子通常富含植酸。如果你吃太多的植物寶寶，身體就會變弱，產生的後代就會變少。你的物種數量減少，對植物來說是好事，但對你來說是壞事。唯一進化到可以食用的種子，是長在水果裡面的抗消化種子，像是櫻桃。動物吃下甜美的果實，排泄或吐出種子，然後在新的地方生長。這個過程對植物很有益，所以果實的毒素含量通常比種子低得多，但只有在果實成熟、種子可以種植時才會這樣。

雖然科學家最近才開始了解植酸的化學作用，但我們的祖先早在史前時代就知道植物內含有害的化合物。吃穀物和種子最好的方法（如果一定要吃的話），是使用傳統的加工技術，這種技術現在已經很少有人使用了：先讓種子發芽，然後用酸處理或發酵，通常要做個幾天。去中美洲看看當地人是怎麼做藜麥的。藜麥會破壞腸道，如果以目前西方的方式食用藜麥，確實會破壞你的腸道。但在中美洲當地的傳統中，人們會將藜麥發酵幾天，或高壓烹煮使它更容易消化。他們不知道這些方法發揮作用的確切化學原理，但他們所做的確實是分解植物中的植酸。

按照傳統的方法，最好遠離小麥。如果要吃穀物，更好的選擇是黑麥，這種穀物含有最多的植酸酶，可以分解植酸。你可以用來做酸種麵包，因為酸種麵包發酵過程中分解的植酸最多。如果遵循傳統的準備方法，最後吃了合適的黑麥酸種麵包，身體處理植酸的狀況可能會比白麵包更好，不會像小麥酵母那樣，把身體所有的礦物質都吸走。另一種更簡單的方法，是減少飲食中麵包和其他穀物的攝取量。

那些健康餐廳裡賣的沙拉三明治和鷹嘴豆泥，最會吸收礦物質和能量。豆類，尤其是鷹嘴豆，植酸含量極高。每一百克豌豆中，含有〇・二到一・二克的植酸。乾豌豆更糟糕，因為乾燥過程中濃縮了有害物質，每一百克含有〇・三到三克植酸。尤其要小心花生，它不只含有植酸，還有不健康的長鏈脂肪酸（VLCFAs）和**凝集素**[3]，這是另一種顯著的抗營養物質。像植酸一樣，某些類型的凝集素會干擾礦物質的吸收，包括磷、鐵、鈣和鋅。

堅果是健康食品飲食的主食，包括原始人飲食法（paleo），但堅果也是植酸的主要來源，每一百克含有九克植酸。人們常吃的堅果中，最糟糕的是杏仁，植酸含量最低的一種可能是松子，夏威夷豆的含量也很低，而核桃則是從〇・二克到七克不等。大多數正常人不會一次吃大量堅果，除非像我當初是個素食主義者，吃了大量富含植酸的堅果和種子，把我體內的礦物質吸走，我的牙齒變得敏感，最後折斷了兩顆。即使在配方良好、含有大量礦物質的純素飲食中，這種情況也很常見。堅果、種子、大豆和其他抗營養素，抵消並抑制我們吸收植物中可能存在的任何礦物質（如果它們生長在一開始就含有礦物質的土壤上）。

說到大豆，每份大豆含有一到一・五克植酸，而且人們吃很多。如果你認為吃核桃大豆製的漢堡是健康的，請再想一想。事實上，你吃下了兩種不同來源的抗營養物質。

植物中還有一種礦物質掠奪者，是叫做**草酸**[4]的防禦化學物質，在生的菠菜、羽衣甘藍、大黃和許多常見的植物性食物中含量很高。草酸是腎結石日益增加的原因。當你吃菠菜、羽衣甘藍和其他「綠葉蔬菜」時，素食社群告訴你，你正得到大量的礦物質。他們沒有告訴你的是，這些蔬菜中的草酸正在把礦物質偷回來，或是菠菜中的鐵，與你從紅肉中獲得的鐵相比，大約只有二%的可吸收性。你吃下草酸時，它會與你體內的鈣結合，形成微小而鋒利的晶體，在血液中循環，進入關節、腎臟和其他組織。你沒有得到鈣的好處，發炎的風險反而增加了。

抗營養素最高的食物

穀物（小麥、大麥、高粱、燕麥、玉米）

豆莢（大豆、鷹嘴豆、豆類、扁豆、豌豆、花生）

堅果和種子（杏仁、核桃、芝麻、巴西堅果）

未經烹煮的葉菜（生羽衣甘藍、菠菜、甜菜）

茄科蔬菜（馬鈴薯、茄子、辣椒、番茄）

凝集素：發炎的能量消耗

像植酸一樣，凝集素是植物製造的防禦化合物，因為它們不想被吃掉。凝集素是一系列蛋白質，會與身體中特定類型的碳水化合物結合。凝集素在生物學中很常見，大多數形式是無害的，有些甚至很有用。問題出在常見的植物性食品中，有特定類型的凝集素。如果你的組織中有錯誤的糖分，而你吃了含有錯誤類型凝集素的植物，這些植物化合物將與體內的天然糖分結合，並引發慢性發炎。

我的朋友史提芬・岡德里（Steven Gundry），由心臟外科醫生轉行的醫學作者，寫了《植物的逆襲：所謂的健康蔬果其實是文明病的真正禍首！》（*The Plant Paradox: The Hidden Dangers in "Healthy" Foods That Cause Disease and Weight Gain*）這本書，著重介紹了凝集素的複雜作用。他解釋了凝集素如何在腸壁上形成微小的孔洞，引發腸漏症。一旦腸壁變得可透氣，發炎化合物就會從腸道滲漏到血液中。現在，MeatOS必須分出一些能量，來處理發炎並修復損害，而且將增加你感受到的生物焦慮程度。換句話說，你將會更加緊張、能量變得更少。對一些人來說（像是我），某些凝集素會引發大規模的壓力反應，體能也會立即下降。更常見的是，這是一種延遲的反應，會逐漸侵蝕你的能量。

凝集素最讓人困擾的，是對葡萄糖胺的影響。葡萄糖胺是一種存在於關節中的碳水化合物。茄科植物會製造一種與葡萄糖胺結合的凝集素。茄科植物（Nightshade）的名字，可能讓你想到同類中最著名的成員——致命的顛茄，但白色馬鈴薯、茄子、辣椒和番茄，都屬於茄科植物。由於這種關聯性，當它們第一次從美洲進口到歐洲時，就被認為會致命，甚至不能觸摸。茄科植物當時是裝飾用的，直到有些飢餓的人吃了馬鈴薯（可能是這樣）。

如今，茄科植物成了主食，如果你（像我一樣）容易受到茄科植物凝集素的影響，可能會導致關節疼痛和發炎[5]。我在新墨西哥吃著新墨西哥青辣椒長大，那是我最喜歡的食物之一，我會把辣椒切片放在各種食物上，但我也在關節炎和疼痛的情況下長大，卻沒有意識到這種連結。當我停止食用茄科植物之後，疼痛就消失了。但如果我今天吃了茄科植物，疼痛又會回來。根據你的基因，你或許可以吃茄子，但不能吃甜椒或其他某些組合。找出你是否對凝集素敏感最簡單的方法，就是一段時間不吃任何含有凝集素的食物，並注意自己的感覺。

穀物是另一個抗營養素阻力的來源，加上它們的植酸和凝集素，根本是一場災難。你知道為什麼有那麼多飲食指南告訴你要吃穀物嗎？因為含有纖維。但當你吃穀物，尤其是全穀物，其中包含完整的植酸和凝集素，代表你正在攝取最大劑量的壞東西。你阻礙了身體獲取礦物質的能力，這些礦物質可能被鎖在全麥或糙米的纖維外層中。整件事都是騙局，請記得說不。

凝集素含量高的食物

茄科植物（馬鈴薯、茄子、辣椒、番茄）

穀物（小麥、大麥、高粱、燕麥、玉米）
豆莢（大豆、鷹嘴豆、豆類、扁豆、豌豆、花生）

Omega-6：不好的脂肪酸

這個名字聽起來很像有益的Omega-3脂肪酸，而且兩者在化學方面有關聯，但Omega-6脂肪酸既會消耗你的資源，也會影響健康。我們知道攝取一點點劑量，就會引起發炎，而這種物質無處不在，尤其現代西方飲食中，Omega-6脂肪酸的含量過高[6]。含有Omega-6脂肪酸的油很不穩定，很容易產生自由基，尤其是在受熱時，烹飪、微波或油炸，將加速和增加破壞性的氧化過程。氧化Omega-6脂肪酸產生的自由基，會損害細胞中的DNA，引發心臟組織發炎[7]，並增加多種癌症的風險，包括乳癌[8]。

大腦中儲存的脂肪，對你吃下的Omega-6脂肪酸量非常敏感。富含Omega-3脂肪酸的大腦，表現得比富含Omega-6脂肪酸的大腦更好，而你聽到的標準原因是「發炎」。然而，事實更為複雜和邪惡。粒線體膜內有一個重要的化合物叫做**心磷脂**，會幫助粒線體在體內傳遞電子。你吃進的Omega-6脂肪酸越多，身體就會在心磷脂中包含越多Omega-6脂肪酸，電子傳遞鏈就越沒有效果[9]。嬰兒擁有最高的生物能量值，心磷脂是一〇〇%飽和的，幾乎沒有Omega-6脂肪酸。但到了最後，Omega-6脂肪酸干擾了大腦的新陳代謝。它是一種讓你入睡的脂肪，真的，它是冬眠動物使用的脂肪。當你攝取大量Omega-6脂肪酸時，你處於冬眠模式，而不是行動模式。

Omega-6最常見的形式是亞麻油酸，在加工過的油中含量很高，如玉米油、大豆油、紅花籽油、棉籽油和葵花油。某些全天然食物中也含量豐富，如家禽和一些堅果、種子。植物和種子油的生產成本很低，被許多公司用於餅乾、奶精、冷凍披薩等加工食品中。因為大豆油的過度使用，導致它占了典型美國飲食中約二〇%的卡路里。許多常見的油也是取自基因改造植物，而且使用有毒的溶劑提取。

在《防彈飲食：矽谷生物駭客抗體內發炎的震撼報告》（*The Bulletproof Diet: Lose Up to a Pound a Day, Reclaim Energy and Focus, Upgrade Your Life*）中，我指出了Omega-6脂肪酸的問題之後，科學證據變得更加不容忽視[10]。跟抽菸相比，現在食用芥花籽油油炸的食物引起的發炎似乎更多，持續時間更長。如果你關心自己的健康並想具備最佳體能，那就都拋棄吧！在「雪梨飲食心臟研究」中，一項為期七年的人類隨機對照試驗發現，增加植物油的攝取量會使過早死亡的風險增加六二%，比缺乏運動、大量飲酒、適度抽菸、攝取更多糖分、加工肉類或過量鈉的風險還要高[11]。

雖然都稱為「脂肪」，但動物脂肪在身體中的作用與Omega-6脂肪酸大不相同。大部分的動物脂肪，如牛脂和奶油，包含的主要是飽和脂肪，因此很難氧化。當氧原子附著到分子上時，會產生一個自由電子，該電子會跳來跳去，尋找其他東西去附著。這些反應性分子會攻擊體內的細胞，產生活性氧化壓力和發炎。身體能夠處理特定數量的發炎，但在達到某種程度後，失去了保護自己的能力，你就開始遭受氧化損害。Omega-6脂肪酸具有許多氧原子可以附著的位置；在科技術語中，它們是**多元不飽和的**，有多個氧原子可以附著的地方，使它們成為可能發炎的來源，MeatOS則不得不處理它們，透過偷竊你的能量。

這裡必須說清楚，少量天然存在的Omega-6脂肪是可接受的，甚至有益健康，身體需要少量Omega-6脂肪，來對抗創傷或病原體。許多健康食品，如牛肉和酪梨，含有少量Omega-6脂肪，但通常與其他有益的化合物共同存在[12]。例如，橄欖油中含有與油酸（一種Omega-9脂肪）一起出現的Omega-6脂肪。研究顯示，提高心磷脂中油酸的量，能得到更好的健康結果和粒線體功能。橄欖油還含有許多抗氧化劑，很可能與Omega-6脂肪合作，保護它們免受氧化損害。適度食用Omega-6脂肪，比如每天一湯匙橄欖油或幾片酪梨，是很不錯的。真正需要關注的，是用更健康的動物脂肪，取代精製的高Omega-6植物脂肪和油。

再過不久，你甚至不必再食用動物脂肪。有一間非常令人興奮的天使投資公司，叫做Zero Acre Farms，公司創辦人發現了一種方法，可使用幾乎任何植物材料來創造各種脂肪。他們正在研發可以用更低成本、更健康的油替代大豆、玉米和芥花籽油的配方。幸運的是，這個世界開始跟上跟脂肪酸有關的科學知識。幾年前，美國食品和藥物管理局部分禁止了加工食品中另一種有害的膳食脂肪，也就是反式脂肪[13]。Omega-6仍然無處不在，但你可以學會大幅減少食用。去除這種阻力時，MeatOS將開始運作得更快，更容易編寫程式。

Omega-6含量高的食物

- 加工植物和種子油（玉米油、葵花籽油、大豆油、棉籽油、芥花籽油）
- 堅果（核桃、山核桃、巴西堅果）
- 種子（亞麻籽、葵花籽、芝麻、南瓜）
- 家禽脂肪（雞肉、火雞肉、鴨肉）
- 傳統飼養的豬脂肪／豬油

Omega-6脂肪的隱藏來源

- 調味醬、醬汁和調味品
- 加工和包裝零食

加工植物和種子油中的Omega-6和Omega-3含量

食材	Omega-6含量	Omega-3含量
紅花籽	75%	0%
葵花籽	65%	0%
玉米	54%	0%
棉籽	50%	0%
芝麻	42%	0%
花生	32%	0%
大豆	51%	7%
芥花籽	20%	9%
核桃	52%	10%
亞麻	14%	57%
魚（野生）	0%	100%

美國農業部國家營養數據庫，美國農業部，fdc.nal.usda.gov

組織胺：宿醉分子

每個人都聽過組織胺，如果你有季節性過敏，你會服用抗組織胺藥物。但幾乎沒有人知道，食物，尤其是發酵食物和剩菜，可能含有足夠的組織胺，會引發其他類型的過敏。富含組織胺的食物，如魚、豬肉和發酵大豆產品，可能會嚴重干擾你生物升級的計畫。

我一直都很了解組織胺，因為在我生命的不同時期，過敏一直困擾著我。小時候，我做過無數次徒勞無功的過敏原注射實驗，查看是什麼導致皮膚出現組織胺反應。那些醫生搞不清楚為什麼我總是咳嗽，同時伴隨著其他奇怪的症狀。他們觀察了樹的花粉和雜草，但那時他們從未測試黴菌——過敏的主要原因之一。隨後，他們聳了聳肩，開了過敏藥物，然後把我送走，雖然那些藥物也無效。隨著時間過去，我想出如何用生物駭客破解過敏反應，這樣我就不會像以前那樣，受到過敏的影響而產生腦霧。直到感染COVID，導致輕微過敏性咳嗽變得更嚴重。疫情流行兩年後，許多人說這是他們記憶中最嚴重的過敏季節。事實上，早期每個人都戴著口罩並過度清潔，這當然會增加過敏症狀，我們知道，定期接觸輕微過敏原，有助於保持免疫系統強大。但是根據我自己症狀的惡化，以及從感染COVID並康復或接種疫苗的人那裡聽到的消息，兩者相符：過敏症狀居高不下。知道組織胺引起過敏症狀，而且它是最常見的食物毒素之一，我進行了更深入的研究，以了解組織胺如何干擾MeatOS。

事實證明，讓你感到昏昏欲睡，絕非組織胺所能造成最壞的情況，它還可以觸發體內散布的、像地雷一樣的免疫細胞——肥大細胞。但由於它們彼此靠得很近，想像一下當其中一個被觸發時，會發生什麼事：會引發周圍的其他細胞在身體創造連鎖反應。在組織胺的作用下，肥大細胞不只釋放更多的組織胺，還釋放約一百種其他促發炎的化學物質，使你變得行動緩慢，同時發炎和搔癢。

過於敏感的肥大細胞，造成各種問題：低能量、熱潮紅、蕁麻疹、腦霧、嗜睡、關節疼痛、背痛、皮疹、濕疹、焦慮和心理問題。由於COVID，在接下來的十年中，我們將對肥大細胞活化進行更深入的了解，我懷疑它在許多神經和消化問題中扮演著重要角色。

如果你很幸運，腸道中自然存在著大量分解組織胺的細菌，而且肝臟中有足夠分解組織胺的酶（一種稱為二胺氧化酶或DAO的酶），就可以吃富含組織胺的食物，而不會感到不適。然而，大多數人還是會有感受，一種常見的反應是感到疲倦，因為多餘的組織胺會在大腦中運作。你可能吃完一種食物後感覺像，「喔，我的天啊，這是宿醉嗎？」對於食物中的組織胺，許多人的反應為腫脹，腰部出現暫時性的贅肉，也會感覺疲倦和脾氣暴躁、頭痛、對光線敏感、流鼻涕，甚至感冒等，這都是因為正好擁有敏感的肥大細胞。如果你對組織胺敏感，而且即將食用富含組織胺的食物，比如醃製豬肉，可以服用市售的DAO酶，能幫助身體分解組織胺。或者像我一樣，如果手邊沒有DAO酶，又正要吃剩菜，我會吃四分之一的苯海拉明（Benadryl），就會感覺沒事。抗組織胺藥Claritin也有效。

要避免所有的組織胺很難，但你可以測試自己的敏感性，來判斷需要多小心。只要隨身攜帶一瓶苯海拉明，以免你要吃含有魚露、醬油、醃製豬肉或魚的食物。如果吃完後感覺很好，代表你的DAO水準可能夠高，組織胺不會干擾身體運作。但如果咳嗽或出現胃灼熱、流鼻水、流眼淚，或是感到噁心，你的身體很可能是敏感的。如果渴望吃糖，並感覺必須小睡，你很可能是敏感的；如果皮膚突然發癢，你是敏感的；又或者你覺得陽光或室內燈光太刺眼，隔天早上醒來時關節僵硬，背部和臀部疼痛，或出現蕁麻疹，感覺昏昏沉沉，那麼你是敏感的。減少食物中組織胺的含量，將神奇地提高能量，並減少你對食物的渴望。

要避免的高組織胺食物

酒精

醃製和罐裝食品，如德國酸菜

熟成的起司

煙燻肉：義大利臘腸、火腿、香腸

貝類，特別是扇貝

醃製魚和魚露

豆類和其他豆子：鷹嘴豆、大豆、花生

巧克力（差異很大）

剩菜

嘉磷塞：失控的除草劑

不像植酸、凝集素和組織胺，嘉磷塞是我們自己創造的障礙，它是一種人工除草劑，在現代農業中普遍存在，尤其是在美國種植的小麥中。多年來，我一直在警告說它很危險，就算農產業堅稱嘉磷塞對人體完全無害。實際上，它是一種會累積在脂肪和神經組織中的毒素。現在我們知道，嘉磷塞會破壞腸道微生物體（microbiome）[14]，也就是存在腸道中的健康細菌，並與某些類型的癌症有關[15]。儘管如此，它仍然被廣泛使用。

更令人擔憂的是，嘉磷塞會修改粒線體內膜，並降低能量產生[16]。任何降低能量的事物，都會減少你的意志力。具體來說，嘉磷塞可以將腦細胞從有氧代謝（強大），轉變為無氧代謝（較弱）[17]。在其他研究中，嘉磷塞阻斷了老鼠肝臟中粒線體的呼吸過程[18]，並損害了人類腎臟細胞產生能量[19]。現在我們也知道，嘉磷塞是另一種結合必需礦物質（鐵、銅、鋅、錳、鈣和鎂）的抗營養素[20]。

換句話說，嘉磷塞在多個層面上破壞了你的MeatOS，降低了能量生產，增加了生理焦慮和壓力感，並減少了你可以使用的資源。

除了用嘉磷塞去除雜草外，在生長季節快結束時，農民還會在作物上噴灑嘉磷塞，這會使小麥在他們可以安排的時間提前成熟。嘉磷塞會殺死植物，所以植物會在死之前把最後的能量投入到拯救下一代，也就是說，它會在死之前，盡量使所有小麥顆粒成熟。問題在於，嘉磷塞隨後繼續進入我們食用的食物中，還會殺死正常進行碳循環並更新土壤有機化學的細菌，破壞表土。這種情況必須停止，製造嘉磷塞的公司和使用它的農民，應該要對地球做的事負起責任。

至於你，可以避免食用嘉磷塞處理過的農作物。不幸的是，嘉磷塞不容易避免。選擇有機食品是很不錯的第一步，但農民噴灑的嘉磷塞量如此之大，以至於許多有機食品，甚至有機加州葡萄酒，都含有令人擔憂的嘉磷塞殘留物。由於穀物通常含有最高量的嘉磷塞殘留物[21]，減少你的食用量是最有效的入門方式。如果穀物不是有機的，就不要吃。

如何避開含有嘉磷塞的食物？

在農夫市集購物，去認識農民。

購買有機農產品。

選擇有機草飼和草養成熟的牛肉。

徹底清洗所有蔬菜，即使是有機蔬菜也一樣。

限制穀物的攝取量；無論你吃什麼穀物，都應該只選擇有機的。

雞肉、偽肉和低品質蛋白質

我已經談完了有問題的植物，但很遺憾，我還沒有完成你該避開的食物列表。另一種引起阻力的食物，是現代美國飲食的主食：工業雞肉。

在我的農場上，雞在外面隨意走來走去，吃昆蟲和蠕蟲，這是牠們進化過程中該吃的飲食，並且需要九個月，才能長大到成年該有的尺寸。牠們和出現在速食餐廳，或包裝在小保麗龍餐盤中的怪物完全不同。那些鳥類在工廠農場長大，從沒見過陽光，幾乎無法移動，全都擠在一起，並被餵食玉米和大豆製的高脂肪飲食。所有可怕的方式都是為了極大化利潤：工廠雞只需要**六週**，就能長到成雞的尺寸。

雞肉中原本就含有大量的Omega-6和其他引發發炎的脂肪，當你吃雞肉時，會降低能量並損害健康。從雞肉中攝取的Omega-6脂肪，會降低細胞能量值，會在MeatOS中引起焦慮。另外，擠在一起的動物，尤其是雞，還會產生大量的類澱粉蛋白質，這種異常蛋白質在身體中容易凝聚在一起。類澱粉蛋白質會阻塞「溶酶體」[22]——這是活細胞中用來銷毀積聚毒素的垃圾焚化爐，如果這些焚化爐被阻塞，細胞會變得沒有效率。其他家禽，如火雞和鴨子，也含有大量Omega-6脂肪酸，所以我建議盡量減少食用這些食物。

豬肉對你來說更好，但我仍建議你限制豬肉的攝取。豬的好處，是牠們幾乎可以吃任何東西，而且豬脂在營養上非常接近人體脂肪。如果給豬吃健康的飲食，牠們產生的脂肪會有較高的健康飽和脂肪，以及較少的Omega-6脂肪。另一方面，如果你吃穀物飼養的工業豬肉，仍然會含有大量Omega-6脂肪，過量攝取對你還是不好。我養了自己的豬，牠們吃對的飲食，主要是蔬菜，還有一些牛奶和剩菜（包括大量的羊脂）。這些豬的飽和脂肪含量較高，對你有益。然而，我不認為有多少人會開始經營自己的豬農場，所以，下一個選擇是購買非來自工業農場的瘦豬肉。然而，最實際的選擇是適量地食用豬肉。

在要避免的蛋白質中，最重要的一種可能是植物基底的素肉。這些高度加工的產品充滿了會引起發炎和衰老的成分，包括基因改造大豆、Omega-6油、合成維生素、精製糖和調味料。由於素肉的主要成分是豆類或穀物，因此也含有大量會掠奪礦物質的抗營養成分。它們甚至不應被稱為素肉，因為植物性蛋白質的生物利用度遠不及動物性蛋白質，這表示身體幾乎無法利用它們來製造肌肉和修復組織[23]。

你可能會受到誘惑，喝下蛋白粉製成的飲品，這很可能對你沒有好處。大多數商業乳清蛋白粉是工業乳製品製成的，含有會破壞腸道微生物的人工甜味劑。植物蛋白粉，如大豆、豌豆和米蛋白粉，充滿了抗營養的植酸和凝集素，而且通常含有大量重金屬，如鉛、鎘和砷[24]。

如果需要吃蛋白粉，最好的選擇是經過實驗室測試的草飼和餵養的生乳清蛋白濃縮物，或經過實驗室測試的有機脫脂大麻蛋白。

關於蛋白質（動物或植物）的另一個重點是，相對於動物脂肪，蛋白質攝取量不宜過多。高蛋白、低脂肪的飲食相當有害，因為身體的設計就是要燃燒脂肪和碳水化合物（而不是蛋白質），作為主要的能量來源。如果缺乏足夠的脂肪或碳水化合物，身體可以利用蛋白質來產生能量，但這涉及許多步驟的代謝過程，代價昂貴，而這表示會消耗你的能量，使你在生活的其他方面缺乏能量。此外，當身體將蛋白質當作主要能量來源時，會產生有害的代謝產物——胺。

在理想情況下，身體最好大部分時間都在燃燒碳水化合物和脂肪，並將備用蛋白質主要用於建造材料。以你這個生物駭客來說，要消除壞的蛋白質，保留好的蛋白質，並確保在消除壞的蛋白質後，你攝取了夠多的好脂肪。

要減少的低品質蛋白質

雞肉
火雞肉
鴨肉
常規飼養的豬肉

要避免的低品質蛋白質

植物做的「素肉」
植物蛋白粉

你在喝「錯誤」的牛奶嗎？

飲食中另一個主要的障礙，來自現代乳製品業。當我們允許大型農產企業將乳牛轉變成巨大的機械化工業時，就對牛奶做了一些糟糕的事情。我們停止讓牛吃草（牠們的自然飲食），開始餵牠們吃穀物，還有抗生素，有時還加上一些荷爾蒙。目標是使牛成為有效率的牛奶生產機器，結果成功了。

現代工業化乳牛一天可以生產高達三十加侖的牛奶，有效地將穀物轉化為牛奶，這種牛奶剛好含有一種稱為A_1酪蛋白的破壞性蛋白質。酪蛋白的蛋白質有兩種類型，A_1和A_2。當你飲用含有A_1酪蛋白的牛奶時，消化酶會把它分解為一種副產物，可以活化體內的鴉片受體，影響神經、內分泌和免疫系統[25]。研究顯示，A_1乳製品還會讓結腸內的發炎指標大幅增加，可能進一步導致消化症狀[26]。事實上，許多人認為自己有乳糖不耐症，但事實上讓他們產生反應的，不是乳糖，而是牛奶中的酪蛋白[27]。

你的牛奶是A_1型還是A_2型，取決於牛奶來源的乳牛品種。現代工業化乳牛生產A_1酪蛋白。想要獲得比較健康的A_2蛋白質，必須買來自根西（Guernsey）或澤西的牛，或來自羊、山羊、駱駝或水牛的乳製品。請明智選擇乳製品，並知道牛奶來自哪裡。

現代牛奶的第二個問題是巴斯德消毒法。將牛奶加熱至高溫，會改變許多生物活性蛋白質和胜肽[28]。加熱蛋白質會使得它們產生摺疊，並在免疫系統中變得更具發炎性[29]。這些調整過的，或稱**變性**的蛋白質，也失去了一些天然的免疫信號優勢[30]。有許多研究指出，經巴斯德消毒法的牛奶有害，不像生乳仍然包含完整的蛋白質和免疫因子。生乳存在著巨大的監管戰爭，因為如果處理不當，可能仍含有細菌。但是，經過適當處理的生乳製品被證明是非常安全的。

最後，還有均質化。過去牛奶送貨員把新鮮牛奶送到你家時，牛奶上面會有一層奶油，因為奶油和牛奶會自然分離。均質化是透過施加非常高的壓力，迫使生牛奶通過極細孔洞的篩子，打破脂肪微粒，使牛奶保持均勻一致。然而許多研究已經指出，天然尺寸的乳脂微粒有益健康[31]，均質化使它們變成了不同的東西。

工業牛奶脂肪被分成比自然情況下更小的微粒，這些微小的脂肪球可以移動到身體的任何地方，甚至可以穿越細胞膜，它們的行為不再像食物[32]。同時，除了巴斯德消毒法造成的損害外，均質化還會損害牛奶中的蛋白質[33]。未均質化的牛奶頂部總是有一層奶油，你必須把它攪拌到牛奶裡。喝下時，你攝取了不同大小的脂肪，身體可以將其處理為建築材料或燃料，而不是可以攜帶蛋白質穿過腸壁的脂肪微粒。

從飲食中消除乳製品阻力的最簡單方法，是停止飲用工業牛奶，轉而支持販賣生牛奶和乳製品的小規模農場。當然，還有更多樣的選擇。駱駝奶與人體高度相容，但在美國幾乎不可能找到。（坦白說，我曾是一家進口生駱駝奶公司的顧問。）羊奶是不錯的替代選擇，綿羊主要吃草，羊奶也含有與人類兼容的蛋白質。羊奶的飽和脂肪比例更好，所含的蛋白質比牛奶更多。在出版《防彈飲食》之後的幾年中，我已經將大量的羊奶起司和優格納入飲食中。在羊奶之後，我會選擇山羊奶。

說真的，你可能不會去找其他類型的牛奶，但絕對可以，且應該將工業、均質化和巴斯德消毒法的牛奶從飲食中剔除。

有機、生的、草飼的A_2型牛奶，是最好的牛奶。之後，我會選擇未經巴斯德消毒法和均質化的有機、草飼的A_1型牛奶。請避免A_1型、巴斯德消毒的均質化牛奶，也就是超市中的維生素D強化牛奶。

選擇乳製品的提示

避免選擇A_1型乳製品，以及巴斯德消毒法和均質化的牛奶。

轉向選購草飼、有機的原生A_2型牛乳製品。

尋找來自綿羊、山羊、水牛或駱駝的乳製品。

生物毒素：帶來痛苦的黴菌

這是個我希望自己早點避開的領域，我曾提過自己與黴菌毒素長期共處的痛苦歷史。黴菌毒素大約有兩百種類型，而玉米赤黴烯酮是其中最糟糕的一種[34]，是非常強大的肥胖觸發劑，或稱為肥胖因子，所以被濃縮、包裝和出售，用於養胖動物。在商業形式中，它被稱為玉米赤黴醇，並做成一種蠟質粒子，農民可以將它放在牛耳朵內。

玉米赤黴烯酮中的毒素會慢慢滲入牛的耳朵和血液中，表現就像更強大的雌激素。這頭牛將在熱量減少三〇%的情況下，仍變得肥胖。如果玉米赤黴烯酮進入牛奶中，也會對人類有同樣影響[35]。偶然暴露於含有黴菌毒素的建築物中已經夠糟了，千萬不要自願暴露於已經接受荷爾蒙治療的糖尿病牛面前，這是避免工廠養殖肉和工廠養殖乳製品的另一個原因。

黃麴毒素和赭麴毒素A，是另外兩種會嚴重危害健康的黴菌毒素[36]。赭麴毒素A會導致腎損害，而黃麴毒素則會損害人類的DNA、引起肝癌。常見的來源包括穀物、玉米、花生、堅果、未經實驗室測試的咖啡、低品質巧克力和含酒精飲料。這些食物的處理和儲存方式不好，特別容易受到黴菌毒素污染。如果你想升級MeatOS，最好避開這些食物。

飲食中黴菌毒素最高的來源

傳統乳製品
穀物
堅果
未經實驗室測試的咖啡
低品質巧克力
含酒精飲料

魚：畢竟不是聰明的食物

很多人發現魚出現在我的避諱飲食清單上，會相當驚訝，但魚在健康食品中的排名正在下降。其中一個原因是，很多人正在貫徹素食主義飲食，避免肉類，但魚類不包括其中，他們以為魚類可以彌補肉類的營養價值，但這是錯誤的。魚類並未含有足夠的正確礦物質或正確的脂肪。沒錯，你的飲食中需要一些Omega-3脂肪，但不需要太多。

第二個問題是，過去十五年來，魚類身體裡塑膠微粒的含量飆升[37]，塑膠微粒可以攜帶毒素進入人體，本身也可能滲出有害化合物[38]。同樣地，魚類中汞的含量也大幅上升。人類已經出色地用危害健康的物質和化合物（包括持久性工業化學品多氯聯苯，或PCBs）污染了海洋。如今，當你在餐廳用餐時，還必須仔細考慮：如果它提供的是工業牛肉、工業雞肉或工業魚類，哪一個最糟糕？你應該先避免哪一種？

就個人而言，我會放棄這三者，改點一些蔬菜和米飯。米飯挑白米，加一些草飼牛奶油。如果餐廳沒有好的奶油，我會自己帶。（是的，我是那種帶著自己的奶油旅行的人。）我會避免來源不明的魚類。我會吃一些魚，但主要是壽司等級的魚，來自那些對食材相當謹慎的餐廳。即使在這種情況下，我在吃魚時也會服用營養補充品來結合有害金屬，因為重金屬污染是全球海洋的問題。我也會服用營養補充品來殺死生魚中常見的寄生蟲。

有選擇時，我會吃雙殼貝類，牡蠣、蛤蜊和淡菜含有豐富的營養素，包括銅、鋅和其他重要礦物質。如果你打算食用魚類，請選擇年輕魚類，因為牠們累積塑膠和有害物質的時間比較短。鮭魚，特別是紅鮭魚，通常比其他魚類更好，因為牠們只活兩年，而且大部分時間都活在淡水中。不要吃養殖魚，尤其是來自英屬哥倫比亞海岸的魚。多年來，我一直在抨擊用抗生素養殖的大西洋鮭魚，正在扼殺當地野生魚類資源的事實。現在，這已經被清楚證明，環境工作小組已宣布，加拿大西海岸的養殖魚類不再被認為是環境永續的。

要避免的海鮮

吳郭魚
養殖鮭魚
蝦
鯊魚
馬頭魚
旗魚
鮪魚

人工添加劑：真讓人頭痛

你可能已經直覺地意識到，應該要避免人工甜味劑、人工香料和人工色素，但可能不知道具體原因。其中一個主要原因，是它們非常會破壞腸道菌。研究人員進行過腸道微生物體測試，並記錄了它們造成的不良影響[39]。三氯蔗糖對腸道菌特別有害，其他添加劑，特別是人工色素和一些人工甜味劑，會影響大腦。商業用的紅色和藍色食品色素已經被證明與許多大腦問題有關，尤其是兒童。特別是阿斯巴甜，已被證實與強烈食欲有關，這解釋了為什麼表面上不會發胖的甜味劑，實際上會增加肥胖並削弱我們的能量。阿斯巴甜也會引起頭痛，並影響大腦神經元的活動。

麩胺酸鈉（味精，MSG）多年來一直存在很多爭議。對我來說，科學發現很明確。在大腦中，興奮性神經傳遞物質稱為麩胺酸，會觸發神經元活動。過多的麩胺酸可能會使神經元過度興奮，甚至會致死[40]。味精中的麩胺酸在越過血腦屏障時，也會擊中相同的觸發器，這就是為什麼許多人在攝取味精後會頭痛或需要大量喝水的原因。味精被廣泛用於速食、零食、加工肉類、罐裝湯、調味品和調味混合物中，因此請仔細查看成分標籤，儘管它未必會列出。最好的選擇是完全避免這些種類的食物，尤其是因為它們大多數都營養不足，而且充滿了你不希望吃下的化合物。

最大的人工添加劑「罪犯」

阿斯巴甜

三氯蔗糖

醋磺內酯鉀（Ace-K）

人工香料

人工色素

味精（麩胺酸鈉）

酵母萃取物，自溶酵母萃取物

第3章 大量補充原始礦物質

你是否曾覺得自己踏上了英雄之旅?你生命中有偉大的事情想要實現,也許是創辦公司、藝術創作、撫養家庭,或以上各種事情合在一起。你想像自己會迎接巨大的挑戰,克服它,並取得勝利。如果你過去失敗了,你會振作精神再次嘗試。如果你已經成功,還有更多挑戰等著你去征服,感覺有點像是跑步機。

這一切聽起來都很高尚,但我有一個不太光彩的祕密:英雄之旅真的很麻煩。

歷史上最著名的一位英雄,是希臘信使斐迪匹德斯(Pheidippides),他奔跑了二十六哩(約四十一公里),通知雅典的統治者,他們的軍隊在馬拉松戰役中擊敗了波斯人。這是個了不起的成就,但故事中有個細節通常被人們省略:斐迪匹德斯在奔跑結束後倒地死亡。英雄傳說的真正教訓是，你不希望成為英雄。英雄之所以受苦，是因為沒有嚮導，而我們慶祝他們的受苦，是因為，呃，我們的文化認為應該這樣做。事實上，如果你學到了他們的教訓，那麼他們受苦是為了讓你不必那樣做。

我不想讓你覺得人生目標需要來之不易的痛苦勝利。你不應該經歷我經歷過的痛苦，這一切都在我理解MeatOS的運作方式和操縱身體懶惰原則的方法之前。避免阻力是極其重要的第一步，接下來，你就要補充那些能使你順利前進的原料。我將成為你的嚮導，這樣你就不必接觸我經歷過的谷底。

我意識到自己踏上了英雄之旅，而且絕對是一場痛苦的旅程，那個重大的轉折點，是我在華頓商學院攻讀商業管理時。當時我有個全職工作，同時讀美國最難的商學院。我那時還新陳代謝不佳，而且吃著不斷消耗我的素食。第一學期結束時，我環顧四周，心想：「我做不到的。」我坐下來考試，盡可能專注，卻無法提振精神。到了第二題，我開始亂寫，整個頭腦思緒遲緩。出於絕望，我去了世界知名的阿曼診所（Amen Clinics），醫生掃描了我的大腦，發現大腦的新陳代謝出了問題。我的大腦中有一些區域完全沒有電活動，才發現我有毒素引起的腦損傷。

聽到這個診斷時，我鬆了一口氣，因為這表示我並非自己已經開始相信的那樣愚蠢和懶惰，只是硬體出了問題。我開始相信，也許能找到方法來恢復精力。我是一個極端的案例，但本書的每個讀者都可以從類似的醒悟中受益。你是否感到情緒受阻？疲憊不堪？在減重方面有困難？在健身房裡沒有看到成果？這些並不是因為你軟弱，而是因為你有硬體問題，你可以修復它。你不必更加辛苦才能變得更好。你的首要任務是恢復能量，動機和意志力也會跟著恢復。

發現身體出了問題之後，我開始研究修復問題需要的食物。花了很長時間，但最終我恢復了能量。在過程中，我發現吃對了食物並擁有更多能量時，驚人的事情發生了，不僅可以在沒有痛苦的英雄感覺之中完成更多事情，也會變得更善良。我在跟爸媽聊天時，他們說：「哇，你變得更善良了，你的個性改變了。」這就是把不好的食物從飲食中消除，並大量攝取好食物的大回報。當你幾乎無法應對一整天的事情時，很難有足夠能量來耐心對待他人，但當生活不再痛苦時，善良會變得更容易。

身為一個比以往任何時候都更健康的人，我要告訴你，如果我能夠重新找回健康，你也可以。我將分享我的見解，以節省你的時間和精力。請選擇正確的脂肪和蛋白質，獲取正確的維生素和礦物質，只吃正確的植物。給予你的身體正確的資源，你將擁有年輕人的電力系統，同時具備年長者的智慧。你將能夠在需要時擺脫懶惰的基本狀態，快速行動。你會感覺更好、體能更好，外觀看起來也會更好，不再需要英雄之旅。

你真正需要的東西

在上一章中，你知道了你不需要什麼，如何消除阻礙你前進的阻力。現在讓我們深入研究，你「必須」將它納入飲食中的基本事物，這樣你才有足夠的能量和建造材料繼續前進。這裡的指南建立在我過去二十年來一直在發展的想法基礎上，並根據最新的飲食研究，以及我持續進行的生物駭客實驗，進行了重大更新。你的清單就從正確的維生素、礦物質和脂肪開始。

脂溶性維生素

每個人都聽說過維生素，但很少人知道只有四種維生素是在脂肪中溶解，而不是水中，分別是D、A、K和E，而且共同合作，是讓你的MeatOS順利運作所必需最關鍵的維生素。大多數人不知道，如果他們採取標準的西方飲食，很可能無法攝取足夠的「DAKE維生素」，表示基礎代謝已經故障。你需要這些維生素來運輸礦物質，讓身體可以製造蛋白質、產生能量，並傳遞電信號。

當你最終攝取足夠的脂溶性維生素時，魔法才會發生。這些維生素不溶於水，因此最好與富含脂肪的食物一起食用，身體更能吸收。這些維生素在高脂肪食物中也最為豐富，並非巧合。

維生素D在我的簡寫DAKE中排第一，是脂溶性維生素中最重要的一個，事實上，也是所有營養素中最重要的一個[1]。它能幫助你睡得好，能調節免疫系統並控制發炎，還能促進骨骼形成並協助關鍵荷爾蒙，包括雌激素和睪固酮。當皮膚暴露於陽光下時，身體可以合成維生素D，但除非你一直全裸曬太陽（這裡不多解釋），否則你需要攝取更多。

維生素A在身體中負責許多代謝功能，還有助於維持免疫系統，對眼睛中感光細胞的正常運作也非常重要。紅蘿蔔中的β-胡蘿蔔素可以轉化為維生素A，這可能是「吃紅蘿蔔會使視力更清晰」這個迷思的來源。實際上，身體難以將β-胡蘿蔔素轉化為維生素A。肝臟、魚肝油和奶油是更好的來源。

維生素K其實是兩種不同的維生素，分別是K_1和K_2。其中重要的是K_2，也被稱為甲萘醌（menaquinone），能幫助身體處理鈣。如果你攝取的K_2不足，多餘的鈣可能累積在動脈中，增加心臟病發作和動脈粥狀硬化的風險。K_2還有助於維持骨密度，預防骨質疏鬆症。

維生素E是一種重要的抗氧化劑，可以清除身體中高度反應、帶氧的自由基分子，使它們無法攻擊和損害你的細胞。自由基的氧化作用與身體整體老化和退化有關。維生素E還具有稀釋血液的作用，減少不必要的凝血風險。與其他脂溶性維生素不同，維生素E常存在於植物性食物中。

●礦物質

在第二章中，我介紹了正常酶功能所需的三種主要礦物質，這樣你的身體就可以運作它的化學機器，並有效地產生能量[2]。然而，幾乎每個人都缺乏這些礦物質。

巨量礦物質，或稱為「大礦物質」，是身體的構建基礎。主要的大礦物質包括鈣、鎂、鈉、鉀、磷和硫。身體中有很多這些礦物質：普通人體內約有一千克（兩磅）的鈣。這表示你補充它們時，需要較高的劑量，每天要大於一百毫克[3]。

雖然大礦物質對身體結構有幫助，但也能傳遞能量。鈣通道是身體電系統的一個重要成分。儘管你聽到許多人說飲食中的鈉攝取過量，但你需要的鈉可能比你攝取的更多。你可能想增加鹽的攝取量，如果有腦霧的情況，有時多攝取一些鹽可以改變。避免精製碘化鹽，選擇海鹽，是鈉和一些微量礦物質的良好來源。

你應該也想選擇能提供更多其他礦物質的食物，即使如此，肯定還需要營養補充品，我會在下一章提供相關資訊。

中量礦物質（mesomineral）其實只包括一種元素：鐵，但這是一把雙面刃。飲食中要有足夠的鐵，因為需要它來製造血紅素，在血液中運輸氧分子。如果缺乏足夠的鐵，會貧血。許多育齡婦女缺乏足夠的鐵，懷孕時可能會引起併發症。另一方面，血液中的鐵過多，會導致氧化壓力和早衰[4]。

微量礦物質以微乎其微的數量存在於身體中，但對生命的化學反應仍然非常重要。這類礦物質包括：鉬、鋅、碘、硒、鈷、銅、氟、釩和錳。廣義來說，微量礦物質的工作是製造酶，這些分子在身體中促使重要的生化反應發生。微量礦物質類似電子工業中用於半導體摻雜的元素。多年前，電機工程師發現添加極少量的微量金屬，可以改善電子在矽中的流動，這個過程被稱為摻雜，使他們能夠製造更小、運作更高效的晶片。沒有它，你就無法擁有超酷的智慧型手機。同樣地，酶使化學過程能比正常情況下消耗更少能量，少了酶，新陳代謝就無法運作。

超微量礦物質對健康可能也很重要，只是尚未被確切定量或明確定義它們的生物角色。於是我發明了一種叫做「危險咖啡」的飲料，包含來自植物分解後的五十種礦物質，在這種混合物中，還可能有未知的重要營養素。

● 飽和脂肪

面對現實吧！你是肉組成的。從結構上看來，你想要攝取更多原材料來製造更多肉，這樣身體可以排除舊細胞，並創造更新、更健康的細胞，你尤其想攝取大量的動物脂肪。身體裡有三種膜都由脂肪組成。從能量的角度看來，你希望吃的食物是能夠輕鬆生成電，來負責新陳代謝。而最容易生成電的食物是脂肪和水溶性纖維，腸道菌會將它們轉化為身體可以代謝的脂肪。

因此，你需要在飲食中補充大量高品質的脂肪，這對於擁有正確資源來執行其他健康技巧至關重要。在日常飲食中，至少要有五〇％的脂肪是飽和脂肪，比如硬脂酸，是牛油和豬油中最常見的脂肪之一，而這就是身體的組成分子。你可能記得，飽和脂肪也是健康的，因為它們沒有地方可讓令人困擾的單態氧分子附著。當然，在飲食中加入一些單元不飽和脂肪也沒關係，即使它們可能運載一些活性氧通過身體，但只需要保持平衡就好。理想目標是七五％的飽和脂肪，其餘是單元不飽和脂肪，再加一些Omega-3脂肪酸（與降低心血管疾病風險有關）。請記住，目標是避免過多的Omega-6脂肪酸和多元不飽和脂肪。

●蛋白質

蛋白質是身體的主力分子，執行著一系列重要功能，它們有多重要？這個名稱來自希臘字prōteios，意思是「保持第一名」。蛋白質建構身體的組織、器官和肌肉，形成抗體來抵抗感染，製造血紅素、在血液中運輸氧氣，還製造荷爾蒙。酶是蛋白質中的一個特殊類別。如果你攝取的高品質蛋白質不足，可能會感到身體腫脹且指甲容易斷裂，可能會更容易生病，恢復的時間更長，也可能會受憂鬱、虛弱和疲勞所苦。

由較小分子組成的蛋白質稱為胺基酸。自然界中至少有二十種胺基酸，其中九種是飲食中必需的，因為身體無法自行製造。關鍵的九種胺基酸包括：組胺酸、異白胺酸、白胺酸、離胺酸、甲硫胺酸、苯丙胺酸、羥丁胺酸、色胺酸和纈胺酸。

你可以這樣想像蛋白質的結構：胺基酸就像字母，將兩個以上的字母組合在一起，形成一個「字」；這些亞蛋白單元被稱為**肽**。將這些字（肽）串在一起形成一個「句子」，就得到了一個蛋白質。如果你剛剛攝取了貝類毒素，這個蛋白質可能傳達了可怕的訊息，比如說「現在就去死」。另一方面，如果你攝取富含胺基酸半胱胺酸的蛋白質，它也可以傳達有益的訊息，比如「長肌肉並減少發炎」，或者你攝取了大量甘胺酸，它會說「長更多的膠原蛋白」。

纖維

雖然必須限制攝取植物性抗營養素，但也需要攝取水溶性纖維，只有植物中才有。水溶性纖維可以被腸道中的細菌分解和消耗，同時為有益的腸道菌提供營養，這些細菌會產生丙酸和丁酸，對消化道和大腦的健康有幫助[5]。健康的腸道微生物體還能維持能量平衡並排除毒素[6]。研究顯示，每天攝取二十克水溶性纖維，能增加壽命。

有一種特定的水溶性纖維叫做改良柑橘果膠，已被證明能讓人體排出有害的重金屬砷、鉛和鎘的速度大幅提升。在另一項研究中，改良柑橘果膠降低了癌症在人體內擴散的速度。

還有第二種類型的纖維，稱為「非水溶性纖維」，不會被身體消化，會直接排出。對於非水溶性纖維的論點並不是那麼明確，雖然你顯然需要一些。最近我訪問了加州大學舊金山分校的知名內分泌學家羅伯・魯斯提（Robert Lustig），他提出了一個令人信服的觀點，也就是非水溶性纖維在腸道中可充當保護屏障，防止有害化合物進入肝臟。

●碳水化合物

我對碳水化合物的原則是：只要確實了解你在吃什麼，就沒問題。碳水化合物只能當作能量傳遞系統，將葡萄糖輸送到身體。只要記住，碳水化合物不像脂肪能有效為身體提供穩定的能量，也不如脂肪令人飽足，通常會產生能量迅速上升，然後接著就是能量下降和食欲增加。如果你打算享受碳水化合物，就留給那些你真正喜歡的食物吧！

大多數碳水化合物真正的問題，是自然界包裝它們的方式。許多常見的植物碳水化合物來源富含吸收營養的植酸和具有發炎性的凝集素，尤其穀物更是不好。在飲食中有一些碳水化合物是好的，可以維護腸道健康並促進甲狀腺素的產生。但底線是，與主流指南建議的相反，你不需要為了健康而吃一種主要是碳水化合物的飲食。

哪裡可以獲取好的食物？

這就是生物駭客的關鍵所在。鹿可以從樹葉、水果和堅果中獲取所需的營養，然後有足夠能量擺脫掠食者的追擊，但你不是鹿，必須更有策略地運作。去當地市場（或超市、線上食品零售商）時，你得知道該買些什麼。要去哪裡取得身體需要的原料，以下是一些指引。

●草飼肉類

我最喜歡的好蛋白質和好脂肪來源之一，是草飼動物的肉類。動物性蛋白質比植物性蛋白質更好，部分原因是它不含植酸，不會抑制礦物質吸收能力。肉類還含有肌酸，一種增加肌肉質量和能量、保護你不受神經疾病影響，並改善大腦功能的胺基酸[7]。如果你吃很多肉，很可能不會注意到它的好處，因為你一直都有得到。根據二〇一一年英國的一項研究，補充肌酸的素食者表示記憶力改善，反應時間也變快了。肉食者沒有同樣的改善狀況，因為他們的體能已經是較高水準[8]。

草飼牛肉是重要胺基酸像是肉鹼、膽鹼和牛磺酸的豐富來源，含有維生素K_2，無法從蔬菜中獲得，以及素食者通常缺乏的維生素B_{12}。它還提供其他維生素B群，如生物素，可以給你健康的皮膚和頭髮，還有輔酶Q10，是種可能對心臟有益的抗氧化劑，以及可吸收的鐵和鋅，填補了你肯定需要更多的一些礦物質。

牛油一直以來都是人類飲食中健康脂肪的主要來源。當我們開始吃更多植物脂肪時，就開始變得不太健康。你可能看過新聞報導和反肉運動聲稱肉類會導致癌症，但事實似乎相反。明尼蘇達大學的研究發現，牛肉脂肪在動物的腸道中，可以保護動物免受癌症影響。對了，同一篇研究還發現大豆油與癌症有關[9]。

我著重草飼動物性蛋白質的原因，並不是因為它很時尚，而是這種肉的品質比傳統肉要高得多。比起用玉米和大豆養肥的牛肉，草飼牛肉的脂肪更少，脂肪的味道也不同，對我來說非常美味。（在我家，孩子們稱牛肉脂肪為「糖果」。）現代農場已經不再是農場，而是「密集式動物飼養經營」（CAFOs, concentrated animal feeding operations）。這些動物工廠改變了牛肉脂肪的組成成分，幸好你還有選擇：可以拒絕ＣＡＦＯ牛肉，選擇草飼牛肉，你將獲得好的動物脂肪，包括所有脂溶性營養素和正確形式的硬脂酸脂肪。

●草飼乳製品

如果你讀過我之前的書，或購買過我的產品，就知道我是草飼乳製品的忠實粉絲。我推廣將草飼奶油加入咖啡的理念，以至於我認為二〇一四年全球草飼奶油的短缺跟我脫不了關係。就像牛肉一樣，草飼奶油的味道與常見的超市品種不同，含有高濃度的營養素和更多正確種類的飽和脂肪[10]，還含有一種叫做共軛亞麻油酸（ＣＬＡ）的化合物，可以幫助減肥和燃燒脂肪[11]。

傳統方式飼養的乳牛產生的乳脂，與草飼乳牛產生的乳脂有很大的不同。在加拿大，一群農夫最近開始將剩餘的棕櫚油殘渣拿去餵乳牛，因為便宜且容易取得。一切都是為了賺點錢，對吧？結果顧客開始抱怨這些乳牛的奶油無法擴散，飼料中的棕櫚油滲入了乳脂中，而棕櫚油非常扎實[12]。這就代表餵養乳牛的飼料和產出的牛奶之間，關係有多麼密切。

乳牛吃草時，這種飲食連結對你有好處，草飼乳牛產生高品質的脂肪。根據明尼蘇達大學的另一項研究，除了CLA和飽和脂肪外，相較於不健康的Omega-6脂肪酸，草飼牛的牛奶中也含有更高品質的健康Omega-3脂肪酸[13]。

好的植物

儘管有抗營養素和農業化學物質帶來的挑戰，但仍然有大量的植物是很優秀且安全的食物。我自己的原則是避免吃基因改造食物（GMO），其中植物（或動物）的基因已經被刻意改變。最常見的改造食物包括玉米、棉花、芥花籽、大豆和甜菜。有些動物研究將GMO連結到器官損傷、癌症和肝臟壓力。二〇一六年，一組歐洲研究人員報告：經過改造可耐嘉磷塞的玉米，在玉米粒中顯示出氧化壓力途徑的跡象[14]。沒有明確證據指出這件事與人類健康問題之間的關係，但這是我不會冒的風險。確保取得最自然食物的最佳方法，是選擇標示「有機認證」或「非基因改造」的食物。

選擇抗營養成分低的植物

你要選擇的是不會引起發炎的植物，有些植物是不錯的選擇，像紅蘿蔔、西洋芹、花椰菜、高麗菜、萵苣和蘆筍等。如果你做沙拉，應該像奶奶做的沙拉一樣，結球萵苣加點黃瓜？很好。也許再加一些芝麻葉或其他有色萵苣。羽衣甘藍、菠菜、鷹嘴豆和其他各種花俏的東西？不要，現在你已經知道這些植物中充滿了植酸。如果想要花俏一點，可以添加一些茴香。生的紅蘿蔔對腸道有很好的排毒作用，很值得加一些到你的沙拉中。

健康沙拉中最重要的部分是醬汁，因為餐廳和食品製造商通常會在裡面加入不健康的脂肪、糖和有害的化學物質。可以使用我的生物駭客食譜，製作一份簡單的沙拉醬：四分之一杯橄欖油、四分之一杯蘋果醋、二湯匙C8 MCT油（一種廣泛使用的油，由中鏈三酸甘油脂製成）、半顆酪梨和一些草本植物。醋可以協助礦物質吸收，讓整體味道更美味。

如果你堅持要吃羽衣甘藍和菠菜，可以蒸熟並排去水分，就不會攝取太多抗營養成分。這樣一來，你不會吃下大量掠奪礦物質的抗營養素；也可以透過去皮，來減少接觸蔬菜中的抗營養成分，因為很多植物會把凝集素和植酸聚集在此。例如，小黃瓜含有凝集素，但如果先去皮，大多數人都能接受。皮裡面有維生素而吃皮的觀念是錯誤的，蔬菜皮才是所有不好的東西所在。

穀物也是如此。白米基本上只是一粒裸露的澱粉穀物，但對你的健康比糙米更好，因為它已經剝去了含植酸的外殼。如果想在飲食中添加其他穀物，最好的選擇是酸種麵包。黑麥含有高濃度的植酸酶，這種酶可以分解植酸，如果有正確的發酵，可以去除大部分的植物毒素。酸種麵包可能仍然含有一些凝集素，但量低到你可以應付。

這部分是對之前章節的重要回應。看，植酸對你有害，但並不表示你必須遵循零植酸飲食，只需保持在不會使你虛弱的水準以下。咖啡和巧克力含有一些草酸（另一種植物抗營養成分），但也能提供相應的好處和愉悅感。我也相信在飲食中留出一些空間給糖和澱粉是好的，只需將糖留給那些真的好吃、對身體有益，而且是你真正喜愛的東西。如果可以，請選擇自製的糖果，其中含有健康的脂肪（就像奶奶會做的那種），而不是商店賣的加工怪物食品。吃起司蛋糕，但不要吃市售的Twinkie蛋糕。

●富含纖維的植物

我之前說過，你需要在飲食中攝取水溶性纖維，這是肉類無法提供的。朝鮮薊就是一個不錯的來源，毒性低，而且有益。半杯的朝鮮薊心含有七克纖維[15]。取自塞內加爾的金合歡樹汁的阿拉伯膠，是最豐富的水溶性纖維來源之一，且一年四季都可以取得，又可以滋養腸道。這是另一種古老的原住民食物，我們知道它可以提供水溶性纖維，沒有不好的成分，現在正在回歸主流。

亞麻籽也含有大量水溶性纖維，但不要吃完整的種子，因為它富含不穩定的Omega-6油。然而，分離出來的亞麻籽纖維對你有益。還有一個令人驚訝的水溶性纖維來源是酪梨。一個成熟的酪梨通常含有七到十克的纖維，還富含鉀和鎂，以及維生素E和B群。酪梨確實含有一些微量的Omega-6，但不多，所以有理由吃些酪梨醬了。

只要你明智選擇，攝取一些非水溶性纖維也很不錯。有個常見的非水溶性纖維來源是洋車前子，來自洋車前子的殼，是**車前草**（*Plantago ovata*）種子的一部分[16]。問題在於，當我們以一般的方式準備時，它會對腸道內壁造成很大的刺激，例如Metamucil膳食纖維粉。若是極細的洋車前子粉末，就可以輕鬆加入烘焙食品中，對腸道不刺激且有益處。我喜歡洋車前子，但只有當它被磨得非常非常細時。你也可以從西洋芹、茴香和十字花科蔬菜中獲得非水溶性纖維。

●營養豐富的植物

講到十字花科蔬菜：抱子甘藍、高麗菜、花椰菜和其他十字花科蔬菜一直都在我的推薦名單上。高麗菜是維生素K、鉀和鈣的良好來源。抱子甘藍富含鉀、鈣、鐵和抗癌化合物。但我之前沒講的是，你必須小心不要買到不新鮮的，尤其是冬天。如果你在冬天吃了十字花科蔬菜後，感覺不舒服，可能是因為蔬菜被一種叫做**十字花科黑斑病**（*Alternaria brassicae*）的黴菌覆蓋[17]，這種黴菌會引起頭痛、疲倦，會改變感知能力。千萬要小心，不要在產季以外購買高麗菜和抱子甘藍。

蘆筍充滿營養，包括維生素K和鐵，還含有相當多的水溶性纖維。櫛瓜和夏南瓜含了有用的鉀和纖維。儘管它們基本上是水果，但人們通常當作蔬菜食用。夏天是水果的季節，所以傳統的水果也對你有益。植物希望你吃它們的果實，因為這是它們散播種子的方式。梨子、蘋果和桃子也是營養豐富的來源，許多漿果（覆盆子、黑莓、草莓、蔓越莓、藍莓）、檸檬和萊姆，還有鳳梨，都是不錯的選擇。問題是，如果你在冬天吃甜的水果，會讓身體感到困惑。在冬天最好避免過多糖分，因為糖在冬天並不是自然存在的，人體也不適應在那時吃糖。

吃草本植物和香料也很重要，許多含有抗氧化劑，以及抗真菌和抗菌化合物。尤其是咖啡、茶、巧克力和某些香料中含有大量多酚，這是一種具有強大抗氧化作用的化合物。多酚具有非常神奇的作用：保護心臟，降低糖尿病風險，增強免疫力，並抑制癌症。不要理會關於「吃彩虹蔬菜」這種常見的錯誤建議，而是要吃多種顏色的草本植物和香料：一些薑黃、牛至、百里香和迷迭香，即使量少，也能改善你的健康。

我們吃的大多數草本植物，甚至是香草，最初都被視為藥用成分。現在我們知道，香料和海鹽真的是大自然賜予的重要礦物質來源和有益健康的多酚。鹽經常被看作敵人，但事實上，大多數人攝取的鈉不足，所以你不應該因為在食物中添加鹽而感到內疚。

令人愉悅的食物

這裡有個重要的主題是：吃好的飲食不應該讓你感到痛苦。我會進一步說，如果讓你感到痛苦，那就不是一種好飲食。生物駭客是要尋找捷徑，讓你達到最佳的能量和力量狀態，才能解鎖最好的自己，而感到痛苦並不是最佳狀態。

巧克力和咖啡是我最喜歡的兩種食物，它們也含有植酸。我不打算放棄最喜歡的食物，但是我會仔細管理飲食，把植酸留給最愛的食物。為什麼我要虐待自己呢？吃一些碳水化合物，無論是澱粉還是糖都可以。如果你在晚飯後想吃一些含有蜂蜜（或五到十克糖）的食物，也沒問題。

有時你會吃一些對身體不太好的食物，但有一種方法可以轉化：補充酶，幫助你分解壞東西，並在喝咖啡時補充鈣和微量元素，幫助結合腸道中的毒素[18]（坦白說，我正在開發這樣的產品）。無論你做什麼，營養補充品都將成為飲食中的重要成分，所以你不妨調整駭客技巧，讓你能吃到自己最喜歡的食物。

睡眠資源

人們通常不會將睡眠視為一種資源，但在準備升級MeatOS之前，它絕對是你需要儲備的東西。當你進入良好的深沉睡眠時，身體會轉入修復模式。這是細胞清除分子垃圾，並進行維護的時候，也是肌肉生長和組織再生的時候，而它們運用的材料，正是你已經儲備好的高品質材料。如果不給身體這個機會，就無法有效地升級你的MeatOS，而接下來你想做的一切，應該會更難。高品質的睡眠減少了壓力和發炎，增強了認知功能和記憶力，增加了性欲，還能幫助減重。換句話說，睡眠是一個不可妥協的資源，如果你知道如何正確進行，是絕對好用的。睡眠也是在生物駭客的後期恢復過中重要的一部分，本書稍後將會告訴你更多。

第4章 人體作業系統的補充品

很多人以為，吃了營養豐富的健康飲食，就能獲得身體所需的所有維生素和礦物質。多年來，食品廣告和公共衛生宣傳一直將這種觀念灌輸給我們。事實上，即使你避免吃下造成阻力的食物，吃大量好東西，仍然沒有得到足以讓身體最佳化的生物學，並保持粒線體全速運轉所需要的一切。在準備開始升級MeatOS之前，還有更多的工作要做。

為什麼不能光從食物中獲得一切所需，其中一個很重要的原因是，我們現代的生活方式與祖先的生活方式截然不同。我們大部分時間都生活在室內環境，很少有足夠陽光來製造足夠的維生素D。我們被合成材料、毒素和室內污染物所包圍。透過電子設備全天候與他人連結在一起，以新的方式啟動大腦，與身體脫節。我們被改變睡眠模式的人工照明所包圍。無論多麼努力限制科技的使用，都無法逃避現代世界的影響，對你的身體提出了新的需求。

我們也改變了居住的地球，在工廠中飼養家畜，所以沒有動物吃草，然後把礦物質排回土壤中。我們建造了水壩，使河流不會再潰堤，但河岸同時也不再肥沃了。廣泛的耕作，以及工業肥料、農藥和除草劑的使用，已經耗盡了農田土壤中的礦物質和有機化合物；特別是普遍使用的除草劑和抗生素嘉磷塞，在消毒土壤之時，也增加了身體對營養的需求[1]。同時，我們將二氧化碳排放到大氣中，這不僅改變了氣候，還影響了作物的生長方式。多項研究發現，二氧化碳濃度上升，正在降低作物中的維生素含量，並將其礦物質濃度削減了高達一五％[2]。

與此同時，你不只要保持正常，還要尋求方法升級MeatOS。但如果身體缺乏基本的維生素和礦物質，也沒辦法從運動、冥想、睡眠或任何花俏的生活技巧中獲得太多價值。

本章和下一章將教你思考如何使用營養補充品，來確保身體擁有需要的基本建築材料，幫助你達到新的體能水準。如果能做到這一點，而且不做其他事情，你的生活將比大多數人好得多。相反地，如果只是跳到塑造肌肉或擁有更好的大腦等章節，並認真執行那裡寫的東西，得到的結果可能會令你失望。簡單地說，請不要跳過這一章。攝取正確的礦物質和基本維生素，這件事的投資報酬率可能高過你的想像，而且補充品的風險非常低。營養補充品比藥物更安全，在過去的二十七年中，從維生素中並未記錄到任何死亡案例，但藥物卻造成了約三百萬人死亡[3]。

本章有很多內容需要好好理解，如果覺得內容太多，不想知道我建議的營養補充品為什麼有效，可以直接跳到每個部分的結尾，查看ＢＯＸ裡面的建議。我還會告訴你一些重要的草本營養補充品，可以幫助你更快或更不辛苦地達到目標，我們開始吧！

維生素營養補充品

在上一章中，我提到的那四種必需脂溶性維生素（D、A、K、E）會互相協同作用。很多營養研究都集中在四種維生素中的其中一個，卻忽略了它們之間的相互作用。你可能缺乏這四種維生素中的全部，但如果只補充其中一些，而忽略了其他的維生素，就會遇上麻煩。這就像只聽小提琴，卻想弄清楚一首交響樂曲為什麼美麗一樣。你需要這四種維生素以正確的水準協同合作，尤其是D和A，它們兩者合作無間。除非在特殊情況下，否則分開補充沒有任何意義。所以我喜歡把四個合在一起當作一個營養單位，叫做維生素DAKE。

當你撇去所有炒作和市場行銷後，會發現維生素D、A、K和E是所有維生素中最基礎的。你的MeatOS需要礦物質來完成工作，而脂溶性維生素是將礦物質運送到它們必須到達之處的貨船。維生素DAKE現在特別關鍵，因為大多數人缺乏許多必需的礦物質。如果沒有這些維生素，身體無法折疊蛋白質來建立細胞，無法移動電來傳遞訊息，也無法建立酶，在粒線體中產生能量。先從補充維生素開始，這樣就可以有效使用礦物質，然後獲得一些礦物質，使身體能夠正常運作。其他類型的營養補充品，重要性都在這兩部分的基礎之後。

即使謹慎地飲食，你也不太可能從食物中獲得比例正確的足量維生素DAKE。如果飲食以植物為基礎或純素食，你根本沒有機會。如果每天吃大量的肝和內臟，可以獲得大多數脂溶性維生素，但即使是這樣，你也應該補充，確保劑量正確。

關於脂溶性維生素的好消息是：它們會儲存在體內脂肪中，需要一段時間才會用完。壞消息是：要把體內的脂溶性維生素拉高到一定水準，可能也需要一段時間。服用過量的脂溶性維生素，比水溶性維生素更容易。風險仍然相當低，但你在使用時必須更小心一些。

接下來你將學到四種脂溶性維生素的所有知識，這樣一來，如果至少偶爾有補充的話，就不必再去想了，這點不會太難。

● 補充維生素D

大自然母親竭盡所能，確保我們不必擔心缺乏足夠的維生素D。如果你充分地將皮膚暴露在足夠的陽光下，而且基因中具有正確的維生素D受體，身體就會從膽固醇中製造它。問題是，現代的生活方式阻止了這種情況發生：除非你住在世界上陽光很充足的地方，並且大部分時間都在戶外裸露，就像我們的祖先那樣，否則身體無法製造足夠的維生素D。坐在辦公室的燈光下，被筆記型電腦照亮，這些是無法取代陽光的。

體內有適當的維生素D含量，可以降低感染或其他免疫問題的機會[4]。維生素D還有助於保持健康的血壓，減少氣喘和過敏，降低罹患乳癌、前列腺癌、大腸癌和卵巢癌的風險[5]，甚至有幫助睡眠的作用（但只有在早上服用時有效）。噢，它還有助於保持新陳代謝的效率，並可能降低患糖尿病或憂鬱症的可能性。它既能幫助男性，也能幫助女性保持健康的荷爾蒙值，此外還有助於預防骨質疏鬆症[6]。

然而，維生素D也有一個負面影響，因為會提高你血液中的鈣。鈣過高時可能會引起問題，最常見的是腎結石。高鈣還會在你的動脈中形成斑塊，增加心臟病的風險。你可能正在服用維生素D，以降低心血管疾病風險，但如果你不同時補充它的夥伴，也就是維生素A、K和E，就會增加形成鈣化斑塊的風險。美國政府對維生素D的建議用量，每天只有約四百IU（國際單位），因為它無法知道你是否同時服用其他東西。

事實上，攝取太多維生素D或太多單獨的鈣，可能會在體內某些地方引起鈣化；同樣地，吃太多含有大量（未標記）磷的加工食品，也會引起鈣化。維生素D的毒性，似乎是由於它耗盡了維生素K[7]，而這就是為什麼必須將D與維生素A、K和E一起使用。這也是為什麼本章的後半部分會告訴你，如何升級礦物質含量。畢竟，如果缺乏鎂，補充維生素D也行不通。

維生素D有兩種，D_2和D_3。大型食品公司喜歡使用維生素D_2（麥角鈣化醇），在強化食品和許多營養補充品中都可以找到，並假裝它和真正、更容易吸收的維生素D_3（膽鈣化醇）是一樣的東西。D_3是你在曬太陽時，身體從膽固醇中製造出來的維生素D。你也可以在一些動物食品中找到D_3。即使你吃了大量放山雞的蛋黃或野生捕獲的鮭魚，可能也無法從食物中獲得足夠的D_3，鱈魚肝油是例外。除非你有興趣經常裸露在陽光下，或喜歡喝鱈魚肝油，否則你可能需要營養補充品。

普通人每二十五磅（約十一．三公斤）體重，每天需要約一千國際單位的D_3，這表示對大多數人來說，基準線為每天約五千國際單位。然而，基因中維生素D受體較弱的人（像是我）或體重較重的人（像是我），可能需要更多維生素D，使血液中的值夠高，以實現高體能，同時降低風險。由於每個人對維生素D補充的反應不同，所以在服用維生素D時，定期檢測數值很重要。非營利的維生素D協會[8]和與我合作的大多數醫生建議，血液中用於評估維生素D狀態的參數「25-羥基維生素D」，或稱25(OH)D，為每毫升七十到九十奈克／毫升（ng/mL）。

你能做的最好選擇，就是服用DAKE營養補充品，然後在早上服用額外的維生素D_3，直到血液值達到七十到九十奈克／毫升，你可以在家裡做一個便宜的血液測試。如果吃非常高鈣的飲食，補充的維生素D可以低至五十奈克／毫升。但如果吃很多垃圾食品、喝碳酸飲料，你需要更多維生素D_3。如果身體儲存了大量脂肪，你所攝取的D_3將被儲存在那裡，無法使用；你必須增加D_3攝取量，直到減掉額外的脂肪！

維生素D_3

攝取五千國際單位，如果體重較重或皮膚較黑，可以多一點；如果攝取大量鈣，可以少一些。絕不要單獨補充，必須與維生素A、K和E一起服用。

●補充維生素A

大型食品業一直試著讓你相信，植物是維生素A的良好來源，但這是錯誤的。真正的維生素A，即A醇（視黃醇），只存在於動物食品中。植物含有胡蘿蔔素（作為維生素A先質銷售），身體或許可以將它轉化為真正的維生素A，但只有在攝取足夠的動物性蛋白質，體內含有足夠的維生素E和礦物質，且不攝取大量纖維的情況下，並耗費大量能量時才能實現。如果甲狀腺功能低下，或體內重金屬含量高，這種轉化就不會發生。從植物中攝取足夠的維生素A（來自β-胡蘿蔔素）是一種不切實際的幻想，不會幫助你變壯，儘管在有色蔬菜中添加奶油，至少能幫助你更能吸收胡蘿蔔素，但即使是吃大量以動物為主的食物可能也不夠。你需要每天吃二到四個蛋黃，以及大量的奶油或全脂乳製品，才能從食物中獲得足夠的A醇，或除非每天攝取約一盎司的肝臟，或服用鱈魚肝油。讓我們面對現實，如果你去旅行或在餐廳用餐，你可能不會做這些事。

幸運的是，補充維生素A很容易。必須將維生素A作為完整的DAKE組合來攝取，原因有兩個，第一，維生素E能幫助身體吸收維生素A，第二，維生素A可以保護你不受攝取更高劑量的維生素D之負面影響，這也是它們要一起攝取的原因。

你需要充足的真正維生素A，它可以改善夜間視力、乾眼症、免疫功能和睡眠；有助於維持生理時鐘，而且就像維生素D一樣，可以減少自體免疫疾病，改善過敏反應和荷爾蒙值。維生素A有助於維護黏膜，這就是為什麼肺部和消化道要依賴它才能正常運作。胰臟也需要維生素A，才能製造胰島素。研究指出，缺乏維生素A會導致粒線體功能失調，也就是你的細胞能量生產不足[9]，使你感到疲倦和懶惰。只需要注意不要過量即可，由於它是脂溶性的，你可能會攝取過多，過量的維生素A可能會導致皮膚搔癢、嘴唇乾裂、骨骼變弱，以及掉髮。

就像其他脂溶性維生素一樣，維生素A會與礦物質互動，能幫助身體吸收碘，使甲狀腺正常運作，而身體需要鋅，才能運輸維生素A。如果你嘗試從植物中獲得維生素A，就需要額外攝取鐵。對大多數人來說，我建議每天攝取五千到一萬國際單位的維生素A，並從含有脂肪的飲食（或咖啡）中攝取，如果你經常食用肝臟，則可以少一些。二〇二〇年，美國的維生素A測量單位更改為「mcg RAE」（微克視黃醇活性當量），好讓大食品公司更容易聲稱植物維生素A與真正的維生素A相同；一千五百一十五mcg RAE的A醇相當於五千國際單位。

維生素A

每天五千到一萬國際單位的既成A醇（不是β-胡蘿蔔素），務必與維生素D、K、E一起攝取。

●補充維生素K

維生素K似乎總是得不到與其他脂溶性維生素同樣的關注，儘管它也同樣重要。維生素D能幫助你吸收鈣，而維生素K能使鈣留在骨骼中，這是它應該存在的地方。維生素K還可以防止鈣在腎臟中累積，以免形成鈣質的腎結石，並防止鈣累積在血管中，其中鈣化斑塊尤其危險。同樣地，鈣化的關節不利於運動表現，而維生素K能防止鈣化。

你需要維生素K來保持健康的血液凝固，但即使維生素K再高，也不會增加凝血過多或中風的風險，除非你正在服用像華法林（warfarin）這樣的處方藥。由於華法林會引起維生素K缺乏，我不建議將它當作稀釋血液的長期治療方法。如果你正在服用華法林，請在服用維生素K之前洽詢醫生。也許最令人印象深刻的是，維生素K對減少蛀牙，甚至治療蛀牙可能有深遠的影響。就像DAKE的其他成員一樣，維生素K有助於維持體內的性荷爾蒙值，並可能降低得癌症的風險，還能改善血糖，對於實現穩定的能量並避免餐後倦怠，可能非常重要。

維生素K有幾種不同類型[10]，但營養補充品通常提供維生素K_1或K_2的其中一種形式，被稱為MK-4和MK-7，各有不同的功能，K_1存在於植物源，如羽衣甘藍，能幫助血液凝固。真正的超級英雄是維生素K_2，你可以在動物食品中找到，如奶油。維生素K_2有兩個子類，MK-4和MK-7，兩者都很重要。維生素K_2與維生素D和鈣共同合作，將鈣保持在應該存在的地方，在骨骼中，而不是在動脈中；還有助於預防骨質疏鬆、動脈粥狀硬化、癌症和發炎性疾病。

我讓農場的動物吃大量綠葉蔬菜，牠們就能將植物維生素K_1轉化為維生素K_2，而我則攝取含有K_1和K_2的營養補充品。素食者可以吃一種發酵大豆產品，叫做納豆，它提供了各種形式的維生素K_2，否則他們將缺乏這種維生素。維生素K_2的MK-4形式是最重要的形式，其次是MK-7。建議每天攝取二百至二千微克，當作DAKE的一部分。根據研究人員克里斯・馬斯特約翰（Chris Masterjohn）的龐大K_2數據庫，你可以從以下食物中獲得二百微克的K_2，來自七克納豆（黏黏滑滑的！），六十四克牛肝（足以提高普林值，這是不好的），五個蛋黃，約一百克起司，三百克草飼奶油或豬油，或一百一十克深色雞肉[11]。有些異國食物如鴯鶓油、鴨油和鵝肝，也含有很高的K_2，然而事實上，幾乎沒有人能夠長期吃這些食物，這就是為什麼營養補充品是獲取K_2的最佳方式。

如果你有在吃維生素D_3，就必須要有K_2，如果想維持良好體能，維生素D_3也是必須存在的。不過，與DAKE的其他成員不同，你可以單獨攝取維生素K_2並仍然受益。攝取太多維生素K使其變成毒素是很難的，因此不必擔心過量服用。

維生素K

維生素K的建議攝取量為每天二千微克，其中包含一千微克的K_1和一千微克的K_2，MK-4形式，可能還包括MK-7。

補充維生素E

如果你缺乏關鍵營養素，身體的懶惰原則就會冒出來。根據美國食品和藥物管理局的數據，約七四%的美國人缺乏維生素E[12]，是時候開始補充了。

維生素Ｅ的聲譽有些奇怪。一方面，大食品公司喜歡談論維生素Ｅ；另一方面，它們不會告訴你，它使用的是一種不太有效，且在自然界中找不到的合成形式。你應該避免的合成形式稱為DL-α-生育酚，造成問題的原因是，它包含一種混合的鏡像分子或立體異構物（stereoisomers），可能會導致負面的健康結果。大藥廠非常喜歡談論維生素Ｅ，因為可以用合成形式進行短期的研究，以「證明」維生素Ｅ的營養補充品可能對你有害。真正的維生素Ｅ對你並沒有害處，反而對身體有非常正面的影響，可以作為抗氧化劑，保護細胞中的多元不飽和脂肪不受氧化的損害。這點很重要，因為氧化過多可能會產生活性氧物質，損害粒線體並消耗能量。

維生素Ｅ可以使你的大腦運作得更好，降低罹患心臟病、阿茲海默症和癌症的風險[13]。研究發現，攝取較多維生素Ｅ的人，有更好的認知表現[14]。當大腦運作更好時，整個身體都有更多能量可以運用。就像ＤＡＫＥ中的其他維生素一樣，能輔助荷爾蒙平衡和免疫功能。如果你遵循我的飲食建議，吃草飼奶油和肉類，並將發炎性的Omega-6油攝取量降至最低，需要的維生素Ｅ會更少。但如果你一直在吃大豆油、芥花籽油、玉米油和餐廳油炸的食物，則需要額外攝取維生素Ｅ四到六年。這是因為要花大約兩年時間，才能用更好的脂肪替換掉身體中一半的脂肪。如果現在停止攝取不好的Omega-6脂肪，那麼只需六年，約八七・五%的細胞將被更好的脂肪取代。到時候你會需要較少的維生素Ｅ，因為發炎已經減少。身體主要將維生素Ｅ儲存在脂肪中，但子宮或睪丸中也含有大量的維生素Ｅ。

維生素Ｅ有八種形式，每種效果不同。常見的營養補充品中包含α、β、γ和δ型維生素Ｅ，但新的研究指出，攝取一種稱為生育三烯酚（tocotrienols）的維生素E形式，將帶來不同的好處。生育三烯酚是不飽和的，因此融入細胞中的方式也不同。最強大的生育三烯酚來自紅木，這種不尋常的樹也被稱為「胭脂樹」，含有大量對健康有助益的有色化合物。胭脂樹中發現的維生素E主要是δ-和γ-生育三烯酚，對幫助減少肝臟脂肪累積、保護細胞、減少慢性發炎，以及改善眼睛和骨骼健康方面，都具有獨特的益處。

胭脂樹中還含有香葉基香葉醇（geranylgeraniol），是細胞的重要成分，會隨年齡下降。香葉基香葉醇對於建立細胞膜、在粒線體中創造能量，以及製造睪固酮等性荷爾蒙，都是非常必要的。它還具有一些與維生素K相似的超能力，能防止鈣進入不應該存在的地方。這種鮮為人知的抗衰老分子有很多潛力。由於它與胭脂樹中的維生素E一同存在，我建議即使香葉基香葉醇在技術上不是維生素E，也應該一起攝取。最佳選擇是攝取一百五十毫克混合的δ-和γ-生育三烯酚，以及一百五十毫克以上的香葉基香葉醇，並吃含有常見維生素E生育三烯酚的植物和動物性食物。如果你堅持要吃炸物或種子油，則需攝取更多。

維生素E

每天攝取一百五十毫克的δ-和γ-生育三烯酚，再加上一百五十毫克的香葉基香葉醇。不要吃種子油。

維生素DAKE

維生素D_3：每天五千國際單位，如果你的皮膚較黑或體重較重，或直到你的維生素D血液測試顯示七十到九十ng/mL為止，可以攝取更多。

維生素A：每天五千到一萬國際單位的既成A醇（不是β-胡蘿蔔素）（相當於一千五百一十五mcg RAE）。

維生素K：每天二千微克，其中包含一千微克的K_1和一千微克的K_2，MK-4形式，可能還包括MK-7。

維生素E：每天一百五十毫克的δ-和γ-生育三烯酚，再加上一百五十毫克的香葉基香葉醇。

草本植物和香料補充品

現代的生物駭客，有時會讓我們重新回到世界各地文化傳統的實踐和智慧。最初跨越大陸的香料貿易，不僅讓人們品嚐到強烈的風味，還提供了一種補充原始礦物質和維生素的方式，例如，番紅花、薑黃和肉桂中含有大量的微量元素「錳」。

我所列出的草本植物富含抗氧化劑，非常有助於將發炎降至理想程度，對於實現最佳生理功能、增強免疫力、思維清晰，和獲得全天候所需的能量等一切，都極為重要。儘管使用草本植物和香料烹飪很好，但有時候營養補充品比較容易被身體吸收，也更方便。目標是每天攝取約一或兩克（遵循製造商的建議）以提高身體機能。

薑黃[15]：對身體有很大的好處，主要歸功於薑黃素，一種強大的抗氧化劑，能明顯減少發炎，同時也讓這種香料呈現鮮豔的黃色。根據二〇一八年加州大學洛杉磯分校的一項研究，每日服用薑黃素，能改善年齡相關的記憶喪失者的記憶和情緒[16]。

將薑黃素補充劑與鳳梨酵素（一種鳳梨中的溶解酶）合併，並避免使用含有黑胡椒的常見營養補充品，因為黑胡椒與腸漏症有關[17]。將薑黃納入飲食中，可以添加到沙拉醬、肉類或魚類的醃料中，或製作薑黃茶或拿鐵。如果你正在服用此營養補充品，應該每天攝取約一到兩克薑黃萃取物（含有九五％薑黃素）。

人參（Panax ginseng）：中國傳統醫學使用人參進行各種治療，包括作為體能表現促進劑和免疫增強劑。你可能也聽說過，人參可以提高性欲，只是這方面的功效被誇大了。人參有十多種，其中只有五種被用於醫療用途，非常受歡迎的兩種人參是韓國紅參和白參。

研究發現，人參用於改善認知和專注力方面是有效的[18]，認知改善很可能是減少疲勞的結果。在研究中，那些尚未感到疲勞的人身上，沒有觀察到他們有認知能力提高的結果。其他研究也顯示，對於健康的人，人參可以提升情緒、增加平靜，改善記憶和體能[19]。但是，在服用任何藥物之前，請務必諮詢醫生，因為人參可能會降低某些藥物的效力。

你可以將人參當作營養補充品服用，或添加到茶中，還可以直接使用人參根。若是想要增強身體機能，每天的目標攝取量是一克。

西伯利亞人參，又稱刺五加：傳統治療師使用西伯利亞人參來對抗疲勞，將體能表現提高到最大，以及提升整體免疫力和壽命。研究支持了他們的做法。想增加你的耐力嗎？在一項研究中，西伯利亞人參讓受試者的耐力極限時間，增加了五〇〇%以上[20]。人參可以提高對認知疲勞和身體疲勞的抵抗力[21]。還有令人振奮的證據指出，這種適應原（adaptogen）具有提高免疫力的效果，並能增加T細胞的數量[22]。

西伯利亞人參最好以膠囊或酊劑的形式使用。如果是膠囊，每天兩次，每次一百至兩百毫克，或按照指示使用。若是酊劑，請按照包裝上的指示使用。

肉桂：肉桂最為人所知的，是穩定血糖的超級英雄特性，但它也包含了許多抗氧化、抗炎和抗菌化合物，成為預防系統性發炎的有力工具[23]。

肉桂因為能夠透過啟動胰島素受體，以降低糖尿病患者的血糖而聞名[24]，還包含了許多具有抗氧化和抗炎特性的化合物，這些化合物可以降低細胞損傷和慢性病發生的可能性。肉桂能夠抑制NF-κB蛋白、促炎基因的轉錄因子，以及涉及免疫反應、生長和細胞死亡的基因，並且能預防血小板聚集——這些特性都能對抗心臟病和其他發炎引起的疾病[25]。此外，肉桂也能阻止與異常細胞生長相關的生長因子，可能有助於預防癌症。

美國市場上常見的肉桂有兩種。第一種是錫蘭肉桂，或稱為「真」肉桂，是原生於斯里蘭卡和印度部分地區的錫蘭肉桂樹[26]，是最適合人體的肉桂。另一種較便宜、更流行的肉桂是肉桂皮，含有高濃度的香豆素，可能會損害肝臟並影響身體機能[27]。

發炎是許多慢性病和與年齡相關的疾病的根源，許多草本植物和香料中的抗炎化合物，可以把對細胞的損害降到最低。肉桂已知能調降發炎性細胞因子，並增加抗炎蛋白的生產。此外，肉桂萃取物中的化合物，是強效的抗氧化劑，能夠清除與慢性發炎有關的自由基。你可以將肉桂添加到冰沙中或灑進咖啡裡。對於大多數人來說，每天攝取一到兩克的錫蘭肉桂是安全的。

番紅花：幾千年來，治療師一直在使用番紅花來改善消化和排毒，甚至治療腫瘤。最近，番紅花及其活性成分「番紅花素」，引起了研究人員的注意，他們正在研究這種化合物對大腦的保護作用、平衡情緒的能力，以及幫助減重的潛力等。

番紅花來自番紅花（Crocus sativus）的花朵，是鳶尾科的一個屬。工人需經過繁瑣的手工，收割花蕊中的深紅色絲狀物，將它晾乾、製成香料。每朵花只能產生三條番紅花絲，這就是為什麼番紅花如此昂貴。研究指出，番紅花素可能是透過抗氧化作用，在大腦中發揮作用，保持神經元的年輕和敏銳[28]。番紅花素能清除自由基，能保持免疫反應正常運作，保護健康細胞免受攻擊[29]；還能減少大腦的發炎狀況，並抑制帕金森氏症（一種神經退化性疾病）的某些標記。

你可以在烹飪時使用番紅花，但光是吃一碗亮黃色的飯，不太可能獲得研究支持的有效劑量。如果想要得到情緒、大腦和減重方面的好處，可以尋找萃取液或膠囊形式的番紅花。可能會需要每天服用三十到一百毫克的番紅花萃取物。

聖羅勒：研究顯示，這種也被稱為羅勒的草本植物，是一種有效的保肝劑[30]，特別是與奶薊（水飛薊）一起使用時。它已被證明可以作為減輕壓力、抗氧化和抗焦慮的營養補充品[31]，也有助於延年益壽。還有一個額外的好處，聖羅勒被稱為男性的避孕劑和性欲增強劑，對於還未準備好懷孕的夫婦來說，可能是一種增加「性趣」的草本植物。

你可以將聖羅勒當成菜餚的裝飾，加入水中，或用它來泡茶，以確保每天至少攝取一克；也可以購買粉末或營養補充品形式的聖羅勒。我喜愛聖羅勒的抗炎效果，但仍有些顧慮，因為任何減少生育能力的東西，可能也對其他細胞有害。小蝌蚪（或卵子）的健康，是整體系統健康很好的指標。但當我發炎時，我會服用聖羅勒，因為的確有效。

紅景天（*Rhodiola rosea*）：這種草本植物也被稱為北極根或黃金根，可以幫助抵抗疲勞和筋疲力盡，協助你的生物駭客活動。這種強效根部含有一百四十多種活性成分，其中最具生物活性的成分是肉桂醇甙和紅景天苷。紅景天在中醫學中使用，常被用來促進活力和免疫力，可以減少在長期壓力下所產生的疲勞和筋疲力盡，也可以降低C反應蛋白的數值[32]。

有證據指出，除了減少疲勞，紅景天還能改善認知能力。一項關於紅景天對夜班引起的疲勞影響的研究發現，不管疲勞程度如何，這種草本植物都可以提高大約二〇%的體能[33]。它也可以改善情緒並減少憂鬱症狀，或許是因為對血清素濃度的影響[34]。紅景天最好作為營養補充品或茶飲服用。過多或過少都不會帶來預期的好處。合適的劑量大約是每天二百五十到五百毫克的紅景天萃取物，標準為三%的肉桂醇甙和一%的紅景天苷。

鼠尾草：這種草本植物的主要健康益處（以及風味），來自鼠尾草酸和鼠尾草酚這兩種抗發炎分子。鼠尾草有助於預防基於發炎的神經系統疾病，如阿茲海默症[35]，改善記憶力和專注力，並減少焦慮。鼠尾草酸和鼠尾草酚也具有抗氧化和抗癌效果[36]。樟腦是鼠尾草的另一種成分，可以殺死細菌和真菌，而鼠尾草衍生的其他化合物，則是有效的抗病毒劑。

在廚房中，鼠尾草與冬南瓜、香腸和烤肉搭配起來很美味。每天吃約一至三克的乾鼠尾草，可以獲得最大的好處。也可以補充一至二克的鼠尾草葉萃取物。

迷迭香：這種草本植物含有與鼠尾草相同的一些抗氧化和抗發炎化合物，還有另一種名為**迷迭香酸**的化合物。迷迭香和鼠尾草都可以增加超氧化物歧化酶的活性，這種酶可以去除與慢性發炎相關的自由基（帶電分子）[37]。經烹調的草本植物具有最大的活性，因此你可以用迷迭香為烤蔬菜、烤肉或其他煮過的菜餚調味：這是另一種風味豐富的生物駭客。未經烹調的迷迭香也能帶來好處，因為其含有芹菜素，是一種可以抑制胰腺癌細胞生長的化合物，迷迭香中的二環烯萜則有助於預防痔瘡。

如果要用油烹調食物（炒、炸或烤），可以在油中加入一些迷迭香，其抗氧化劑可以幫助防止油脂氧化。我建議每天吃約兩克的乾燥迷迭香。

假馬齒莧（**Bacopa monnieri**）：也被稱為過長沙、百克爬草，原產於印度，是一種適應原，能幫助身體適應壓力。它還可以提高健康成年人的記憶力[38]，增強六十五歲以上長者的注意力和情緒[39]。科學家尚未完全理解它的運作原理，但知道它需要一段時間才能發揮作用；研究參與者在每天補充四週之後，才感受到它增強記憶力的效果。如果你嘗試使用假馬齒莧，請持續一個月再決定是否放棄。

你應該每天至少攝取七百五十毫克。將假馬齒莧與脂肪來源一起服用，增加吸收程度。

南非醉茄（Ashwagandha）：這是最常見的適應原之一，被用於阿育吠陀療法，以促進平靜的狀態。（請記住，壓力可能來自運動、不良飲食、感染、恐懼感，甚至是婆婆。MeatOS不關心來源，只關心你如何應對。）多項研究顯示，南非醉茄可以減少焦慮[40]、壓力[41]、C反應蛋白數值和皮質醇濃度。對於健康但有壓力的人士，尤其是與其他減壓營養補充品的效果相比，南非醉茄減少壓力的幅度為一四・五至二七・九%。

南非醉茄還有另一個用處，可以改善記憶的形成，對治療阿茲海默症患者的研究很重要[42]。我們需要更多的大型人體研究，來證明它如何有效以及為什麼有效，但有研究指出，南非醉茄可以逆轉與神經退化性疾病相關的神經毒素之影響[43]。

你可以把南非醉茄以粉末或營養補充品形式服用，也可以在廚房裡發揮創意，嘗試一些適應原食譜，比如減壓飲料或零食。若是粉末，每天服用三至六克。若是藥丸補充品，每天服用兩到三次，每次服用一粒三百毫克的膠囊。

草本植物和香料

大多數時候，每種草本植物和香料的乾燥、膠囊或酊劑形式，食用目標為一到二克。

薑黃：每天攝取一到二克、含九五%薑黃素的薑黃萃取物，並與鳳梨酶和脂肪一起攝取。避免含有黑胡椒萃取物的營養補充品。

人參：每天一克。

西伯利亞人參：每天一百到二百毫克，每天服用兩次或按照指示。

肉桂：每天攝取一到二克的錫蘭肉桂。

番紅花：每天攝取三十到一百毫克的番紅花萃取物。

聖羅勒：每天攝取一克或以上。

紅景天：每天攝取二百五十到五百毫克的紅景天萃取物，標準為三%的肉桂醇苷和一%的紅景天苷。

鼠尾草：每天攝取一到三克的乾鼠尾草，或一到二克的鼠尾草葉萃取物。

迷迭香：每天攝取二克的乾迷迭香。

假馬齒莧：每天攝取七百五十毫克，需與脂肪來源一同服用。

南非醉茄：每天攝取三到六克的粉末，或者服用每顆三百毫克的膠囊，每天兩到三次。

益生菌、益生元和益生菌代謝物

腸道包含了一整套的細菌生態系統，消化食物、產生化學物質，參與整體生理運作。把它們想像成分散運作的MeatOS，在獨立的機器上，但都屬於同一個網絡。當你努力改善自己時，也會想要提升有益的腸道微生物。

益生菌可能有點棘手，因為對一個人腸道有效的益生菌，可能對另一個人無效，而且不是所有的益生菌都一樣。有些益生菌，比如優格中的益生菌，可能會促使組織胺生成，導致腹脹和腦霧。還有一些益生菌可以分解組織胺，這些是我建議使用的：**嬰兒雙歧桿菌**（*Bifidobacterium infantis*）、**長雙歧桿菌**（*Bifidobacterium longum*）、**植物乳桿菌**（*Lactobacillus plantarum*）和土壤益生菌。請按照瓶身建議的劑量使用。

益生元是生存在腸道中的益菌的食物。你可以從蔬菜、藍莓、咖啡或經烹煮和冷卻的澱粉中獲得益生元，也可以補充益生元纖維。阿拉伯膠是益生元纖維很好的來源，你可以在健康食品店找到粉末型產品。腸道可能需要一些時間來適應益生元纖維，所以從每天約五克的小劑量開始，逐漸增加到每天十五到二十克。

益生素是一個相對新的概念，但基本上是腸道菌製造的有益副產品。你可以協助這些細菌所做的事，確保你有足夠的腸道菌。丁酸或丁酸酯是我最喜歡的一種，研究指出，這種短鏈脂肪酸可以減少發炎[44]，改善大腦健康[45]。你可以找到膠囊形式，每天吃約一克，或可以多吃一些奶油，因為奶油中含有天然丁酸。另一種細菌代謝物是尿石素A，可以減緩衰老，顯著增加肌肉[46]。遺憾的是，你需要一種罕見的腸道菌組合，才能獲得足夠的尿石素A。不過幸好，這種化合物可以粉末和膠囊形式提供。臨床有效的劑量，是每天五百到一千毫克。

益生菌、益生元和益生素

益生菌：選擇能降低組織胺的益生菌，如嬰兒雙歧桿菌、長雙歧桿菌、植物乳桿菌和土壤益生菌。請按照製造商的用量指示服用。

益生元：逐漸增加攝取蔬菜或阿拉伯膠粉，達到每天攝取十五到二十克。

益生素：為了減少發炎，每天攝取一克的丁酸鈉。為了增加肌肉和減緩衰老，每天攝取五百到一千毫克的尿石素A。

能量補充品

體內的每個必要資源，最終都對新陳代謝有幫助，並促使生物學中的懶惰原則得以轉向。但有些補充品能直接針對能量供應的核心——也就是細胞中的粒線體。

PQQ（pyrroloquinoline quinone），或稱吡咯喹啉醌，是一種抗氧化劑，能保護細胞不受自由基的損害。研究顯示PQQ可以增加細胞粒線體密度[47]，減少發炎[48]，保護心臟[49]。在人體內，常規形式的PQQ在受到胃酸作用時，會變得不穩定。我建議使用一種名為活性PQQ的形式，以保護它不受胃酸影響。可以找含有十到二十毫克活性PQQ的補充品。

CoQ10，或稱輔酶Q10，與PQQ搭配使用效果良好，有助於身體吸收。與PQQ一樣，CoQ10也是一種抗氧化劑，對細胞通訊、細胞粒線體功能和ATP產生都有必要；還可以增強血液流動並保護血管[50]。每日劑量從三十到一百五十毫克不等。

草醯乙酸（**草醋酸**）是能量生成的關鍵化學反應過程（稱為克雷布斯循環）產生的中間產物。研究顯示，它能活化大腦中的細胞粒線體生成，減少發炎，並促進神經生成，即新神經細胞的生長[51]。大多數營養補充品提供一百到二百毫克。

乙醯左旋肉鹼是一種胺基酸衍生物，在運輸脂肪酸穿越細胞粒線體膜方面，扮演著重要角色，使細胞粒線體能夠利用它們來產生能量[52]。它是一種有用的營養補充品，有助於預防或治療與細胞粒線體功能障礙相關的疾病，如胰島素阻抗或慢性心臟衰竭。每天一到三克，可以提供最多好處。

能量補充品

PQQ：每天服用十到二十毫克的活性PQQ。

CoQ10：每天服用三十到一百五十毫克。

草醯乙酸：每天服用一百到二百毫克。

乙醯左旋肉鹼：每天服用一到三克。

胺基酸和肽

我稍早提到，蛋白質由稱為胺基酸的較小分子組成，其中有九種是天然存在的胺基酸，對於飲食非常重要，因為身體無法自行合成[53]。這些必需胺基酸包括組胺酸、異白胺酸、白胺酸、離胺酸、甲硫胺酸、苯丙胺酸、羥丁胺酸、色胺酸和纈胺酸，負責身體的各種功能，包括肌肉製造、荷爾蒙合成和組織修復。你可以透過富含蛋白質的食物（如草飼牛肉和雞蛋）獲得這些胺基酸，但身體吸收和利用它們的能力，取決於各種因素，有時候，你在運動後可能不會想吃牛排。

補充必需胺基酸可為身體提供生長和修復的所有原料，並在正確的比例下提供。研究顯示，必需胺基酸營養補充品有助於增加肌肉質量，並促進脂肪減少[54]。對身體來說，必需胺基酸非常容易使用，產生的氮廢物也遠少於其他蛋白質來源[55]。你可以找到必需胺基酸的粉劑，混合到水中服用。我建議在睡前或運動後服用十克，與其他蛋白質來源分開服用。

當你將一系列胺基酸串連在一起時，會得到一個肽。特定的肽能叫身體執行特定的任務。三肽是一種特別有用的組合，它包含了三種經過臨床研究的生物活性物質，能指示身體在特定部位增加膠原蛋白的產生，像是皮膚、關節和骨骼，使皺紋減少[56]、關節更強壯[57]，並提高骨密度[58]。與服用膠原蛋白補充品相比，服用肽有效得多，因為它們不僅是膠原蛋白的構成要素，還是分子，可以告訴身體，在最重要的部位製造更多膠原蛋白。我建議每天服用十到二十克，獲得最多的好處。

胺基酸和肽

胺基酸：在運動期間或睡前，攝取十克必需胺基酸。

肽：每天攝取十到二十克生物活性膠原蛋白肽。

補充營養的小祕訣

- 這些營養補充品不是單獨運作的，會這樣認為是西方的思維模式。如果你在某一方面不足，其他方面也會受到影響，必須把比例調整得恰到好處。
- 購買營養補充品時，尋找主要零售商銷售的可靠品牌，並檢查標籤是否清晰完整。
- 小心「虛榮成分」，這些成分的劑量太少了，不足以發揮作用。你應該避免這類產品。請參考上面提到的劑量。
- 我的日常：為了每天攝取微量礦物質，我喝加入微量礦物質的「危險咖啡」。我一天要服用七十五到一百五十顆藥丸，但我是個極端的例子！我的日常劑量包括脂溶性維生素、礦物質、認知增強劑和草本補充品，還有一些特定功能的產品，包括改善睡眠和性功能的補充品。

- 每個人的需求都略有不同。如有疑問，請聯繫營養補充品製造商。遵循指導原則，但也可以進行實驗，做自己就好。

第5章 用礦物質充電

雖然維生素很重要，但它們只是熱身表演，礦物質才是為升級MeatOS做準備時的生化超級巨星。然而，礦物質可能是最不吸引人的營養補充品，通常被當成草本植物和益生菌之後的選項。礦物質也常被誤解。大多數人知道骨頭含有鈣，有些人可能會記得骨頭含有鎂，你可能知道血液中含有鐵，但這些只是故事的開始。很少有人意識到，骨頭中有超過二十種礦物質，都在協同運作。你可以服用所有鈣片，但如果缺少其他關鍵礦物質，仍然可能得骨質疏鬆症。

沒有礦物質，你活不下去。身體會在組織中精心分配數十種礦物質，以構建細胞成分，更重要的是啟動酶。酶是生命引擎的化學潤滑劑，使化學反應能夠以消耗更少能量的方式發生，是生物化學的基礎，與物理化學相對立。酶透過結合生物受質或外來化學物質，將分子彼此聚集，以便它們互相反應。推動新陳代謝的所有生物化學都依賴酶，有了酶，身體運作順暢；沒有酶，身體將完全停止運作。

你需要酶，酶則需要被稱為輔因子的化學助手來啟動，並在體內工作。礦物質是許多生命關鍵操作的輔因子，而你幾乎不會攝取足夠的礦物質。與維生素一樣，即使是精心選擇的健康飲食，還是會讓你缺乏礦物質。

如果你沒有足夠的礦物質，身體會將它們保留給最重要的核心功能來維持生命，這代表其他有助於保持健康或延年益壽的功能都會被犧牲。我們已經有礦物質缺乏的危機，這是現代農業過程所導致。即使在有機農場上，我們也面臨營養問題，因為我們繼續在同樣的土壤中種植相同的植物，而河流不像在大規模灌溉和土地工程之前那樣淹沒土壤，沉積含礦物質的淤泥。

那些遵循再生農業原則（將土壤視為需要滋養和保持的生態系統）的農場，使用天然植物物質和動物糞便，讓土壤中富含礦物質。來自再生農場的食物通常富含礦物質，更接近過去的方式。在我三十二英畝的再生小農場上，植物生長的土壤來自有機池塘的底部。在農作物上使用這種高礦物質土壤，讓我們在兩年內達到了完全產能，而不是典型的四年，而且產量令人印象深刻。更重要的是，這些食物的味道令人驚艷，因為土壤含有足夠的礦物質供植物吸收。但大多數人無法接觸到這樣的農場或是這樣富含營養的食物。

土壤耗盡只是你需要補充礦物質的一部分原因。過去一百年來，工業食品生產的變化，已經創造出會從骨頭和身體中吸取礦物質的食物。我們的祖先知道這個問題，吃穀物前，他們會進行浸泡、催芽、加工，有時得花費好幾天，甚至會發酵穀物。他們不是為了風味而這樣做的，而是為了去除偷走礦物質的植物毒素，透過不斷地嘗試錯誤，他們逐漸了解到，加工處理能讓植物更適合食用。

大型農業和大型食品業已經放棄了傳統做法，並向大眾灌輸了我在第二章中討論過的植酸[1]，它是一種陰險的抗營養素，你會在穀物的外部，例如麩皮和外殼中發現它。出於善意卻造成誤導的健康食品專家告訴你，要食用全穀物，因為它們含有纖維和礦物質。他們不明白，穀物中的植酸不但阻礙你吸收穀物中的礦物質，還會積極從身體中奪取礦物質。所有長期食用稻米的文化，在經濟負擔得起時，幾乎都已普遍使用白米；他們明白，白米是更優質的食物。

我們現在加工穀物的方式，在穀物中留下高含量的植酸，獲得的大自然好東西更少，壞東西卻更多了。當然，有昂貴的穀物加工方式可以去除植酸，但大食品公司基本上放棄了這些做法，畢竟快速加工可以省錢。最終，你是支付這些代價的人，因為工業食品含有奪取礦物質的化學物質，需要你服用營養補充品，以恢復到基準線。

我的孩子一直食用富含礦物質的飲食，並避免攝取那些會奪取礦物質的植物化合物，這樣的差異立刻就能察覺到。我兒子在讀幼兒園之前接受評估時，親切的老師將他舉起來，停了一下，感到驚訝。她說：「噢！他很重，就像三十年前的嬰兒一樣。今天所有的孩子都很輕。」當孩子獲得足夠的基本礦物質時，就會建造強健的骨骼和更健康的組織。

早在二〇〇〇年代初期，我就相信純素飲食的熱潮，進入一〇〇%的植物性飲食，最終是生食飲食，持續了約十八個月。在這段時間內，我由於體內草酸積聚，引起嚴重關節疼痛，牙齒也開始斷裂。植物中所有奪取礦物質的化合物，再加上缺乏動物性蛋白質，使我體內的礦物質減少。我花了幾年的時間改變飲食，並添加營養補充品，才達到了今天的程度。到目前為止，我不僅補充了礦物質，還將它們打造到真正健康的水準。

最近我接受了一場手術，修復一個陳年的瑜伽傷害時，我聽到醫生拿的鋸子發出聲音，努力切割我的骨頭。外科醫生搞不清楚發生了什麼事，他對護士說：「要切割骨頭有點困難，到底發生了什麼事？這個傢伙真的是人類嗎？」事後當我們談論時，他說他當天稍早曾對一位二十多歲的患者進行手術，他的骨頭很好切斷，「像奶油一樣」。這就是食用不含礦物質掠奪者的食物，對你所能造成的影響，特別是當你以正確的劑量補充正確的礦物質時。

許多人需要補充礦物質的額外原因，是因為許多藥物會阻止礦物質的吸收，而且許多人的胃酸濃度較低。身體處理礦物質的方式之一，是使用胃酸將它們溶解，然後吸收。隨著年齡增長，胃酸自然減少，因此身體更難吸收維生素和礦物質。這就是為什麼我在餐前會吃幾顆甜菜鹼鹽酸鹽膠囊的原因：它們增加了我的胃酸，以便好好利用我即將吃下的食物。

我希望你能夠以可以吸收的形式，擁有身體所需的所有礦物質。這是你可以為升級MeatOS所做的最簡單的事情之一。但我明白，許多人發現礦物質令人困惑，因為有太多含糊不清（而且通常過於技術性）的資訊。在健康研究者的傲慢中，他們確定了二十一種「必需」的礦物質，但這個數字有些隨便。這並不是說，你可以完全不依賴其他礦物質，主要是因為，對這二十一種礦物質以外的礦物質，我們的科學理解得比較少。因此，姑且稱它們為最重要的二十一種礦物質，不代表可以拋棄元素週期表的其他部分。

礦物質有多種形式，增加了人們的困惑。它們可以是離子形式（溶解在水中）、鹽形式（一種結合化合物，如氯化鈉或食鹽，即鈉的氯化物鹽）、螯合劑形式（一種與蛋白質或胺基酸結合的礦物質），或作為膠體礦物質（非常小的礦物質碎片，小到即使不溶解在水中也不會下沉）等方式存在。此外，還有礦物質與其他維生素的奇特組合，可以產生極為強大的效果。

值得注意的是，有些最便宜的礦物質形式，不但在體內吸收不佳，甚至可能造成危害。碳酸鈣這種以低價出售的鈣營養補充品，就是一個例子；最近的一項統合分析研究發現，它增加更年期婦女的心血管疾病風險達一五%[2]。你必須同時攝取各種礦物質，而且必須攝取適合的形式。

還有一個問題：研究人員對如何分類礦物質存在著分歧。你經常會遇到「**巨量礦物質**」這個詞彙。這裡有一種更簡單的方式，來思考你需要的礦物質，以及你應該服用的營養補充品：有些是**大礦物質**，是我們大量需要的；有一些是**微量礦物質**，我們只需要適量；還有一些是**超微量礦物質**[3]，身體只需要非常少量。

大礦物質

有五種大礦物質，你必須確保有攝取足夠的量。它們會成對出現，**鈣**和**鎂**相互合作，**鈉**和**鉀**相互合作。**磷**是獨立作用的，並且與鈣相抗衡。對於所有這些礦物質，不只攝取適當的量非常重要，攝取的比例也很重要。過多攝取其中一種，可能會減少或增加對其他礦物質的需求。

●鈣

鈣因為是骨骼的主要成分而聞名，但同樣重要的是，它對能量產生也是不可或缺的。鈣離子透過細胞膜，幫助生成ATP。根據美國的每日建議攝取量，每天需要約一千毫克。如果你經常喝礦泉水或食用乳製品（除了奶油）或飲用骨頭熬的湯，可能已經攝取足夠的鈣，不需要標準補充品。

最常見的營養補充品是碳酸鈣，或稱為牡蠣殼鈣。它對你的身體影響不大，不值得你花時間和金錢。檸檬酸鈣是另一種成本低且廣泛使用的鈣營養補充品，由鈣與檸檬酸結合而成，它的吸收良好，能夠提升體內的鈣濃度。檸檬酸鈣有助於將礦物質輸送到細胞中，但提供的優勢比以下四種鈣的形式要少。

AKG鈣是一種將鈣有效輸送到身體內的方法，但在這裡，鈣被用作載體，以運送α－酮戊二酸（alpha-ketoglutarate, AKG）。AKG是一種有助於製造肌肉、幫助傷口癒合、產生更多膠原蛋白，並抵抗衰老效應的分子。在實驗室研究中，AKG鈣能延長線蟲的壽命五〇％，延緩衰老跡象，並協助保持血管彈性。這是我抗衰老補充品的基本清單之一[4]。

D－葡萄糖酸鈣是透過將鈣與一種叫做葡萄糖酸的化合物混合而形成的。你可以從水果中獲得少量這種寶貴的排毒酸，但透過服用D－葡萄糖酸鈣，可以獲得更多。葡萄糖酸參與肝臟排毒，因此對所有人來說，擁有足夠的葡萄糖酸非常重要，可以幫助我們應對每天遇到的所有毒素。

AEP鈣，或稱為2-胺基乙基磷酸鈣，是一種極好的鈣營養補充品，因為可以當作細胞密封劑和保護劑。細胞膜決定了內部細胞的物質通過，AEP積極改變細胞膜，允許有益化合物如電解質進入細胞，同時阻止毒素穿過細胞膜。最重要的是，它透過幫助鈣和其他礦物質與細胞膜結合，幫助細胞保持電荷[5]。由於它使神經更能傳導電荷，因此在治療多發性硬化症等疾病方面，已經取得一些成果。我每天都服用。

果糖硼酸鈣是一種極具威力的鈣營養補充品，還含有另一種礦物質硼。果糖硼酸鈣緩解生理壓力症狀，對關節炎和關節退化特別有幫助，還顯著降低了一種重要的發炎實驗室標記物，稱為C反應蛋白或CRP。在促進骨質密度方面，比其他鈣補充品更有效。

我不服用「正常」的鈣補充品，但我每天都吃這四種形式的鈣。建議選擇對你最有益的一種，並開始服用，或者像我一樣，全部都服用。

鈣

以果糖硼酸鈣、AEP鈣、AKG鈣和D-葡萄糖酸鈣等形式服用鈣，並遵循製造商建議的劑量。

●鎂

鎂是身體中三百多個酶促反應的輔因子，這些反應在你體內發生，負責確保你擁有足夠的能量。除非攝取足夠的鎂，否則無法成功重新編寫人體的懶惰原則。對於製造蛋白質、控制血糖水準和調節血壓，鎂也很重要，還幫助肌肉放鬆，如果你經常抽筋，它非常有用。好的鎂補充品可以改變一切，令人驚奇。當我說「一切」，指的是減輕疼痛、憂鬱、糖尿病、偏頭痛，並有助於改善睡眠。絕大多數人都缺乏鎂，除非我們開始補充。

如果遵循生酮或肉食主義飲食，可能更容易缺乏鎂，因為會避免富含鎂的植物性食物。幸運的是，如果你吃大量巧克力，可能具有較高的鎂濃度。如果你喝酒，可能具有較低的鎂濃度。當你攝取過多鎂時，常見的副作用是俗稱的「災難褲」（編註：可能會導致腹瀉）。如果發生這種情況，請在一天中分散你的劑量。

任何以-ate結尾的鎂化合物，都能夠有效地被身體吸收，包括天門冬胺酸鎂、甘胺酸鎂、葡萄糖酸鎂、乳清酸鎂、蘋果酸鎂、草酸鎂、檸檬酸鎂等。我更喜歡混合所有形式的鎂，因為可以在細胞代謝途徑的不同層次上發揮作用。有一些營養補充品配方混合多種鎂化合物，但比單一形式更昂貴。最有影響力的鎂形式是蘇糖酸鎂，這種形式的鎂可以進入大腦。

鎂是一種生物時鐘礦物質，代表你在某些時段，需要比其他時段更多的鎂；身體在一天的中午時分，展現出最高的濃度。我早上以混合形式服用鎂，以便在白天有更多能量，而在晚上我服用蘇糖酸鎂，以改善睡眠。

最好將鈣和鎂以二比一到一比一的比例攝取。因此，如果你一天從所有來源中攝取一克鈣，也要攝取多達一克的鎂。大多數人每天可以攝取約五百毫克的鎂，而不會出現消化問題。

鎂

每天分兩次服用五百到一千毫克的鎂，早上和晚上各一次。目標是攝取以-ate結尾的多種鎂形式，例如蘇糖酸鎂。

●鉀和鈉

儘管身體需要鈉來有效應對壓力，但鈉常常被貶低。目前官方推薦的每日鈉攝取量如此之低，會導致身體增加一種叫做腎素的酶，增加心臟病發作的風險。鹽被貶低的原因是，如果你不消耗與之匹配的鉀量來創造平衡，它可能就有害，而今天許多人在這兩種礦物質的混合上都不平衡。鈉和鉀共同工作，可以保持體液平衡，確保神經正確地發送脈衝。

鈉鉀不平衡是相對現代的現象。數千年來，鹽一直是寶貴的商品。現在鹽已經充裕，我們食用的鹽比以前多。同時，飲食中鉀的攝取量比以前少得多。這是因為今天土壤的礦物質含量遠不如以前，而且我們吃的含鉀蔬菜也比以前少了。這種不平衡是人們痴迷於從飲食中剔除鈉的原因，但只需要增加鉀的攝取量，就可以解決這個問題。

鈉和鉀都是保水的礦物質，意思是它們能吸引水分。早上，我會將少量海鹽加入礦泉水中飲用，因為鉀會將水分帶入細胞內，而鈉則將水分留在細胞外。攝取過多的鈉鹽而鉀不足時，細胞會脫水，而你可能會血壓上升；雖然很少高血壓患者對鈉鹽敏感，更多的人實際上只是缺乏鉀。神經元需要鈉和鉀一起作用，使神經傳送信號，而當飲食中攝取足夠的鉀時，就不需要擔心攝取多少鈉鹽，重要的是兩者的比例。

服用高劑量的鉀，可能會導致心率波動，這就是為什麼大多數鉀補充品的劑量，限制在非常少的九十九毫克。另一方面，政府認為女性每天需要約兩千三百毫克的鉀，男性每天需要約三千四百毫克。要攝取這麼多鉀，需要每天服用三十四個小膠囊（飲食中的植物性食物，實際上也提供了一些鉀）。即使是這些數字，對大多數人來說可能也太低。更好的目標是每天分散攝取五千或六千毫克的鉀。如果你遵循生酮飲食，可能需要更多的鈉和鉀。

如果你正在服用處方降血壓藥物，在未經醫生同意的情況下，請不要服用鉀。如果你有腎臟問題，或經常服用阿斯匹靈、布洛芬或諾普生等非類固醇抗炎藥物（NSAIDs），請先諮詢醫生。如果你服用鉀營養補充品後感覺到心跳有異常，例如漏拍或心跳過快，或者出現混淆、虛弱或麻木感，請立即停止服用並諮詢醫生，檢查一下你的電解質濃度。

有兩種常見的鉀補充品值得考慮服用：檸檬酸鉀和天門冬胺酸鉀。如果這兩種是你唯一可以獲得的營養補充品，你已經有了一個不錯的開始。然而，每天服用五十顆小藥丸才能獲得足夠的鉀，是一件很麻煩的事，所以這裡有一個有用的駭客技巧：在飲食中添加碳酸氫鉀，這是小蘇打粉（碳酸氫鈉）的化學近親。

我每天兩次，以混合在水中的粉末形式，服用三百毫克的碳酸氫鉀，並避開用餐時間。這樣做的原因是，碳酸氫鉀可以促進更好的身體機能[6]，並與更長的壽命有關。過量的碳酸氫鉀可能會引起鹼中毒，這種情況很危險，使身體變得過於鹼性。然而，要達到這一點，需要每天吃幾湯匙的碳酸氫鉀。沒有必要過度攝取碳酸氫鉀，但這是一種簡單方式，幫你獲得具有額外好處的鉀。為了增加飲食中的鉀攝取量，可以多吃酪梨、地瓜、煮熟的菠菜，以及草飼的優格（如果你沒有乳製品不耐症的話）。

鉀和鈉

鉀：目標是每天從飲食和營養補充品中攝取五千到六千毫克。增加飲食中鉀的攝取量，使用碳酸氫鉀粉末（我喜歡每天兩次，各服用三百毫克）。

鈉：不必害怕鈉；只需確保選擇海鹽，而不是食鹽。

微量礦物質

微量礦物質對於身體進行能量生產過程非常重要，但你需要的量比大礦物質少得多。然而，這並不代表它們不重要。微量礦物質主要作為酶的催化劑，以便產生能量。許多微量礦物質也具有重要的抗氧化活性。與大礦物質一樣，數量和比例都很重要，因為其中許多微量礦物質一起工作，其中一種過多，可能會增加你對其他微量礦物質的需求。

●銅

銅極為重要，因為有助於防止過敏和組織胺不耐症。從COVID康復後，人們似乎更容易出現組織胺問題；一個可能的解釋是，為了抵禦疾病，許多人攝取了過量的鋅，這可能造成銅的缺乏。如果銅不足，你可能會經歷性欲降低、腦霧、抵抗力降低、過多排尿和更多壓力等症狀。銅缺乏還會導致白頭髮和骨質疏鬆。我最近意識到，自己因為服用的一些營養補充品中含有添加的鋅，而攝取了過多的鋅。兩年後，我注意到我有了更多白頭髮。目前，我正透過增加銅含量，來嘗試逆轉這個情況。

食物中含有的銅不多。除非你每天吃一盎司的肝臟、一隻牡蠣或約四十克的黑巧克力，否則你可能無法在日常飲食中攝取足夠的銅。目標是每天攝取一到三毫克的銅。請始終確保你也攝取足夠的鋅，因為銅和鋅之間需要保持平衡。我最喜歡的形式之一是乳清酸銅，這是一種不太常見的營養補充品，但與甘胺酸銅相比，它的吸收非常好。

然而，還有一種與抗衰老有關更強大的形式。科學家發現，銅可以和一種叫做菸鹼酸的維生素B結合，可以增加血流。這種組合已被專利保護，名為Cunermuspir，來自一家名為MitoSynergy的公司，非常有效。

銅

每天攝取一至三毫克的乳清酸銅，並與鋅一起服用。

鋅

這是微量礦物質中的A級名人，它的聲譽當之無愧，因為服用鋅可以降低感染的機會、改善血糖和血壓，並減緩發炎。鋅還能保持甲狀腺健康，幫助製造性荷爾蒙和腎上腺激素。問題是，幾乎每一家保健品公司都在多種維生素和礦物質配方中添加了鋅，所以你攝取的鋅，可能比實際需要的還多。這可能會耗盡體內的銅，導致包括白頭髮在內的一連串問題。目標是攝取足夠的鋅，但不要過量。

如果你定期吃紅肉，可能已經攝取了足夠的鋅，吃牡蠣也是如此。然而，如果你吃加工食品或穀物，可能無法吸收鋅。除非你也服用含有植酸酶的消化酶，否則不要在喝咖啡時服用鋅，因為咖啡中確實含有一些植酸。理想情況下，應在空腹時，或與醋或其他有助於吸收的酸性食物一起服用鋅。高脂肪的生酮飲食或高糖飲食，需要額外的鋅。

鋅有多種營養補充品形式，葡萄糖酸鋅和檸檬酸鋅最為常見，你也會看到醋酸鋅和硫酸鋅。我最喜歡的形式是乳清酸鋅，其次是肌苷酸鋅，這是專門用於改善消化的形式。鋅的攝取量應是銅的兩到三倍，每天最多約十五毫克。每天超過三十毫克，可能會降低血糖濃度或造成其他問題。由於鋅在當今營養補充品中普遍存在，非常容易攝取過量。

鋅

每天從乳清酸鋅或肌苷酸鋅攝取十五毫克的鋅。確保與銅一起服用，因為它們相互平衡。

● 碘

獲得足夠的碘非常重要，因此美國政府透過了一項法律，要求在商業鹽中添加碘。如果我們能夠提高全球人口的碘水準，將會使地球上的平均智商提高幾分，因為碘影響了大腦發育。身為成年人，如果碘不足，將會出現性荷爾蒙水準低下、甲狀腺功能低下和頭髮稀疏，而且外側眉毛可能非常稀疏，甚至脫落。碘不足也與憂鬱、經常感冒、關節疼痛和乳房觸痛有關。

如果你不常吃加碘鹽、貝類或海藻，可能會想要服用碘補充品。如果飲用含氯的自來水，或經常在使用氯或溴的公共游泳池游泳，將需要額外的碘。如果你像我以前吃素時那樣，大量吃十字花科蔬菜，你需要的碘，將遠遠超過每天的推薦攝取量一百五十微克。我比較喜歡每天攝取五百微克，有些醫生甚至主張每天攝取高達一萬五千微克。關於橋本氏甲狀腺炎（一種攻擊甲狀腺的自體免疫疾病）患者是否應該補充碘，有著相當大的爭議。但由於碘可以在全身發揮作用，我不認為限制碘是一個長期的好策略。

你可以服用海藻膠囊，其中含有可預測的碘含量，食用海藻，或者服用一種稱為盧戈氏碘的形式，該產品銷售世界各地，用於水的消毒。將幾滴滴入水中就可以，甚至可以塗在身體上，透過皮膚吸收。如果你缺乏碘，它將會迅速被吸收。如果你有足夠的碘，皮膚上將出現一個褐色污漬，持續二十四小時或更長時間。檢測碘含量更可靠的方法，是進行尿液測試。

碘

每天攝取一百五十微克的海帶粉或碘化鉀，如果你缺乏碘，需要攝取更多。可以透過尿液測試，來檢測體內的碘含量。

●鐵

鐵是一把雙刃劍。我們需要它來進行身體中許多必要的過程，包括在粒線體電子傳遞鏈中，進行能量生產和將氧氣運送到組織中。然而，由於鐵可以催化反應並產生有害的活性氧，如果體內的鐵含量過多，可能會損害細胞，增加癌症的風險[7]，並加速衰老。如果你貧血，可以考慮在攝取鐵之前先攝取銅，查看問題是否得以解決。如果你需要鐵，可以服用鐵補充品，或者吃含有生物可利用鐵的食物，例如草飼牛肉、肝臟或牡蠣。女性每個月都會失血，因此容易患有缺鐵性貧血。對於男性來說，更大的問題是鐵過多，這就是為什麼定期捐血可以增加男性的壽命。

鐵

你可能不需要服用鐵營養補充品。如果有缺鐵性貧血，請考慮先攝取銅，並查看問題是否得以解決，或者多攝取含有全食物鐵質的來源，例如草飼牛肉。

錳

錳是一種微量礦物質，有助於維持健康的血糖濃度，保持血管運作正常，並在基本的粒線體功能之外，支持健康的關節和骨骼。你每天需要約兩毫克。除非你每餐吃兩份大分量的植物性食物，否則你不太可能從食物中獲得一定的錳。

錳

每天從食物和營養補充品中，至少攝取二毫克的錳。

鉬

鉬對於健康來說非常重要，因為即使是輕微的鉬缺乏，也可能改變情緒，缺乏動力，降低對壓力的抵抗力，甚至導致慢性疼痛和睡眠問題。許多常見的習慣，會增加你對鉬的需求。荷爾蒙替代治療或避孕藥、高蛋白的肉食主義飲食，或者素食飲食，都可能耗盡你的鉬。即便如此，你平均每天只需要五十微克的鉬，但你可以買到含有五百微克劑量的甘胺酸鉬營養補充品，且價格合理。如果你正在進行排毒，鉬就更加重要，因為它能回收麩胱甘肽，是身體主要的解毒物質。

鉬

每天至少從甘胺酸鉬營養補充品或食物中攝取五十微克，如果你正在進行荷爾蒙替代治療、服用避孕藥、遵循高蛋白飲食或素食飲食，則需要更多。

硒

硒能增強你對壓力的抵抗力，並幫助身體避免汞的侵害，汞是一種日益普遍的環境污染物。如果指甲上出現白色條紋或斑點，你可能缺乏硒。我多年來都有斑點，開始服用硒後不久，它們就消失了。世界不同地區的土壤中硒含量各異，在我居住的溫哥華島，土壤中的硒含量非常少。當一群加拿大科學家試圖引進麋鹿到島上居住時，由於缺乏硒，這些動物無法茁壯成長，牠們不斷游回大陸尋找更好的飲食，牠們顯然是優秀的泳者。

對於健康的甲狀腺，硒幾乎和碘一樣重要。而你會真心希望擁有健康的甲狀腺，因為它是你身體的能量調節器。如果你產生的熱量和能量不足，將無法升級任何事物。過多的硒是有毒的，特徵是使指甲變脆，以及增加糖尿病和癌症的風險。在理想情況下，如果你不確定，最好進行血液檢測。根據你的檢驗結果，大約一〇〇ng/mL的濃度是良好的。

許多飲食建議來源都鼓勵你每天吃一個巴西堅果來補充硒，但我不推薦這種方式。如果你吃海鮮、肉類、雞蛋和乳酪，有時吃肝臟，身體裡的硒可能就處於適當範圍內。硒的最佳補充形式是硒蛋胺酸，每隔一天服用一次。製造商出售的大小約為五十至二百微克。

硒

首先進行血液檢測，如果硒濃度低於一〇〇ng/mL，則每隔一天服用五十到二百微克的硒蛋胺酸，或者從野生海鮮、肉類和蛋等飲食來源中獲取硒。

超微量礦物質

超微量礦物質對人體極為重要，但所需的量甚至比微量礦物質還低。超微量礦物質包括鋁、鎳和釩，可能會讓你感到驚訝，因為這些都是通常被視為應該避免的金屬。事實證明，我們的身體實際上需要它們，但劑量的大小決定了它們是否會成為毒素。就像其他礦物質一樣，它們幫助酶完成工作，確保你擁有足夠的能量去改變懶惰原則。

獲得人體所需微量礦物質一種簡單的方式，是透過地球上的古老植物性沉積物。在這些沉積物中，所有的植物性物質都已消失，但植物中的礦物質留下來了，並且與胡敏酸或黃腐酸複合體結合。這些沉積物包含超過五十種不同的植物中發現的礦物質，具有獨特的生物特性，可以與毒素結合並從體內排出，這就是它們能使我製作的「危險咖啡」中毒素含量極低的部分原因。當它們被添加到咖啡中時，高溫使它們能夠結合毒素，然後身體受益於獲得所有所需的礦物質。你還可以購買腐植酸和黃腐酸礦物質的液體或膠囊。

另一種類似的物質被稱為石榴石；它可能不是來自植物，而是由印度某些岩層分泌出來的，被用作廣效性的礦物質營養補充品。我更喜歡使用腐植酸和黃腐酸當作超微量礦物質來源。

礦物質

鈣：每天從果糖硼酸鈣、AEP鈣、AKG鈣和D-葡萄糖酸鈣攝取一千毫克。

鎂：五百到一千毫克，分成早晚兩次服用。選擇以-ate結尾的多種鎂形式。

鉀：每天從飲食和營養補充品中攝取五千到六千毫克。

鈉：不要害怕來自海鹽的鈉。

銅：每天攝取一到三毫克的乳清酸銅。

鋅：每天攝取十五毫克的乳清酸鋅。

碘：每天攝取一百五十微克，如果碘不足，需攝取更多。

錳：每天二毫克。

鉬：每天五十微克或更多。

硒：如果血液中的硒濃度低於一〇〇ng/mL，則每隔一天攝取五十到兩百微克的硒蛋胺酸。

超微量礦物質：來自危險咖啡，或以液體或膠囊形式攝取。

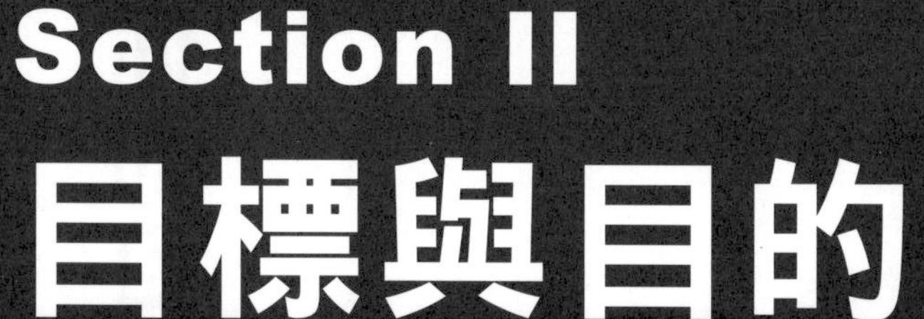

Section II
目標與目的

第6章 選擇你的目標

說句真話，單純想要變得「健康」並不能提供多少具體的資訊，就像說你想變「好」一樣，「好」在什麼方面？你的MeatOS之所以還未升級，其中一個原因就是：它不需要這樣做。平均而言，生存的最佳方式是盡量節省能量，活得夠久，以便生育後代。光是達到最低標準，就足以維持物種的延續；事實上，堅持最低標準是一種非常有效的演化策略，但這只是一種痛苦狹隘和有限的生活方式。你想要的更多，你應得的也更多。

然而，在真正開始改善自己之前，需要設定目標。在這個過程中，你會被破壞專注力的資訊所淹沒。有些資訊來自外部。你會聽到所謂的飲食專家告訴你，保持健康代表嘴巴塞滿了羽衣甘藍和豆腐，而號稱健身專家的人會告訴你，你需要花大量時間運動，直到想吐為止。其他的誘惑訊息則從內部傳來。你的MeatOS自動對任何需要使用超過必要能量的行動感到反感。你的身體更關心三個「F」：低著頭不嘗試任何新事物，這叫恐懼（Fear）；美味的披薩會讓你感到飽足，這叫食物（Food）；而性愛（或是色情，相當於性愛的垃圾食物）則會滿足第三個「F」。

到目前為止，書中的所有步驟都會幫你改善MeatOS，同時擺脫那些令人分心的因素。一旦減少了阻力，改善了飲食，添加了營養補充品，身體將擁有更充足的原料。細胞會感知到你不處於危機模式，你將擁有足夠的資源，為自己帶來尖銳的刺激，從而挾持懶惰原則為你工作。你不會浪費時間和體力去遵循不良建議。現在，你可以清晰地思考「健康」對你的意義——你想要如何改進自己。

想像一下，一個精力充沛的傢伙在酒吧裡隨處扔飛鏢，有可能其中一支會命中靶心，但更有可能的是，他會花費大量力氣卻沒有太多成果——讓酒吧裡的人都很生氣除外。別成為這樣的傢伙，請謹慎選擇你的目標，這樣你就不會因為嘗試同時做太多事情，而壓垮懶惰功能。

首先，退一步考慮你的人生目標，不是別人告訴你該做什麼，不是你認為應該做什麼，而是真正對你重要的事，這比聽起來要難得多。你將會選擇什麼目標？你想在生活中、身體上、心靈上改變或實現什麼？經過十年與成千上萬人互動的經驗，我了解到，當人們說他們想要「健康」時，總是包含了以下這五種特質的某種組合：

- 更多的力量
- 更好的心血管功能

- 改善的能量和新陳代謝
- 增強的腦功能
- 減少壓力和更容易恢復

人們通常也希望長壽和提升性功能，而當你解決了以上五項時，這兩項也會自動發生。減重是另一個常見的目標，會隨著這五項的改善而輕鬆實現。事實證明，除了運動員以外，一般人不太關心力量和心血管功能本身。真正重要的是感覺到的能量或褲子合不合身，而旺盛的新陳代謝解決了這兩個問題。睡眠是一種工具，有助於建立這五個基礎。

你的MeatOS管理著這五個基礎，當你改善其中一個時，其他幾個也會隨著時間而改變。所有基礎都會對適當的生物駭客輸入做出反應：一個尖銳的信號，使身體達到巔峰活動，以及快速的釋放，幫助身體回到輕鬆有力的基準線。請從潛在的目標列表中，選擇你想要開始的地方。

我的生物駭客之路看起來是這樣的：心血管→力量→大腦→壓力→能量。回顧過去，我對這個順序感到遺憾，因為我只是在做聽說是健康的事，即使對我不太有效。如果我能回到十九歲的自己，並擁有現在的知識，我會選擇能量→大腦→力量→壓力→心血管。你的順序可能看起來會不同，請根據目前的情況和對你最重要的事，來選擇你的目標！

你可能非常熟悉新年新希望型的目標，都是自己對想要改變的事所做的承諾。新年新希望會讓你注定失敗，因為MeatOS知道很難堅持下去，違反了懶惰原則。不過，我想出了兩個生物駭客的誘餌，是你的作業系統無法抗拒的。

當你選擇五個基礎中的任何一個時，你的MeatOS將受到激勵，去做些更安全、更性感的事。換句話說，你將解決「恐懼」和「生育」的問題，這是你內在生理渴望的事。除此之外，你還會融入新的改善方式，所以懶惰原則也會發揮作用：變得更有效率，完美滿足懶惰原則的目標。你將擁有更多的動力，阻力也會更少，你一定做得到！

改變的力量就寫在你的生物系統中，有了這樣的想法後，讓我們來看看主要的目標，這樣你就可以開始設定優先順序。

心血管功能

有些人認為良好的心血管功能是健康最重要的部分，通常是因為他們以為這會讓他們迅速減肥，但事實不然。心肺運動並不是減肥的好方法，但良好的心血管功能可以讓你活得更久。證據顯示，增加身體能處理的「最大攝氧量」（通常表示為「VO_2max」），可以延長壽命。

如果你想花很多時間跑步、騎自行車或健行，就選擇有氧運動作為你的首要目標，否則這個目標最好放在力量和壓力／復原力之後。在這裡適用的干預方法，包括高強度間歇訓練（HIIT）及其較新的分支「REHIT」，借助人工智慧演算法的幫助，進行高強度間歇訓練，VO_2max 提升的速度比每天只進行規律的有氧運動快了八倍。

我已經分解了每個駭客目標會如何影響生活改善目標，這些分數將幫助你選擇最重要的健康目標，可以將它們填入第一五〇頁的表格中。

從一到十的尺度上，提高心血管功能對其他基礎活動的影響如下。每個數字表示心肺能力提升的相對效果強度：

- 能量和新陳代謝：三
- 腦功能：五
- 壓力和復原力：五
- 力量：三
- 心血管功能：十
- 長壽：八
- 性功能：七

力量

想改善你的外表、增加能量輸出、延長壽命，甚至使大腦運作更好，增加力量是一個好方法。

事實證明，臀大肌的大小與大腦的大小之間存在著相關性。科學家認為肌肉保持大腦活躍，大腦則保持肌肉活躍，來滿足自身的需求。這就像MeatOS希望確保它負責的身體擁有足夠的肌肉，來應對世界中的各種挑戰。基礎建立得好時，你會發現增加力量並不困難，因為有各種生物駭客方法，比不斷舉重、不斷放下還要好。

有些女性擔心如果變強壯，肌肉就會變得很發達，事實並非如此！額外的力量和足夠的肌肉質量，將使你更長壽，生活品質更高，擁有更多能量。以下是力量訓練對每個目標的影響，一表示影響最小，十表示影響最大：

- 能量和新陳代謝：七
- 腦功能：七
- 壓力和復原力：四
- 力量：十
- 心血管功能：二
- 長壽：七
- 性功能：七

能量和新陳代謝

新陳代謝就是將空氣和食物轉化為身體的電能，是身體每個功能的基礎支柱。透過間歇性斷食、良好的營養和避免接觸破壞細胞功能的毒素，新陳代謝將迅速改善。間歇性低氧、呼吸運動、冷熱療法和壓力減少也有幫助。

除非你已經瘦身且有居高不降的能量，否則應該早點關注新陳代謝，因為改善新陳代謝將導致大部分主要功能的改善。以下是改善新陳代謝後，對七個目標的影響程度：

- 能量和新陳代謝：十
- 腦功能：十
- 壓力和復原力：七
- 力量：四
- 心血管功能：四
- 長壽：九
- 性功能：七

腦功能

有許多人每天都要應對腦霧問題，我之所以知道，是因為我曾經也深受腦霧所苦，讓我非常害怕。好消息是，有很多科技可以幫助你，在兩個你或許認為不太可能的層面上，改善你的大腦：可以提高智商，並修復記憶，或完全消除腦霧。如果你的大腦已經運作良好，請專注於其他目標。如果你的家族有阿茲海默症的遺傳風險，或是你經常忘記詞彙，或將車鑰匙放入冰箱中，那麼這部分就是為你而寫。

- 能量和新陳代謝：六
- 腦功能：十
- 壓力和復原力：七
- 力量：一
- 心血管功能：一
- 長壽：六
- 性功能：七

韌性和復原力

如果你經常感到焦慮和壓力，晚上難以入睡，或無法應對生活所帶來的壓力，可能想先專注於降低壓力和提高韌性。

學會管理壓力，對於達到內心平靜的最終目標非常重要。當身體壓力很大時，額外的壓力不需要太多，就能將你推向不平衡的狀態。當你訓練身體更快恢復平衡，或使身體更難被推向不平衡的狀態，將會感受到一股新的力量。

另一個常見的壓力和焦慮來源是大腦本身。你可以訓練大腦更有韌性，也可以訓練身體更有韌性，甚至可以訓練神經系統更有韌性。請記住，本書中的任何生物駭客幾乎都會帶來壓力，但會以一種讓身體可以迅速回到平衡的方式帶來壓力，因此會迅速改善你的狀態，這是有益的壓力。不好的壓力會讓身體永遠回不到平衡，或是恢復平衡的速度非常緩慢。

- 能量和新陳代謝：六
- 腦功能：六
- 壓力和復原力：十
- 力量：二
- 心血管功能：二

・長壽：六
・性功能：八

自我改進的循環

當你閱讀這本書時，會看到一個接一個的想法，這就是書的運作方式。但如果我能將書的一端無縫接合到另一端，就可以打造一個更好的資源，因為這就是MeatOS升級過程的運作方式。做好準備，這樣你就能推動身體進一步改善；推動身體，這樣你就能康復；康復，這樣就能重新開始整個過程。尊重這個循環，尊重懶惰原則的運作，你將驚訝地發現，在不感到阻力或不需要太多意志力的情況下，你可以迅速朝著目標前進。好好利用懶惰吧！會簡單得多。

MeatOS的升級也是一個相互連結的過程。假設有一天，你想要睡個好覺，那天你舉重舉了很大的重量，這樣做時，深度睡眠將在那一晚增加三十到六十分鐘，因為運動會使身體需要更長的恢復時間。是運動引起了深度睡眠？還是你之所以能以那種強度進行額外運動，是因為已經有了足夠的睡眠？這種因果關係並不見得明確，更像是牽著一群貓，一隻貓做了某件事，然後另一隻貓做了另一件事，然後整個群體朝著一個新的方向前進。

恢復方式有很多種，運動也有很多種，做事的時間不同，吃飯的方式也不同……。這種複雜性可能會讓你感到不知所措，進而觸發MeatOS因懶惰原則而避免接觸它。不要屈服於這一點，這本書將為你節省大量的時間和精力，甚至懶惰的MeatOS也會為你閱讀它而感到高興。

實際上，身體的複雜性是一個特點，而不是缺陷，代表有巨大的空間可以找到適合你的生物駭客。這個過程的循環性代表每個改變都將幫助你進行其他改變，你有很多機會建立在成功的基礎上。根據你的目標（goal）和目的（target），我提供了各種選擇。你不必做所有的事，也沒有人會這樣做，**這樣是可以的**，你只需要做那些能在最快時間內達到目標的事。

如果你有機會這樣做，例如：我每週只有一小時可以運動，但透過與作業系統合作，我從那一小時中獲得了比以前更多的好處，這就是一個巨大的勝利。也許是因為你生命中首次擁有了足夠的礦物質，可以製造酶，製造肌肉和睪固酮。也許是因為你以一種方式運動，達到了最高的輸出量，讓身體更精確地返回基準線，比以前更好。無論是哪種方式，你都用更少的努力創造了更多的能量。你改變了一件事，讓你能夠改變更多事。如果你改變更多方面，將會看到更多好處。

如果你付出更多努力，將獲得更大的回報。但不要陷入完美主義的陷阱，不要陷入你必須去做像億萬富翁一樣瘋狂的事情的陷阱。我的工作是讓所有的駭客升級任務變得可行。基於此，你可以設定目標，做想做的事。

一旦選擇了你的目的，就準備好開始修復和升級MeatOS這個偉大的進程。這個升級是一個循環，但它是按順序進行的循環。你需要先去除障礙並吸收正確的資源，否則你將無法在能量製造方面取得更好的進展。你需要更有效地製造能量，才能擁有更多的力量。你需要能夠隨時打開和關閉這個力量，以便恢復和重置。

●駭客目標：生活目標VS駭客升級任務

在升級實驗室，我們擁有一個人工智慧（AI）系統，重點在幫助人們確定最終目標並了解目前的狀態。但你不需要AI就可以開始。第一五〇頁的表格就足以讓你專注於自己的升級。

你可能有幾個想要改善的領域，可能想減少壓力和焦慮，擁有更多能量，擁有更健康的新陳代謝，**同時**變得強壯、聰明和性感。最重要的是，不是每件事都能成為首要目標，哪一個應該優先處理？由你來決定，如果想要的話，在本書中都能找到答案。

經過多年渴望在每個領域都有極大改善，並且感到肥胖、疲倦和腦袋昏昏沉沉，我可以告訴你，對大多數人來說，普遍的首要目標是恢復能量。別人不會察覺到你體內的能量變化，但你會。當你早上醒來時，覺得「今天會是美好的一天，身體一點都不痛，大腦運作正常，我不再笨拙，不覺得宿醉，也不覺得非得喝杯咖啡不可，我會喝一杯，但不是為了生存。」當你能夠自動地知道「我能應對任何情況，我有足夠的能量」時，這種狀態是非常有力的。要做到這一點，首先要從細胞開始，如果細胞的工作效率高，就會帶來能量。

以下是使用這個表格的方法。如果我的首要任務是提高能量，我會直接跳到「能量和新陳代謝」欄，查看所有駭客升級任務的排名方式。脂溶性維生素具有最高的影響力，所以這是我要開始的地方，我可能會回頭查看相關補充品的章節，並且開始每天服用維生素DAKE和礦物質。

生物駭客與其對目標的相對影響 （10代表高影響力，1代表低影響力）							
生物駭客	力量	能量和新陳代謝	腦功能	壓力和復原力	心血管功能	性功能	長壽
脂溶性維生素	2	7	8	5	5	7	8
礦物質	6	7	6	7	5	7	8
大腦訓練	2	5	10	6	3	5	7
冷熱療法	2	4	6	7	5	7	8
呼吸／缺氧	1	7	5	4	5	8	7
光／聲音療法	1	5	7	7	2	8	5

一旦你開始努力實現目標，測量和追蹤進展就變得非常重要。衡量能量的簡單方法是問自己：「在一到十的評分中，我今早醒來時感覺如何？」你可以寫下該數字，然後，當你開始採取行動在細胞層面升級健康時，可以觀察能量的變化並在不同時間進行比較。

如果更多的能量是你的首要目標，那麼第二重要的目標是什麼？僅僅透過排列你想要做什麼的過程，就能確定你的道路。這有點像「選擇自己的冒險」體驗，一旦你確定了首要目標，請繼續進行第二個目標。請記住，升級MeatOS是為你量身訂做的旅程，務必玩得開心一點！

你可能每天都在做數百件你認為可以讓你保持健康的事，儘管它們的效果不是很好。這就是人類的狀況，我們本能地相信進步是可能的，然而，大多數人並沒有獲得實現進步所需知識的機會。對進步的信仰是一件美好的事，如果沒有這種信仰，不會有洗碗機和洗衣機，我們可能仍然會在水槽中用洗衣板搓洗衣物。但是，光依靠信仰還不足以前進，如果你要選擇目標並承諾進行MeatOS的駭客工作，不只需要信仰，還需要一些堅實的證據，顯示進步是真正可以實現的事。

我花了二十五年的時間收集證據，諮詢了位居領導地位的專家，查閱了數千份研究報告[1]。我對自己進行了實驗。我創始了被世界各地的人使用的防彈飲食，讓他們成功減掉了一百萬磅以上的體重。我還創立了升級實驗室和四十年之禪，這些公司針對我關於MeatOS和懶惰原則的想法進行測試，證明它們是有效的。如果生物駭客無法好好地修復我的生理和大腦，使我能夠創造它們，這些公司本身是不會存在的。我之所以擁有能量和動力，是因為我已經能夠克服一大堆對健康不利的障礙，並且茁壯成長。

不過，我的故事不等於你的故事，我的升級也不等於你的升級，我們都是不同的，這就是為什麼選擇正確的目標並個人化你的方法如此重要。我們所分享的是相同的生物作業系統，它具有相同的怪癖、優勢和劣勢。你將發現，本書其他篇章中概述的MeatOS駭客升級任務，可以釋放出你不知道存在於你內部的「正常」水準——如果你以正確的方式操作的話。

每個生物駭客都將在你攝取足夠的脂溶性維生素和礦物質的情況下，獲得更好的效果，因為這些營養素是所有正面進展的基礎。我們都是從同一個地方出發，同樣的第一原則，你需要這些基本資源來製造酶，製造蛋白質，並生成足夠能量來啟動升級。從那裡開始，我希望你在如何升級的方面能夠得到指導，也希望你記住**為什麼**想要升級。最終目標是完成你在這裡要做的事，而不是花一輩子的時間來升級。隨著成長和進化，你將不斷升級。當你擁有更多能量時，一切的運作都會更加出色：你的智力、道德驅力，甚至冥想的能力和專注力都會更好。

你的道路將是獨一無二的，因為每個人的作業系統都有特殊性，每個人的生命都是不同的。如果你是正在經歷更年期的女性，想要減肥，你的道路將與我十九歲時拚命減肥時大不相同。如果你是有經驗的冥想者，想要追求更大的啟示，你的道路不會像一名想在考試期間保持頭腦清晰的學生一樣。

我無法告訴你確切的道路應該是什麼，但我可以給你所需的駭客工具和駭客技巧，幫助你選擇最適合的道路。你的旅程就從這裡展開——就是現在。

第7章 駭客目標：力量與心血管功能

在擁有資源並確定目標的情況下，你準備好開始升級了。大多數人認為運動是變得更健康的關鍵，對他們來說，運動代表舉重、跑步等，想變得更強壯或速度更快，只要多做這些事，事後再喝些味道不好的蛋白粉更加分。

但你比較聰明，你已經準備好讓身體對能夠控制力量和心血管表現的信號做出更好的反應，你已經清除了阻礙能量的化學障礙物，身體攜帶了正確的食物，補充了正確的脂溶性維生素，並儲存了足夠的關鍵礦物質，以便使MeatOS運作達到巔峰表現。你知道有五個主要領域可以進行改善：力量、心血管功能、能量和新陳代謝、腦功能以及壓力和復原力。當你發送正確的信號，讓身體在這些領域中改善時，其他領域也將受益。

你可能會遭受「努力工作」哲學的誘惑，並說自己已經做好戰鬥的準備，準備與身體內建的懶惰原則對抗——但你更聰明。生物駭客最重要的原則之一是：對抗MeatOS是行不通的。你的作業系統是懶惰的，你認為它會允許你使用它提供的能量來對抗多久時間？它只會讓你感到疲倦、分心或無聊，你將會無法獲勝。因此，你要掌握生理懶惰，而不是與其對抗。

試圖透過對抗懶惰來掌握它，就像試圖透過開得更快、跑得更遠來保持特斯拉電池充電一樣，不但行不通，而且會有反作用力。令人驚訝的是，很多人真的以為有效。如果目標是提高力量和心血管功能，他們認為：懶惰是不好的，所以過度運動一定是好的。而運動是好的，所以更大、更艱苦的運動，更長時間、更多汗、更痛苦的運動，一定會更好。如果馬拉松是好的，那麼超級馬拉松就更好了。掙扎會帶來成長，他們真的深陷於「更努力」的思維方式。

這種心態是人類決策過程的有嚴重缺陷的產物：喜歡極端化。我們將事物分為好和壞，然後固執地堅持這種觀念，認為如果某事是好的，更多的就一定更好，相反就一定是壞的。回顧古希臘的原始軍事訓練。士兵們做了什麼？他們一遍又一遍地進行同一項任務訓練，每天都這樣做。實際上，這確實有效！你只需要徵召大量人員，讓他們每天在軍營裡訓練，他們就會變得強壯。由於人們在那種制度下變得更強壯，我們仍然困在那種思維方式中。行為專家告訴你，如果你想在某項任務上變得優秀，應該一遍又一遍地重複進行一萬小時。如果你不這麼做，代表你懶惰，並且不致力於成功。

這些都是胡說八道。在每個系統和情境中，幾乎都有一個倒U型的反應曲線。在一般的情況下，每分鐘輸入更多，起初確實會產生更多結果；然後曲線變得平坦並下降，達到了收益遞減的點，更多的輸入反而會產生更少的結果。你已經做得過多，被「越多越好」的信念所愚弄了。以藥物和營養素為例：微量的銅或鋅不足以促進健康，中等劑量很好，而巨大劑量是可怕的；飲食、喝水，甚至呼吸都是如此。

運動也是如此。運動通常遵循倒U型曲線，但人工智慧算法和運動科學正在發現各種新方法，希望能更有力地將運動信號傳遞到細胞中。我們確切知道的是，多不一定代表更好。想想那個第一個跑馬拉松的可憐傢伙，或者是吉姆・費克斯（Jim Fixx），他在一九七〇年代推動了慢跑風潮，五十二歲時突然心臟病發身亡。更好的是，不要考慮其他人；只考慮你自己，以及你希望自己的改善過程是什麼樣子。

你真的每天花一個小時在健身房嗎？我很懷疑。即使你真的這樣做，你喜歡嗎？也許是。但是，相較於發送正確的信號給MeatOS進行轉變，運動每分鐘增加的肌肉量可能還比較少。

運動的補給品

- 咖啡
- 礦物質

電解質或喜馬拉雅鹽和檸檬汁混合的水
必需胺基酸

擺脫舊觀念

我對運動改進的實驗始於許多年前，當時我發誓要讓腿變得更強壯，還要減肥，以免又要動膝蓋手術。我知道運動時間、強度和節食是有效的方法（畢竟健康雜誌是這麼寫的），所以我三者並行。我很**努力**，每週六天，每天進行四十五分鐘的重量訓練和四十五分鐘的有氧運動，堅持了十八個月，並進行低脂、限制卡路里的飲食。但在這一切結束時，我仍然很胖，但四十六吋腰圍下面的部分變得很強壯。

我決定冒險嘗試一種需要扭動的非健身房運動。一個晚上的雷射光槍戰將我帶出健身房，讓我再次需要進行膝蓋手術。在那些努力之後，我仍然無法應對重要的現實世界。現在，我不得不減少日常運動，因為膝蓋不允許我保持常態。令我驚訝的是，我開始注意到，運動較少時，我更有精力，誰能想到呢？

當我的膝蓋康復時，我正在建立事業並通勤上班。我如此忙碌，以至於一週最多只能去健身房兩次，而我仍然沒有注意到錯過了什麼。那時我開始意識到，我浪費了大量的時間和精力在運動上。我算了一下：在那段沉迷於運動的時期，我浪費了七百零二個小時。我仍然想把那段時間討回來，這是我創辦升級實驗室的原因之一。如果我知道如何告訴身體如何最有效地工作，原本可以用另外五百個小時做一些有用的事，這種節省讓我的懶惰引擎都興奮起來了！

在本章中，我們將關注改善力量或心肺功能的方法，但要花費更少的時間和精力。你在這裡學到的基本原則將適用於以下章節中討論的其他生活目標。以前的健身訓練方式是舉重，像是槓鈴、石頭或山羊等重物，並重複非常多次。你還可以做大量的快速伏地挺身、一些仰臥推舉，或者設備允許的其他運動。如果你負擔得起，健身房的教練可能會告訴你做三十次、四十次。做一組十次，等一下，再做一組十次，等一下，然後重複。

如果你真的全心投入，而且沒有其他事可做，那種訓練方式是有效的。你可能需要每天早上五點進行訓練，因為這是好人應該做的事。我們之所以這樣做，是因為一九七〇年代的健美選手覺得有效。從那時以來，我們已經學到了很多，但這可能不是你正在做的。事實上，利用最新、最快速的駭客技巧，你甚至不需要重物。

傳統的心肺訓練也會對關節和韌帶造成嚴重磨損，這是我吃了苦頭所學到的教訓。耶魯醫學研究人員發現，每年至少有五〇%的跑步者會受傷，實際的數字可能要高得多[1]。這些傷害可能會長期影響你，你可能會遇到慢性疼痛、僵硬、應力性骨折、足底筋膜炎和跟腱炎等問題。事實上，如果你一生跑步五年，每年有五〇%的機會受傷，你很可能在某個時間點受傷。

更糟糕的是，還有一些人認為如果跑步很好，那麼跑得更多就更好！其中一些人正在透過耐力訓練和馬拉松損害自己的心臟，這是很糟糕的。更糟糕的是，反覆長時間的心血管運動會讓心臟跳得更快，每次跳動時運送的血液量較少。最健康和最有彈性的動物（和人類）具有非常大的「射血分數」（編註：簡稱EF，每次心跳時，左心室或右心室泵出的血液量），代表心臟可以在一次跳動中運送大量的血液。

我們陷入了一個難以解決的困境：不想折磨自己，但希望擁有良好的最大攝氧量（VO_2max），因為可以讓我們保持年輕，甚至有一些證據顯示，極端耐力訓練可能會延長「端粒」（telomere），這是染色體末端的保護帽，可以保護DNA免受老化的影響。你將學到更好的方法，可以在不浪費時間或傷害關節的情況下獲得運動的好處。

總之，這裡的訊息是：不要與身體的懶惰對抗，因為懶惰已經在這個星球上主導了十幾億年的生物學，總會隨著時間過去而勝利。選擇最想要的東西，讓懶惰成為你的動力，你可以從非常短的運動中獲得大量的結果，而不會受傷或感到痛苦。

力量訓練駭客技巧

不同等級的生物駭客

- 使用緩慢、離心動作的**啞鈴**，很容易取得，但使用時要小心。
- **健身器材和有滑輪的重量設備**容易取得，並且略勝於自由重量。
- **等長運動**適合在有限的時間和設備下進行，並能幫助你學習正確的姿勢，但不會得到實質性的力量。
- **阻力帶**價格便宜且易於使用，但有些不能調整。
- **電刺激（EMS）**可以產生針對性的結果，儘管不舒服且需要大量特殊專業知識。
- **人工智慧控制的機器**使用看似普通的裝置，由電腦演算法指導，因此運動方式與其他設備不同。能以最小的投資帶來最大的回報、最少的傷害和最小的阻力。

身體有一套內建的感應器系統，用於檢測運動、行動和位置，這些感應器被稱為「本體感覺接收器」（proprioceptor），讓你可以閉上眼睛碰觸你的鼻子。不幸的是，它們阻礙了你發揮全部力量，它們與大腦合作，設置了虛假的極限，限制了你推、拉或舉起的力量，有點像身體的懶惰系統欺騙你，讓你以為自己的能量比實際少，但那只不過是本體感覺接收器更關注恐懼（而不是懶惰），因為它的工作是保護你。

你可以將本體感覺接收器想像成一個由許多小節點組成的高智能系統，用於追蹤位置和運動。本體感覺接收器使身體的每個部分都能意識到自己在空間中的位置。每個位於韌帶、肌腱或肌肉中的個別神經都很小且智能有限，但當大腦使用這些資訊時，它們會變得極為強大。透過這種方式，你的腳踝為自己思考，手腕為自己思考……。透過追蹤自身，身體的各個部分可以在你不需有意識介入的情況下，就能讓它們的運動達到最佳化。這是MeatOS的另一部分，完全在你的意識之外運作，就像呼吸一樣。你不必特別注意它，但可以有意識地改變它。

大多數時候，本體感覺接收系統都會好好照顧你。你不會想在每次踏步時都要思考腳踝在哪裡，或是它在做什麼！這個系統還會充當安全網，防止你過度用力並傷害自己。例如，肩膀有一個本體系統會說：「不要讓我超過負荷，如果我認為將會受傷，會給你疼痛感，讓你停下來。」當本體感覺接收器發出這樣的恐懼資訊時，你就受到它的控制。如果你試圖過度用力肩膀，它會告訴你做不到，而你會相信它。本體感覺接收器設置了健身房中那些呻吟般的「啊～」極限，當你認為你再也沒有力量時。訓練就是使用意志力將身體推到本體感覺接收系統認為不可能的地步，以便肌肉適應（變得更大）、關節適應（變得更強）和神經系統適應（相信身體舉起更多重量是安全的）。

問題是，很多時候本體感覺接收器會對你說謊。實際上，你有更多的力量，更多未被開發的潛力，但是身體內那個保守的極限不會讓你充分發揮這些潛力。只要向身體表示你可以安全地超越那個水準，一切都會改變。身體會說：「哦！原來我並沒有受傷。」然後進行適應。它重新設定了努力的極限，開始活化系統，以加強韌帶（連接骨頭和骨頭的部分）和肌腱（連接骨頭和肌肉的部分），以便處理比以前更大的負荷。

作為一名生物駭客，你的挑戰是找到一種方法，可以告訴肌肉在不被本體感覺接收器干擾的情況下生長，並且不會傷害自己。有時，身體是對的，如果在健身房裡擲重物，確實可能會對自己造成嚴重傷害。難怪你的本體感覺接收器感到害怕，原因是它經過訓練，知道要對重力加速度「九・八公尺／每秒平方」做出反應。當你站在磅秤上，身體重量可能是一百五十磅，但如果從屋頂上跳下，重力將使你著陸時的體重遠遠超過一百五十磅，這就是你不會貿然從屋頂跳下來的原因。

假設你正在舉起一個二十磅的啞鈴，並且稍微搖晃了一下。當啞鈴靜止時，重力加速度是九・八公尺／每秒平方，然而，一旦啞鈴搖晃，就會產生額外的加速度，不再是二十磅；重量變得更重，就像你著陸時的身體一樣。你手腕、肩膀和肘部的本體感覺接收器將注意到加速度的存在，並自動限制你可以舉起多少重量，以防你搖晃並使其變得更重。

所以，親愛的讀者，這是第一個重大駭客技巧：去除或改變本體感覺接收器感知到的加速度，這樣你就可以在更短的時間內推動肌肉達到新的水準，而不會被本體感覺接收器所阻礙。

消除或修改重力的作用並不像你想的那麼難，因為你只需要欺騙本體感覺接收器。改變重力本身是一種超能力，超出了我的能力範圍，所以我專注於我所能做的事。我們知道，在最短的時間內使肌肉完全疲憊，會帶來最快的好處，不必將擔心重力的肌肉操練到完全負載的程度。

初階駭客技巧：重量、滑輪機和健身器材

這些類型的健身器材透過對抗重力、移動重量來發揮作用，因此不會欺騙本體感覺接收器。你可以透過保持良好姿勢和大重量的舉重，快速達到筋疲力盡，來獲得更好的成效。可以用十秒鐘以上的時間減輕使用的重量，也就是離心收縮（編註：肌肉拉長的過程中仍維持出力和收縮）運動，只要重複做夠多次（理想情況下約十個），不休息，就會比傳統的健身房常規運動達到更好的效果。

初階駭客技巧：等長運動

最著名的等長運動是平板支撐（也稱為棒式），姿勢很像伏地挺身。等長運動之所以與眾不同，是因為關節不動，肌肉也不改變長度。這樣做的好處是可以一次運動多個肌肉纖維，學習良好的姿勢。即使受傷了，你也可以進行這種運動，甚至可以降低血壓[2]。你不需要任何設備。選擇不依賴體重的等長姿勢，可以避免引入重力。如果站在一條狹窄的走廊中，用力推一面牆，同時用另一面牆支撐，就不涉及重力，還可以迅速運動到大量肌肉。

等長運動不會迅速帶來好處，但在時間有限且沒有設備的情況下，短時間內的效果令人驚訝。

中階駭客技巧：阻力帶

要在很短的時間內從運動中排除重力以獲得更多成效，最可取和聰明的方法是使用阻力帶。阻

力帶的價格從最便宜的二十美元到五百美元甚至更高，後者是高品質、高負荷的帶子，配有特殊握把。阻力帶可能看起來過時，但實際上非常有效，因為你的肌肉是在對抗帶子的彈性阻力，而不是對抗重力和任何形式的自由重量所帶來的不規則運動。

重力是恆定的，但便宜的阻力帶在拉伸越多時抵抗力也越大，這樣加載肌肉的方式完全不像重力。限制在於帶子拉伸越多時越難拉伸，這代表不均勻的刺激。不用花太多時間，就會耗盡肌肉力量，會導致更快的效果。你的本體感覺接收器開始告訴身體，必須重新塑造自己，以便在需要極大力量來克服日益增加的阻力的環境中茁壯，肌肉的增長速度大約是舉重的三倍。

如果你想讓訓練變得更加精密，可以升級到調整型阻力帶。這些帶子由分層材料製成，可提供在訓練小幅度或大幅度運動時所需的正確阻力，以及打造肌肉。不管你是否在小幅度或大幅度運動中進行訓練，都可以給你適當的阻力。不久前，我在Podcast上邀請了一位發明家和訓練師約翰・雅奇士博士（Dr. John Jaquish）[3]，他談到自己的調整型阻力帶，設計成在低強度範圍內提供較輕的負荷，中強度範圍內提供正常的重量，以及高強度範圍內提供非常高的負荷。透過在整個運動範圍內提供適當的阻力水準，可以營造出打造肌肉的理想環境，另一個好處是每天只需要用十分鐘就有成效。

你可以購買各種版本的阻力帶，從價格低廉的阻力帶到完整的家庭健身阻力帶都有。

●瘋狂駭客技巧：電刺激

欺騙本體感覺接收器另一種更狡猾的方法，是肌肉電刺激（EMS）。這是一九八〇年代由東德人和俄羅斯人首創的技術。俄羅斯和舊的東德是生物駭客的先驅，俄羅斯在人體生理學和生物學方面的科學仍然是世界上最先進的。舊的蘇聯因為想贏得奧運，所以推動了這類研究，還想創造超級士兵和超級太空人。蘇聯科學家在這個過程中從人類體能中學到了很多東西。

為了讓運動員訓練得更賣力、更快速，一九八〇年代的東德醫學研究人員會麻醉運動員，在他們昏迷時讓他們的肌肉通過大量的電流，之所以用這種方式進行，因為運動員清醒時疼痛會太劇烈，無法忍受。儘管他們並沒有意識，但身體正在關注並記錄著自己可以處理的刺激程度。當運動員醒來並從麻醉中恢復時，他們的力量增加了，可以回到健身房展現出更大的力量，因為他們已經向身體證明，如果超越了本體感覺接收器的點，身體不會受損。

先說清楚，我並**不建議**要像那些東德運動員把自己麻醉並接通電流，因為全身麻醉非常有害，而且你也不需要這麼做。一九九一年，一家現已不存在、名為Therastim的公司推出了第一個混合波形設備，同時具有交流和直流，無需全身麻醉。即使Therastim的技術已經過了專利期，但當我開始使用時，唯一可用的形式價格還是昂貴到荒謬的程度，所以我找到了一個來自俄羅斯的包含混合波形的原型裝置，我帶著它到處走了幾年，因為它在打造肌肉和修復組織方面非常有效。

以下兩個短短的故事，確切說明了電刺激與舉重或做伏地挺身相比有多強大。其中一個故事是關於我的朋友，作家兼體能專家史蒂芬・科特勒（Steven Kotler）。大約在二〇一二年，當我帶著俄羅斯裝置時，他告訴我，他的肩膀已經痛了好幾個月，做什麼都沒用。我帶他去我的飯店房間，將電極連接到他肩膀的正確位置。我打開電流，要求他移動肩膀。他看著我說：「我做不到。」那是他的本體感覺接收器告訴他，如果他移動肩膀，可能會再次受傷，身體感到害怕。所以我做了任何一個好的生物駭客都會做的事：對他進行一番刺激性的談話。我問他，是他控制肩膀，還是肩膀控制他，可能還叫了他一些我在這裡不會重複的名字。他的身體抵抗著，開始大量出汗，然後發出了一聲強烈的尖叫（導致有人打電話給櫃台），他用意志力克服了本體感覺接收器的阻力。就在他克服阻力的那一刻，疼痛停止了。第二天早上，我在飯店前看到他，抽著他專屬的香菸。他微笑著，自由地移動他的手臂，並說我地獄般的機器治好了他。

我還將這個設備帶到了由另一位朋友彼得・迪亞曼迪斯（Peter Diamandis）主辦的第十屆安薩里XPRIZE活動。彼得創立了XPRIZE，直接導致私人太空旅行成為有可能實現的事，這將是未來一百年中歷史學家視為社會基本變革的一個重要事件。迪亞曼迪斯在派對上有一些非常出色的朋友，包括一些非常成功的企業家。我將俄羅斯原型連接到他們的二頭肌上，並用言語激勵他們，直到他們克服了電阻。與史蒂芬・科特勒一樣：一旦他們意識到二頭肌可以克服電流，本體感覺接收器就會停止抱怨，肌肉變得更強大，也更巨大。我在那個活動中結識了企業家納維恩・詹（Naveen Jain），最終成為他的公司Viome的顧問，這都要歸功於一台讓人產生疑慮的EMS機器。

今天，有幾家公司製造混合波形EMS機器，甚至有些公司正在嘗試用這項技術建立健身工作室（如果你想穿著濕衣服並配戴電氣背心做運動的話可以考慮）。在測試了幾十種機器後，我發現最有效和多功能的機器是NeuFit。我建議前往一位擁有NeuFit EMS設備的教練或物理治療師那裡，因為它改變生理的速度，比你想像的更快。

●高階駭客技巧：人工智慧控制的機器

在升級實驗室，我們正在開發更智能、高科技的方式，使用人工智慧來克服本體感覺。目標是以精確的方式，控制用在肌肉的力量，為你量身訂做，在人體作業系統中創造最大的反應，以最小的努力提升最大的力量。重物可能會擺動並產生壓力，無論設計得多好，阻力帶只能提供有限的力量。透過人工智慧控制的電力運動系統控制阻力，可以隨時訓練肌肉，還可以在監控螢幕上觀看自己的表現，增加認知上的動力：「噢，我正在做運動，看，我現在做得比以前好一點！」

升級實驗室的運動器械使用電動阻力，而不是自由重量，因此永遠不會有任何東西以重力加速度落下，不會觸發本體感覺接收器的危險信號。這些機器讓你能夠比對抗重力的方式快三倍以上地增加肌肉，而且受傷的可能性遠遠較小。

我很高興向馬克・貝爾（Mark Bell）展示這項技術，他是世界前五名的舉重運動員之一。我讓馬克使用了一台我們稱為「作弊機」的機械人工智慧運動裝置。他推動了我從未見過的數字，但人工智慧演算法總是會贏。無論你是誰，有多強壯，機器更強，甚至能舉起一輛卡車。五次重複動作後，馬克筋疲力盡，臉上露出難以置信的表情。但整個過程中，我知道他是安全的。如果他像在那台機器上推動的那樣舉重，可能會搖晃、傷到肩膀，並且掉下槓鈴，即使他的兩邊都有人協助，也可能會致命。使用作弊機，他超越了本體感覺接收器的限制。同樣地，我在作弊機上做了一千六百呎磅的腰帶蹲舉，徹底壓平了登山靴鞋墊，我之所以能夠做到，是因為重力不再是問題。

需要注意的是，無論使用什麼技術，力量訓練的目的都是為了建立力量，它能增加代謝健康，讓你恢復到年輕時的骨密度；給你成為一個各方面功能都有高效表現的人需要的肌肉和韌帶。如果你想雕塑身體，擁有健美的三頭肌，當然可以這樣做。去健身房，成為健身競賽者，變得非常健壯，做每一件讓你快樂的事。但要變得強壯和有能力，掌控MeatOS，你不需要在健身房流汗和咒罵。如果你專注於打造強壯的大腿四頭肌、臀肌、胸肌和背肌，就會有足夠的肌肉，不需要每年浪費數百小時在運動上。

心肺訓練駭客技巧

不同等級的生物駭客

- 持續性的心肺運動在高強度下是愚蠢且可能適得其反的，你可以做得更好。
- 可變化強度的間歇訓練透過穩定地騎自行車或跑步，混合高強度和中等強度的間隔，應用了一些尖峰起伏，但效率不高。

- **高強度間歇訓練**（HIIT）應用開關式訓練來激發曲線斜率反應。
- **降低負荷的高強度訓練**（REHIT）最完整地應用了曲線斜率生物學，因為能最快恢復到基準線狀態。這種方法的效果最好。
- **高氧心血管訓練**讓你能夠更努力、更聰明地訓練，可以在更短的時間內提升心血管功能。

就像很多人一樣，我也做過七〇年代版本的心肺運動，因為我以為它能「燃燒卡路里」。我會跳上Cannondale公路自行車或S-Works山地自行車，在阿布奎基猛烈騎行數哩，或是帶著加重背包跳上跑步機，坡度設定十五度，然後開始運動，這是相當激烈的運動。不幸的是，結果也相當典型：我花了大量時間運動，但並沒有減掉任何有意義的體重。我肯定提升了一些心血管功能，但不足以讓大腦運作得更好。

後來，很多人開始做區域訓練，我也被它吸引了，它的概念是設計運動計畫，讓心率達到某個數字並保持一段時間。我去健身房使用專為區域訓練設計的機器，把手放在跑步機或自行車上，它會顯示你的心率。你現在仍然可以在很多地方找到這些機器。基於心率的運動是一個合理的想法，除非你選擇一個任意的固定數字，並盲目地相信它。

這些標準的有氧運動，通常需要跑步或騎自行車三十分鐘，達到流汗的程度，當然比不運動還好，但存在一些嚴重的局限性。透過長時間提高心率，你告訴身體在壓力下，心臟應該跳得更快。

問題在於，心臟每次跳動只能移動一定分量的血液。當心率更快時，心臟實際上每次跳動都會移動更少的血液。你實際上正在教導心臟泵送更少量的血液，它變得更快且效率更低，這並不是件好事。

因為你想要持續運動滿三十分鐘，所以也不能將自己推到最高峰的表現。結束運動時，你可能已經開始走下坡了，需要一個漫長的冷卻和恢復階段，才能讓身體回到基準線狀態。這些步驟對於突破懶惰系統來說都是錯誤的方法。請記住，身體對於曲線斜率輸入最有效：急劇增加至巔峰表現，然後急劇下降，迅速回到基準線。

很多人喜歡跑步，因為能釋放腦內啡（身體的天然鴉片類物質），不顧其好壞參半的效益。我的某些家庭成員對運動上癮，如果一天不能跑上四十五分鐘，就無法應對生活，他們停不下來。高壓工作的人也喜歡透過跑步來消耗多餘的腎上腺素，以便入睡。我曾經做了一集很棒的Podcast，與戴夫・格羅斯曼（Dave Grossman）中校對談，他告訴我，急救人員是如何應對壓力的。SWAT特警隊在進行房屋突襲後，通常會進行高強度的心肺運動，這樣就不會受到壓力荷爾蒙全天候的影響。如果你需要做傳統心肺運動來應對工作，那就繼續吧！如果跑步更像是一種休閒方式的成癮，你應該退一步，問自己是否可以用更有效的方式管理壓力。

對於大多數人，也就是認為有氧運動對自己有益的人，你正在浪費時間。長時間、中高強度的心肺運動讓你直接與MeatOS的運作相對立。有氧運動真的會消耗你的懶惰系統，直到它分泌出類似鴉片的腦內啡，讓你能夠忍受；它還使身體燃燒碳水化合物，即使你可能想要燃燒脂肪。

有一種改善方法是每次花費四十五分鐘或更多時間（每週共一百八十分鐘）在「第二心率區」

進行心肺運動，即最大心率的七〇%到八〇%。這很容易做到，因為懶惰系統不會被觸發。這種運動的速度夠慢，你可以輕鬆交談，身體也不會感到緊張。低強度和強大效果的結合使其成為一種有用的駭客技巧，甚至可以使身體生長新的粒線體並燃燒脂肪。我第一次聽說第二心率區是在二〇一三年，當時是從菲爾・馬菲通（Phil Maffetone）那裡聽來的，他是一位運動醫學天才，值得為發現這種不尋常的燃燒脂肪方式而獲得榮譽。之後我又訪問了《原始藍圖》（*Primal Blueprint*）的作者馬克・西森（Mark Sisson），他為自己的書提供了相關資訊，我完全被說服了。每週花費三小時太多了，但總比每週花費三小時而成效差還要好。出於這個原因，我沒有將第二心率區列為正式的建議；我希望你能節省時間。但如果有氧運動是你的愛好，那就去做吧！

對於生活繁忙的人來說，你真正想做的幾乎與常規的有氧運動相反。如果想盡可能有效地提升能量和心臟健康，你需要在二十到三十秒內達到最高強度，然後必須盡快返回基準線，這將會放大效果。有很多有效的方法可以實現這一點，而且沒有一種需要在公路旁邊喘氣。

初階駭客技巧：可變化強度的間歇訓練

可變化強度的有氧運動將高強度間歇訓練與中強度和低強度的間歇訓練結合在一起。你不需要任何特殊的健身器材，可以在自行車上，甚至走路時做。這是一種愉快的進行方式，比三十分鐘的固定運動效果更顯著，但不如其他更細緻調節的可變化訓練類型有效，因為你無法獲得這麼多又這麼奇妙的曲線斜率生物效應。

對於可變化強度的訓練，你需要騎自行車或跑步，每次約持續一到兩分鐘；然後切換到中等強度，大約持續幾分鐘，達到約五〇%的力量。然後切換到非常非常低的強度。如果你的手錶有心率監測器，可以等到心率開始回歸正常。無論開始運動時的心率是多少，都要等到它回歸到基準線水準之前。然後，你可以在約十五到二十分鐘內，或者四到五個回合內，重複高、中、低強度的運動循環。

●中階駭客技巧：高強度間歇訓練（HIIT）

在研究生物駭客最初的十年中，我學到的一個重要教訓是：高強度間歇訓練（HIIT）比普通的跑步或騎自行車要有效得多。約翰・葛瑞（John Gray）是《男人來自火星，女人來自金星》（*Men Are from Mars, Women Are from Venus*）的作者，他對這個過程有很好的描述。葛瑞是一位雄辯的生物駭客，多次參加我的Podcast節目；多年來，我們成了朋友。有一次他告訴我：「你知道比慢跑更有效的是什麼嗎？猛衝一分鐘，就像有老虎追趕你一樣，然後躺下來，讓心率完全恢復正常，然後再猛衝。」起初我覺得這太瘋狂了，但我試了試，確實有效，可以感覺自己進步得更快。

葛瑞所描述的正是我說的曲線斜率生理效應，是一種使新陳代謝水準迅速飆升（老虎來了！），然後迅速降至基準線水準（當你躺著時），以便欺騙MeatOS為你提供更多能量的方法。重要的是不是花在跑步上的時間，而是可以使身體回復正常的速度，這才是真正的心肺運動。多次鐵人三項賽冠軍得主馬克・西森在了解HIIT方法後，改變了訓練方式。他現在花大量時間以快速行走的速度移動，然後短距離衝刺，獲得了更好的成效。

HIIT（高強度間歇性訓練）基本上比我們一直以來學習的跑步方式更好，但你必須學習一整套新的行為模式才能使其生效。以下是一種簡單的入門方法：前往公園，緩慢地走，比你通常想走的速度更慢。可以將其視為步行冥想，你甚至可以閉上眼睛，慢慢邁步，感受腳下的地面。然後，全速狂奔，全力衝刺，持續三十秒。然後回到非常緩慢的步行，直到心率恢復正常。一旦心率恢復正常，再次開始進行三十秒的衝刺。重複這個動作，共二十分鐘。這種方式可以讓心血管性能大大提高，比慢跑更有效。

這種間歇式的散步是很棒的，可以作為靜心反思的時刻。陽光照在你臉上的感覺如何？你聽得到風聲嗎？地面在你腳下的感覺如何？你的生活完全靜止和放鬆。在那些回歸基準線的時刻，你可以走得很慢，但這方面還有提升的空間。葛瑞是對的，躺著休息比緩慢行走更有效且令人滿意。

當你躺下時，可以更快地達到平衡，因為心臟不必如此努力，將血液從腿部送回心臟，再加上深呼吸，啊！真是太舒服了。

●中階駭客技巧：降低負荷的高強度訓練（REHIT）

受到HIIT的啟發，一組英國研究人員開始尋找一種方法，希望為那些不願意或體力無法進行HIIT的人，帶來類似的好處[4]。研究人員發現，罹患糖尿病的受試者對運動有抗拒感，理由主要是「我沒有時間，而且效果很小」。於是，他們開始尋找「一種節省時間的HIIT替代方案」，並在二〇一一年提出了所謂降低負荷的高強度訓練，或稱REHIT（在這個過程中，有一個I不見了）。REHIT包括在大約十分鐘的運動時段內，進行兩次二十秒全力衝刺。研究顯示，REHIT與提高胰島素敏感性和VO_2max（運動時身體使用的氧氣量，也是整體健康狀況的普遍指標）的增加有關[5]。

在過去十年裡，許多人已經研究了REHIT，發現它確實提供了快速、高效的好處。我做過兩次針對這個主題的Podcast訪談[6]，採訪西科羅拉多大學的研究員蘭斯・達雷克（Lance Dalleck），他的團隊驗證了這個概念[7]。他說，REHIT之所以有效，是因為一種稱為「肝醣快速耗竭」的現象。肝醣（糖原）是一種碳水化合物，儲存在肌肉和肝臟，身體可以用它來迅速釋放能量。研究顯示，人體肌肉中的肝醣與水的比例為一：三[8]。也就是說，每克肝醣保留了三克水，這是碳水化合物造成腹脹的原因之一。

當你迅速耗竭肝醣時——這正是REHIT運動中短時間、高強度活動爆發的情況——身體會釋放兩種重要的信號分子，一種是AMPK，另一種是PGC-1α。本書將會出現幾次這些分子，它們是能量生產的主要參與者，告訴細胞製造更多粒線體。擁有更多粒線體，代表身體中有更多環境感應器、製造廠和發電廠。

通常情況下，當你進行穩定的有氧運動時，肌肉會從血液中緩慢提取分解的脂肪或糖。但在像REHIT這樣極端強烈的活動，肌肉必須迅速從肝醣庫存中提取，伴隨著PGC-1α和AMPK[9]，以及細胞中能量發電廠（粒線體）的增加。

基本上，你可以使用普通的健身車進行REHIT，但大多數健身車的強度調節速度不夠快。如果你的健身車可以調節強度，只需要以極慢的速度熱身兩分鐘，然後立即提高阻力，進行一〇〇%的最大功率衝刺，持續二十秒。二十秒後，降低阻力，再次進行極慢的騎行，持續三分鐘。三分鐘後，重複進行全力的二十秒衝刺，然後進行非常緩慢的三分鐘冷卻。這種DIY方法有個很大的問題：你不知道最大阻力要設定多高。畢竟，懶惰基因會啟動，說服你設定得太低。最好的選擇，是讓電腦根據你的健康水準調整阻力和困難程度。幸運的是，一家名為CAROL的公司推出了一款家用的人工智慧健身車，將大幅提高你的曲線斜率生物效應，實現快速的肝醣耗竭和粒線體生成。

你可能會選擇進行REHIT而不是HIIT。研究指出，由於常規的HIIT需要很長的恢復期，不像宣稱的那樣高效，而且必須重複超過四次衝刺，可能會使人對高強度運動產生負面觀感[10]，因此不太可能長期堅持。REHIT結束得非常快，你根本沒有時間去思考那二十秒的高強度衝刺感覺如何。

●高階駭客技巧：人工智慧引導自行車

你可以成為一名高階的高科技生物駭客，透過機器學習和人工智慧來進行更高階的REHIT。這是我們在升級實驗室正在探討的一個概念，在啟用人工智慧的健身自行車上安裝了客製化算法。人們來到這裡接受引導，進行八分鐘的REHIT訓練，一滴汗都不必流，甚至不必在整整一分鐘內達到最大的努力，因為事實證明一分鐘太長了。我們只關心你能多快達到最大功率——曲線斜率生物效應。重要的是，要以幾乎察覺不到的速度移動，然後——砰——二十秒內全力衝刺，只需要做兩次。

「辛苦」對不同的人代表不同的意義，所以升級實驗室的自行車會根據你的能力和輸出進行調整，同時監測你的心率。然後關閉動力，你會受到電腦生成的聲音指導。人工智慧根據你的努力曲線及降低的難度，來確認你返回基準線的速度。人工智慧不斷調整該叫你做什麼，這種客製化的REHIT技術被納入了整套有氧運動中，總共五到八分鐘，但很少時間花在衝刺上，大部分時間都在緩慢前進，進行另一個版本的步行冥想。

●高階駭客技巧：氧氣衝擊

當我還是有氧運動愛好者，從跑步和騎自行車中也沒有看到太多結果時，我總是在尋找捷徑，老實說，我現在仍然是這樣。畢竟，生物駭客就是要找到捷徑並願意嘗試，所以為了加速我的有氧運動，有時我願意戴上面罩，吸入一劑純氧。

氧氣面罩的目的，是在更短的時間內獲得更多能量。我經營公司、寫書、主持Podcast，最重要的是，我是個爸爸。對我來說，生活的某些事項比運動更重要，我相信你也是如此。坦白說，和孩子們在一起，對我來說比花一小時努力騎自行車更重要，這就是氧氣面罩的用處。

限制你可以產生多少能量的因素之一，是最大攝氧量（VO_2max）。研究指出，呼吸高濃度氧氣（含氧氣含量高的空氣）可以實現更高強度的訓練，並且與呼吸普通空氣相比，可以顯著提高功率輸出[11]。

佩戴連接到氧氣供應的面罩，能幫助你在更短的時間內進行強烈的訓練，並且提供更多氧氣給組織，而獲得好處。根據科學研究，將VO_2max提高一二%，可以增加兩年的健康壽命[12]。如果可以做到這一點，第二型糖尿病的風險還會降低約六〇%。我第一次嘗試是在一九九五年，在分類廣告網站上買了一個氧氣罐，把它拖到當地的大型健身連鎖店，然後跳上跑步機。那是一個很大的罐子，大約有三呎（約九十一公分）高，而且很重。人們用奇怪的眼神看著我，因為我似乎沒有慢性阻塞性肺病，而且人在健身房。當我用完氧氣後，我沒辦法重新填充，因此實驗結束了，我把空罐子放在網上出售。

現在有了更便利的方式。如果你能夠前往升級實驗室，或附近提供含氧運動訓練（EWOT）的運動訓練設施，就可以透過氧氣訓練器來升級運動流程，或者可以進行高壓氧療法，進入一個加壓艙並吸入純氧[13]。研究指出，高壓氧療法可以減少發炎[14]、增加粒線體生合成[15]，並提高VO_2max[16]，使其成為運動和恢復流程的絕佳補給。有許多設施提供高壓氧治療服務，或者你也可以購買自己的艙室在家中使用。較便宜的型號通常存在塑膠材料的氣體揮發問題，我推薦使用OxyHealth的氧氣艙室。

運動駭客技巧

不同等級的生物駭客

• 如「啤酒罐呼吸」（編註：這個名稱來自一種長得像啤酒罐的水下呼吸器）和進行直膝抬腿及頸部運動等**呼吸和功能性運動練習**，可幫助你升級運動方式，而且不必出門。

• **功能性運動專家諮詢**是找一位專家評估你的身體運動方式，解決和修正效率低落的問題。

雖然修正身體的運動方式通常不包含在力量或有氧訓練的一部分，但它對於充分發揮訓練效果，並且隨時能獲得好處，是非常重要的。

除非你是專業的舞者、武術家或瑜伽老師，否則可能會有不自覺的運動問題。當你呼吸時，可能不知道自己忘記了填滿肺部後方，因為身體並不習慣這麼做。當你把腳放在地上，可能會放在錯誤的部位，或者不會充分利用腳趾的力量。功能性運動專家通常可以在一次諮詢中，就讓你的跳遠距離增加一呎（約〇・三公尺）甚至十八吋（約〇・四六公尺），僅僅透過幫助身體記住如何使用某些被遺忘的肌肉。

有些運動問題甚至不完全是你的錯，主要是由父母傳承而來，有些是基因造成的，但主要是因為嬰兒觀看父母如何移動，然後模仿。如果你的父親走路像猴子，你也會像猴子一樣走路；我小時候的扁平足就像老爸一樣。如果我二十歲時有人花三個小時坐下來，向我展示腳應該如何移動，將為我節省大量運動所耗費的力氣。我本來可以同時活化腿部更多的肌肉，可以進行更多高強度的運動。想像一下，如果有位老師告訴我：「放鬆肩膀，將肩胛骨拉在一起並向下移動，坐著時不要凸出胸骨，對你有好處。」

事實上，我們沒有接受正確的身體運動訓練。許多人因為在辦公桌前工作的方式，感到背部上半部、肩膀或頸部疼痛。我們在學校從未學過如何移動，因此帶著不良習慣。我曾見過一小時的功能性運動專家諮詢帶來的驚人效果，其中一位專家協助我修正步態，並注意到我未活化的肌肉。他輕輕敲打了一下肌肉，令我驚訝的是，我之後就能夠啟動它並控制它了。功能性運動「下載新的軟體」到你的MeatOS，以便你能夠使用你不知道的肌肉。

我第一次體驗到這種啟動過程時，正開始做激烈的瑜伽，有時每週四到五次。我正在做一個非常簡單的動作——下犬式，當瑜伽老師走過來，輕輕按了我背部的一部分，突然間，我的體式明顯改善了。當我在做坐姿前彎時，這對我來說一直很難，老師走過來，輕輕敲打我的下背部兩下，然後提起我的肩膀，我前傾的距離比以往多了十五公分。這讓我對於身體無法正確與自身對話的方式，有了全新的理解。你可能認為你完全掌控身體，但沒有人為你提供軟體升級，有意識地處理身體的每一塊肌肉。

一般來說，如果身體某處經常感到疼痛，會一直從你身上抽取能量，你原本可以將這些能量用在想做的事。除了來自疼痛本身的能量抽取外，慢性疼痛還透過使你運動不當來抽取能量。如果你負擔得了按摩的費用，也負擔得起功能性運動諮詢，將使其他方面的升級更輕鬆。

●初階駭客技巧：呼吸和功能性運動練習

你可以開始使用一個叫做「C型鉗」的練習，改善運動方式。請站起來，用手做出一個C型，像鉗子一樣緊貼在肋骨下方，拇指指向脊椎，其他四根手指指向前面，背部挺直，然後吸氣。這個練習又稱為「啤酒罐呼吸」，部分由神經外科醫生馬歇拉・馬德拉（Marcella Madera）醫師和喬・迪斯本札（Joe Dispenza）醫師共同開發。透過鼻子呼吸，目標是充氣「啤酒罐」，也就是用手形成的C型鉗，使身體前面和背面均勻充氣。請持續練習，直到能在不使用C型鉗的情況下，仍然均勻將前腹和後背充飽氣。

大多數人透過腹部來呼吸，因為他們只學會腹部呼吸。當他們吸氣時，他們看起來有點像懷孕了，彎著腰、駝著背，沒有透過背部來呼吸。功能性的呼吸，能增加氧氣攝取量，呼吸時背部的肋骨與前部肋骨一樣膨脹。當你以這種方式呼吸時，會感覺很不一樣，因為將氧氣送到肺部的更深處。每一次呼吸都以你之前沒感受過的方式充實身體。當我開始這樣做時，我意識到我從未充分利用過肺部的下背部，因為這從未在我的意識範圍內。現在，當我深呼吸時，背部肋骨會移動，呼吸比以前更好、更深。我也發現自己的姿勢改善很多，這對於適當的運動很重要，更多的空氣帶來更多的氧氣、能量和生命。

除了關注呼吸，還需要關注身體的運動方式，以及可能阻礙你從運動中獲得最大效益的因素。以下簡單的診斷技巧，可以讓你了解自己是否存在功能性運動的問題。請站在凳子上，伸直雙腿，但不必完全固定，然後彎腰，雙手向下伸。你的雙臂長度完全一樣嗎？如果不是，有些事情正在阻礙你，可能是身體在補償某種傷害或是功能性運動問題。有些功能性運動專家（我推薦你去見他們，作為一種高階生物駭客技巧）可以推薦適當的反向動作，修復這個問題可能不需要花很長的時間。你還應該讓專家檢查肩膀活動度，像是我發現左肩嚴重缺乏活動度，就做了一些靠牆的練習來解決這個問題。這是你作業系統中隱藏的小故障，需要有人發現問題以便修復。

因為我們花了太多時間坐著，我推薦一個非常有用的運動——直膝抬腿。平躺，盡可能抬高一邊的腿，同時保持背部和臀部貼地。你可能會發現其中一隻或兩隻腿沒什麼力氣，你其實抬得起來，但需要有人用手指輕輕按壓你的腳阻止它移動。問題出在你可能不知道如何完全啟動髖屈肌，或者是膕旁肌有問題，這是可以訓練修復的。如果定期做直膝抬腿，你可能會發現它變得更容易，你的髖屈肌和膕旁肌也會變得更強壯和更有彈性。

另一個常見的問題是頸部活動受限，來自不良習慣（盯著手機看）。為了訓練頸部肌肉並治療疼痛，你可以戴上一個連接阻力帶的頭部護具，並上下點頭，可以加強幫助你保持正確姿勢的深層頸部屈肌，並伸展頸部肌肉以改善活動範圍。你可以在網上找到專門用於頸部肌肉的特殊阻力帶。

●高階駭客技巧：功能性運動專家諮詢

與跑步、騎自行車或舉重相比，去見一位運動專家可能聽起來有點怪異，甚至有點愚蠢。實際上，這是一項投資回報率非常高的活動。功能性運動評估通常需要約一小時，專家會診斷你不知道如何活化的肌肉，就像健康檢查一樣。如果你走路跛腳，很容易看出來，但要弄清楚你只是走路很奇怪，或是有一些你從未處理過甚至沒看過的嚴重問題，就不容易了。

這是消除疼痛的好方法，但即使你沒有太多疼痛，也是消除低效率的好方法。與功能性運動專家進行的一到八次諮詢（可以透過網路搜尋，快速找到一位離你家比較近的專家），將解鎖你不知道的能力，你會改變走路、站立、移動手臂的方式，不需要針對特定運動。如果你想在更短時間內多運動，有什麼比啟動不曾運動過的肌肉能帶來更多的運動呢？

第8章 駭客目標：能量與新陳代謝

如果你問別人，他們希望從運動或飲食中得到什麼好處，最常聽到的答案是「我想減肥和長出腹肌」，有時是變得更強壯或具有更好的心肺耐力，即使如此，當你深入挖掘時，背後真正的目標通常仍然是「減肥和長出腹肌」。

如果這些是你的生物駭客目標，我鼓勵你問自己：如果目標是更擅長將空氣和食物轉化為電能，會發生什麼情況呢？這才是能量的真正來源，如果你在這方面變得更優秀，將擁有更多的力量、更好的心肺耐力，甚至可能會有一些腹肌。

當你每天早上的目標是擁有更多能量時，額外的能量會從腰圍以外出現，最終改變生活中的一切。每天早上醒來時，你要嘛有足夠能量來決定自己成為什麼樣的人、做什麼事，要嘛就是缺乏足夠的能量，沒有的話，你將會生活在自動模式下。

如果高能量水準和新陳代謝是你的目標，就要想出一個信號或輸入，告訴MeatOS的細胞，它們正面臨某種困難。如果你的細胞認為必須應對極端條件，將加速新陳代謝和製造新的粒線體和「粒線體自噬」，也就是針對性地摧毀虛弱無效的粒線體。

你可以遭受困難，挨餓並折磨自己，與懶惰原則鬥爭；也可以利用技術、策略性信號和「曲線斜率生物學」技術，讓身體認為它正在進行極端的事，你就不必遭受那麼多痛苦。我希望第二種選擇更符合你的喜好，讓我們開始吧！

支持細胞駭客技巧的營養補充品

- 活性PQQ
- 乙醯左旋肉鹼
- 草醯乙酸
- 甲基維生素B
- NAD+（編註：又稱諾加因子，是人體的重要輔酶）先質

振動駭客技巧

當我還是一個八歲左右的孩子，我對住在飯店時看到的健身房非常著迷。那時候，健身房會有一些奇怪的設備，你可以站著，腰部綁著一個振動腰帶。在網上可以找到一九五〇年代的老影片，當時人們去俱樂部透過振動來減肥。有些人對這些裝置嗤之以鼻，他們不知道這些機器的概念源於知名發明家尼古拉・特斯拉（Nikola Tesla）和同時代的羅伊爾・賴夫（Royal Rife），他們使用振動來改善人們的健康。

大約在那些看起來滑稽的振動腰帶出現的時候，研究人類體能極限的研究人員（主要是蘇聯和東德，也包括美國太空總署）看到了振動的迷人潛力，意識到振動可能是一種將信號傳入身體，幫助其更快恢復的方式。

俄羅斯科學家對於使用全身振動來恢復太空人的骨密度這個概念特別感興趣。事實證明，站在全身振動器上，對身體有很多好處，尤其是當它以每秒三十次或三十赫茲（Hz）的頻率振動時。之所以有效，是因為骨骼不僅是無生命的鈣質粗粉筆，還包含一種膠原蛋白基質，負責建立其結構的特殊細胞稱為「成骨細胞」，還有另一種細胞稱為「蝕骨細胞」，負責溶蝕和處理多餘的骨骼。骨骼是活組織，就像身體的其他部位一樣生長和脫落，同時也對信號做出反應。

身體中的大多數細胞都是壓電（piezoelectric）的[1]，這代表當你移動或振動它們時，會產生電流，刺激生長。當你站在全身振動平台時，會釋放骨骼細胞中的壓電效應，促進生長和傷口癒合[2]

（正如俄羅斯人所猜測的那樣），同時增加骨密度，那些振動的老機器一點也不愚蠢！

全身振動還可以將氧氣注入身體通常不會有太多氧氣的部位，加速淋巴系統的排液（我將在下面分享更多資訊），有助於排出體內毒素。或許最有趣的是，振動可以欺騙身體，使其認為你的運動量遠遠超過實際情況。如果你站在全身振動平台上做深蹲，大腦和肌肉會認為你每秒做了三十個深蹲，因為它們不斷地在調整你的動作。如果你嘗試在這些平台上保持平板支撐的瑜伽姿勢，代表你正在瘋狂運動。

不同等級的生物駭客

- **聲音振動**，如唱誦或哼唱，以誘導神經系統放鬆。
- 在迷你彈跳床上**彈跳**，有助於促進循環。
- 使用振動的泡沫滾筒和球進行**局部振動**，有助於活化組織。
- **全身振動**包括站在一個以三十赫茲頻率振動全身的平台上，以增加淋巴系統循環、改善骨密度，並增強運動效果。

●極易入手的駭客技巧：聲音振動

你想嘗試一些免費的東西？有一種振動療法完全不花錢：傳統的唱誦。坐下來，深呼吸，然後說「嗡～」（Ommmm）。當你用這種方式使胸腔共振時，會感覺到整個身體的共鳴。你可能會覺得自己像個傻瓜，但誰在乎你看起來如何？如果你家剛好有一個嬰兒，當你說「嗡」時，把嬰兒抱在面前，讓整個胸腔共振，然後觀察嬰兒的反應。嬰兒被這種聲音所吸引，完全放鬆。我和孩子們這樣做過，那是一次美妙的體驗。

有很多書籍和網站教你如何唱誦，多到你可以寫一系列的書籍來介紹。我是「生活的藝術」（編註：Art of Living，在Youtube有呼吸、靜坐相關影片）的粉絲，有呼吸和唱誦課程，每天都有數千萬人使用，就算是參加以幾句唱誦收尾的瑜伽課，都是有效的。

有孩子之前，我會在早上五點醒來，唱誦「Om」五分鐘，或練習由達摩・辛格・卡爾薩（Dharma Singh Khalsa）的高階唱誦。卡爾薩是一位成為唱誦專家的美國醫生，因為相信唱誦對醫學的功效，所以皈依了錫克教，並改了名字。這對我的能量產生了巨大的影響，在某些頻率下的深沉共鳴低音，具有深刻的療癒和激勵作用。

樂音可以用與唱誦相同的方式振動你。有些人對一種澳大利亞樂器「迪吉里杜管」（didgeridoo）發出的深沉轟鳴聲音非常推崇。你可以找到會演奏迪吉里杜管的治療師，或者自己學習演奏；非常基礎的迪吉里杜管售價不到五十美元。其他低成本的駭客技巧，包括進行「聲音浴」：使用「頌缽」

或購買上床睡覺時可以開啟的聲音裝置。會幫助你睡得更好，當你醒來時，神經系統將感到恢復了。如果沒有其他方法，哼唱一首歌也有幫助。☺

●容易進行的駭客技巧：彈跳運動

如果想透過振動來運動細胞，尤其是較針對肌肉細胞而不是神經細胞，振動設備中最容易獲得的是蹦蹦床（rebounder）。你肯定見過，家裡或公寓裡很有可能已經有一個或是被遺忘在車庫。蹦蹦床就像小型的彈跳床（trampoline），可以放在客廳，在一九八〇年代很受歡迎。

多年前，我受邀在生命教練和勵志演說家東尼・羅賓斯（Tony Robbins）舉辦的一個大型公共活動上演講。活動開始前，我去後台看到東尼在蹦蹦床上跳上跳下。這是一個簡單但有效的駭客技巧，因為當身體中的所有組織移動和再循環時，淋巴系統和氧氣也會移動。與此同時，身體中的所有肌肉和筋膜都會收到一個信號：「我需要抓住、釋放、抓住、釋放。」這是另一種欺騙懶惰系統建立細胞力量的方式。

如果對東尼・羅賓斯來說已經夠好了，對我來說也一樣。你可以用大約七十美元的價格購買一個通用的蹦蹦床。

●中階駭客技巧：局部振動

市面上有各種新型振動療法設備，使用振動的泡沫滾筒和球來活化組織，還有一些設備可以讓你沉浸在「聲音浴」中：躺在配有重低音揚聲器的躺椅或按摩床上，這些設備以強烈的方式振動你的全身。進行這樣的活動可以有各種深刻的體驗，戴上耳機，平靜地休息，全身同時在振動。這是一個令人興奮的研究領域，未來十年，我們將了解更多不同頻率的振動（包括聲音），是如何影響你的組織。

細胞和神經系統對振動非常敏感，不僅因為振動有助於將營養物質運送到細胞，也因為振動傳達了有關環境變化的訊息。許多公司正在研發小型設備，在身體上的針灸和指壓點上振動。振動的頻率和位置可以對神經系統產生顯著影響，例如，手腕上的少量振動可以活化催產素，這是一種與浪漫依戀感以及社交連結有關的愛情荷爾蒙。振動也可以將身體從戰或逃的模式轉換到重置或恢復模式。這種深層、深刻的休息狀態，改變了有壓力的運動後的曲線斜率，更快地恢復到基準線，代表更快的恢復。

用來振動身體特定部位的小型設備，起價約兩百美元。我最喜歡的兩種設備是Sensate和Apollo的設備，我將在第九章討論這兩種設備，它們主要作為神經刺激，但同時也提供有幫助的振動療法。

●高階駭客技巧：全身振動

全身振動設備是一項較大的投資，但有充分的理由讓你想擁有一台自己的設備。當我從有毒黴菌中恢復時，成年後第一次直接體驗了全身振動。當時我在加州門洛帕克一個不起眼的商場小房間裡，我任職的抗老非營利組織一位成員遞了一把鑰匙給我，他說：「這對你有幫助」。房間裡有四台非常昂貴的全身振動機器，每台價值約兩萬美元。在接下來的三個月，我與這些機器共處，每次使用不同的頻率，感受它對身體的影響。一種頻率（低於十赫茲）會立即讓我跑去洗手間，另一種讓我感到極度疲勞，還有一些頻率似乎集中在腸胃上，不同的頻率顯然有不同的效果。

多年後，我為自己的一家公司打造了一個振動平台後，正在拍攝防彈飲食的第一堂培訓課，剛從佛羅里達飛到舊金山來錄製培訓影片。攝影師和影片製作人要求我在一個振動平台上保持平板支撐姿勢，作為生物駭客技術的示範。我在機器嗡嗡作響的情況下保持了大約十分鐘，遠遠超過任何理性的人會做的時間，只因為我們試圖拍攝一個好鏡頭。尷尬的是，兩天後，我因為胸痛去了醫院，我過度訓練、擠壓胸骨中的肌肉和關節，感覺就像有人踢了我的胸口。

在正常的振動下，這種情況不會發生在你身上，但有兩件事需要注意。第一是站立時雙腿若是固定，可能會振動到大腦，請不要這樣做。第二是一些便宜的機器會從左到右來回搖晃，時間一久，幾乎可以保證會損壞你的下背。請堅持使用那些能一次振動全身的型號，有很大的區別。

從宏觀的層面來看，當你站在振動平台上時，正在更快地運動整個身體。從微觀的層面來看，振動對整個人體系統造成神經學上的變化。可以使用一些高端的振動設備，你會躺在床上，透過強大的重低音喇叭傳遞振動，播放特定頻率引發不同的意識狀態和細胞活動。有些研究人員一直在嘗試使用特定促進骨密度的頻率進行實驗[3]，這個工作是基於半個多世紀前俄羅斯科學家所做的工作。

如果觀看實驗室培養細胞的影片，你將理解振動為何有如此巨大的影響。細胞依靠它們在其中生長的液體來回流動來維持營養物質覆蓋在其上。在你的身體中，這種運動通常來自血液流動；對於野外的單細胞生物，可能來自池塘或溪流中的水流。事實上，當科學家試圖培養人類細胞時，它們通常不會生長，除非被放置在能夠輕柔地來回搖晃它們的東西上。細胞運動刺激細胞生長，進而產生更多粒線體。良好的全身振動模擬了劇烈運動和血液流經細胞的效果。當你進行全身振動時，由於淋巴引流作用，全身感覺更緊實、更苗條。

如果你要買一台全身設備，應該選擇上下移動或在小圓圈內擺動，而不是劇烈搖晃你的設備。要留意那些可以在網路購買的便宜振動設備，通常是搖晃類型的，可能會損害你的下背和臀部。即使是高端設備也需要小心，你不想讓頭部放在上面，也不想在站立時固定膝蓋，或讓機器振動眼球，這樣做可能會導致神經或視力損傷。當你站在振動平台上時，應該始終確保膝蓋稍微彎曲。

正確使用的話，振動療法可以大大提升你的能量和新陳代謝。如果你平時整天坐著不動（就像許多人工作時一樣），可以透過站在振動平台上一到五分鐘來重置。在上面時，可以做幾個蹲下或伸展的動作。振動會比散步更快地恢復組織。你可以在地板上做十個深蹲，也可以在全身振動機上做來升級這個動作，你的深蹲會更有效，會得到更好的組織循環和氧氣供應。

你可以購買價格五百美元以上的家用機器，儘管大多數優質型號更接近一千五百美元或更高。有些教練、健身房和生物駭客升級中心也提供這些設備供人使用。

呼吸駭客技巧

不同等級的生物駭客

- **呼吸練習**，如屏住呼吸，有助於形成新的血管，而溫・霍夫呼吸法（編註：Wim Hof breathing，又稱冰人呼吸法）可以幫助細胞更有效地吸收氧氣。
- **以技術引導呼吸**改變空氣中的氧氣比例，降低血液中的氧氣含量並增加細胞的韌性。
- 使用低氧裝置**誘發缺氧**，這種呼吸器可以在氧氣豐富和氧氣貧乏的空氣之間交替吸入，增強紅血球的生成。

●易於使用的駭客技巧：呼吸練習

你可以透過控制呼吸方式向MeatOS發送強大的信號，使其改變操作的方式。一種方法是讓自己處於控制的低氧狀態，身體無法獲得足夠的氧氣（或認為無法獲得）。極端的低氧狀態會引起全身性發炎的有害反應，當然，最強烈的低氧形式是致命的。你希望以一種受控制、短暫的方式來進行，以提高新陳代謝的效率[4]，這樣的話，會讓身體學習在低氧水準下運作[5]，但只會持續非常短暫的時間，以免造成全身性的傷害。這是運用曲線斜率的思維來促使細胞改善。

自行車隊和長距離跑者的成員，長期以來一直在利用缺氧來達到更高的表現，他們通常在高海拔地區訓練（或居住），如科羅拉多州的波德或新墨西哥州的阿布奎基，那裡的空氣明顯比海平面稀薄得多，迫使身體適應吸入較少的氧氣。大約六週後，他們的紅血球開始改變，血液中接收和運輸氧氣的分子——血紅素——更積極地與氧分子結合，以便將更多氧氣運送到身體組織中。然後，當他們回到海平面時，呼吸到的空氣感覺非常豐富，充滿了氧氣，感覺好像可以永無止盡地騎自行車或跑步。

你也可以召喚這種感覺，並應用於生活中，你不需要收拾行李搬到科羅拉多州，可以立即在任何地方控制氧氣攝取量，例如，練習源自中國、西藏或印度傳統的普拉納雅瑪（Pranayama）呼吸法[6]。

精心設計的屏住呼吸可以觸發新血管的形成，增強粒線體[7]，增加血紅素生成，提高大腦可塑性，保護心血管系統，並提高一氧化氮（是一種可以擴張微血管以改善血液流動的信號分子）的水準。屏住呼吸的練習基本上是安全的（不要在水下進行，但要注意，生理構造使你不可能屏住呼吸到昏迷的程度）。杜克大學的一項研究指出，控制呼吸的游泳[8]是一種有效的缺氧訓練方法[9]，這可能是游泳對於改善健康如此有效的原因之一。游泳還能在你屏住呼吸的同時提供冷療，只是每次在水中活動時都要特別小心。

有一種特別有效的呼吸練習包括過度換氣，吸入大量氧氣，再完全呼氣使肺部清空，然後做伏地挺身或其他形式的運動，使身體深入挖掘氧氣庫存，推動曲線斜率上升。我曾在舞台上與著名的極限運動員溫・霍夫（Wim Hof）一起展示過這種技術。我在肺部空虛的情況下做伏地挺身，沒有氧氣進入，用盡了細胞中的所有氧氣。然後我繼續做伏地挺身，這似乎不可能，但你可以在肺部空虛的情況下做一分半鐘的伏地挺身。到那時，我已經完全耗盡了細胞中的氧氣，向它們發送強烈的信號，要求它們停止懶惰，開始更充分地吸收氧氣。

結合霍夫[10]的呼吸技巧和運動，是另一種隨時隨地（至少在任何你覺得做伏地挺身時感到舒服的地方）引發短暫但強烈低氧、而且不用花一毛錢的方式，使細胞變得更有效率，提高整體的能量水準。

●高階駭客技巧：以技術引導的呼吸

在升級實驗室，我們的技術可以在你戴著主動調節氣體混合比例的面罩呼吸時，測量你的血氧水準。我們可以改變空氣中的氧氣比例，降低你的血氧水準到使細胞活化的程度，再將你帶回正常水準。這是一種利用曲線斜率生物學更精確、更有反應性的方式，你也許能在家裡附近找到提供這種訓練的生物駭客或運動設施。

如果自己進行呼吸練習，需要每週進行五天或更多的練習才有效，如果選擇高科技途徑，每週兩天也許就足以產生顯著的效果。一旦你進行了六到八週的呼吸練習，可能已經適應了，就像那些進行高海拔訓練的自行車手一樣。你將感覺到能量上非常明顯的變化，因為缺氧會提高AMPK的含量，這種分子非常有用，它將能量豐富的葡萄糖運送到細胞內，有助於保護粒線體免於壓力。

●高階駭客技巧：誘發性缺氧

如果想要全面進行呼吸駭客，可以嘗試使用一種叫做「缺氧器」的呼吸器，會讓你在富氧和缺氧的空氣之間交替呼吸。這種技術是針對古老的西藏火焰呼吸、霍夫以及健康版記者詹姆斯・奈斯特（James Nestor）開發的呼吸練習法的現代改良版。這種缺氧器來自俄羅斯人早期的生物駭客工作，那時，俄羅斯科學家正在尋找改變噴射機飛行員生理學的方法，以便在高海拔飛行時也不需要供應額外的氧氣。

正確使用缺氧器可以迫使細胞更有效地工作，大腦也能運作得更好。誘發性缺氧會提高一種叫做「紅血球生成素」（EPO）[11]的荷爾蒙濃度，進而提高紅血球生成。EPO就是自行車手蘭斯・阿姆斯壯（Lance Armstrong）用來提高運動表現的東西。

在最簡單的缺氧器中，你可以在運動時戴上一個限制呼吸的口罩。你可能會看到一些人跑步時戴著口罩，看起來像是電影《蝙蝠俠》中的班恩，他們用的是生物駭客趨勢中的舊型口罩。新型口罩看起來沒有那麼可怕，感覺更自然，但用起來仍然需要一些方法，如果不正確使用，也是有風險的。我是Viome公司的顧問，他們進行了一項研究，發現長時間的缺氧（經常坐飛機可能會發生）會干擾腸道菌，損害粒線體系統[12]。這就是為什麼我將此稱為高階駭客技巧，需要慎重看待。

俄羅斯人設計了一個複雜的系統，飛行員會透過氧氣過濾海綿進行呼吸。我曾經試過一個類似的系統，肺部會充滿空氣，但同時感到頭暈目眩，感覺很可怕。如果你想嘗試缺氧器，請緩慢地開始，不要整天呼吸八五%的氧氣，否則會有麻煩。但如果你這樣做一分鐘，然後暫停，再做一分鐘，然後暫停，重複半小時或四十五分鐘，將會向細胞發送強大的信號。在進行過程中，絕對要追蹤血氧濃度；你可以在藥妝店或在網路上購買不到二十美元的指尖血氧計機，監控氧氣濃度，直到降至八十多的中位數，然後呼吸正常的空氣，直到恢復到基準線濃度。

血流駭客技巧

不同等級的生物駭客

- **壓力袖套**是一種在運動期間限制血流、費用便宜的方法，但不小心的話可能會有風險。
- **量身訂做的血流阻斷訓練帶**，是一種在運動期間更安全、更可控的血流限制法，可以增加生長激素濃度，讓肌肉生長最大化。

就像透過限制呼吸來增加能量和新陳代謝一樣，你也可以透過限制血液循環發送類似的信號[13]。首先在運動時限制（但不是消除！）手臂和腿部的血液流動，造成肢體局部缺氧，會迅速劇烈地累積來自肌肉活動的乳酸和一氧化氮，經過短時間後放開血流，乳酸和一氧化氮一下子沖向大腦。這種化學脈衝告訴大腦，你進行了比實際更多的運動，身體做出反應，你會看到能量儲存有很大的提升。

血流限制也直接作用於肌肉本身，因為限制了血液流動，肌肉纖維接收到的氧氣比平常還少，特別是一種肌肉纖維——慢縮第一型肌纖維（slow-twitch type 1 muscle fiber），會降低活動性。與此同時，更大、更快的第二型肌肉纖維（type 2 muscle fiber）在氧氣較少的情況下工作得更有效率。第二型纖維是讓你增肌的那些纖維，當你降低血液中的氧氣濃度時，身體會優先使用增肌速度較快的肌肉。

這是欺騙MeatOS的另一種方式，在一般的情況下，身體會先使用更高效的慢縮第一型肌肉，因為它們擅長吸收氧氣。不幸的是，這些肌肉增長得並不快。透過限制它們的血液供應，可以覆寫你的作業系統，說服身體專注於快速增長的肌肉。

限制血流還有一個好處。限制血流運動後，生長激素濃度比不限制血流時高出一七〇%[14]，因為乳酸的激增說服身體釋放更多生長激素。限制血流還增加了一種叫做「類胰島素生長因子1」（IGF-1）的化合物。IGF-1增加了mTOR，這是肌肉生長的一種強效刺激劑。通常你必須透過使用重物來損傷肌肉，才能實現這種效果，結果，你做了更少的運動，使用更輕的重量，時間更短，但得到了更多的生長激素和更多的肌肉。你提高了能量和新陳代謝，同時還獲得力量和肌肉增加的好處，這種駭客技巧實在相當巧妙。

●中階駭客技巧：壓力袖套

對於我們這些居家駭客來說，限制血流所需的努力和金錢非常少。你可以使用基本的皮帶，將其纏繞在手臂和腿部周圍，雖然控制壓力的效果不是很好，但確實有效，只需花費三十五或四十美元。如果你想省錢的話，可以使用很容易取得的ACE繃帶。也可以用護膝、護肘或棉質彈性繃帶等可以局部限制血液流到肌肉的東西。

如果用簡單的皮帶和繃帶，問題在於很容易綁得太緊，切斷太多血流，稱為「完全阻塞」，對你非常不利，因為可能導致危險的血栓形成。如果你選擇這個方法，請不要將皮帶綁得太緊[15]。你希望限制靜脈的血流，但不要阻塞動脈，所有與使用皮帶和繃帶相關的傷害都來自阻塞動脈。如果你把帶子綁得太緊，只會得到更少的肌肉。如果你打算使用棉質ACE繃帶，要綁得比最緊的程度再稍微鬆一些。如果將最緊的綁法訂為十分，最鬆的訂為零分，要在大約七分左右，足以限制靜脈，但不限制動脈。請記住，即使你感覺不到，每綁一次都會增加緊度。

●高階駭客技巧：量身訂做的血流限制帶

B Strong的帶子專門為血流限制所設計，有像血壓計上那樣的充氣囊。我曾邀請 B Strong創辦人、運動生理學家吉姆・斯特雷—葛德森（Jim Stray-Gundersen）來上Podcast[16]。他與日本健美運動員佐藤義昭（Yoshiaki Sato）合作多年，後者最先提出了血流限制作為一種訓練技術的概念。斯特雷—葛德森想開發一套簡單、舒適的系統，讓普通人也能有效使用。B Strong的設備看起來像醫生的血壓計，但專為大腿和上臂設計，它配有小型打氣泵球和指針，顯示你應該施加多少壓力。

使用B Strong的帶子，可以設定正確的緊度然後停止充氣，比ACE繃帶更安全、更容易控制。但實際上，你可以從在浴室隨手可得的ACE繃帶開始，綁在兩個上臂的肱二頭肌上——不要太緊，也不要太鬆——然後做一些使用不到通常所用重量一半的舉重練習，會同時獲得能量和力量的提升。

你不必花三百多美元，可以去健身房或健身中心使用B Strong的設備。對於追求頂尖的人，可以去找專門教導血流限制運動訓練的教練。教練會使用與你在家中使用的血壓控制袖套類似的東西，但會提供運動的詳細指導。我在家裡就這樣做：將限制血流袖套套在手臂上，然後拿起一些重物，做些彎舉和一些雙槓撐體（dips），也許還有三頭肌訓練，或者與其他運動技巧結合。我會把它們套在腿上，站在全身振動平台上，做十次深蹲。

專業提示：血流限制結合全身振動對細胞會產生驚人的效果。第二天，你會看起來更結實，感覺更有活力。

電磁駭客技巧

長期以來，醫學界對於提議使用磁鐵來治療和強化身體的人持嘲笑態度。電磁駭客一直以來都被視為荒謬的觀念，直到一位受尊敬的骨科醫生羅伯特・O・貝克（Robert O. Becker）詳細記錄了電能如何成為生命的一部分。他寫了一本經典之作，每位生物駭客的書架上都應該有，名為《身體的電力：電磁學與生命的基礎》（*The Body Electric: Electromagnetism and the Foundation of Life*）。在這本書中，他的論點圍繞著一個叫做「霍爾效應」的電磁學基本原理，該原理指出，如果電流通過磁場，磁場將對電流產生橫向力。我們知道，電子帶電，還知道電子一直在身體內流動；電流是細胞代謝的重要組成部分，因此，磁鐵必定能夠透過改變電流影響身體。

研究人員不斷了解更多關於電流對身體的影響，例如，如果皮膚受傷或骨折，會發生電學上的變化。這種電學變化會製造一個信號，告訴身體何處以及如何啟動癒合過程；而身體中的任何信號都有可能被駭客入侵。直到最近，如果腿骨斷裂，骨頭碎片之間有空隙，醫生通常只會把腿切斷。如今，醫生使用越來越多的電刺激療法來治療患者[17]：在斷裂的兩側接上一點電流，電流穿越空隙，駭客入侵身體的電系統，叫骨細胞在電流位置生長。

當你以正確的方式將電力與磁力結合在一起時，可以在不直接應用電流的情況下操作電流。透過這種方式，可以產生一個強大的生物駭客信號，用來改善能量和新陳代謝。這個神奇的信號是脈衝電磁場（PEMF），你讓身體暴露在一個快速開啟和關閉的磁場中，從而在體內引起相應的電流變化。

許多人一開始難以相信細胞會受到完全看不見的電磁場的影響，然後，我看到他們的眼睛睜大，當我帶他們去升級實驗室並打開高功率脈衝電磁系統時，我會把機器放在他們的手臂上，他們的手臂會不自主地抽搐，幾乎就像在做彎舉一樣。背後的原因是ＰＥＭＦ設備中的磁場在神經中誘發了電流，導致肌肉收縮。在微觀層面上，脈衝電磁場快速開啟和關閉細胞膜，每秒高達十次。這是一種高效的細胞內部清潔方式，使細胞能夠吸收更多氧氣並排出毒素。有了更多的氧氣，細胞產生更多的能量。有了更少的毒素，細胞的新陳代謝運作更加平穩和高效。

新陳代謝性能的最佳指標之一，是骨密度：如果你的骨密度非常高，表示你擁有足夠的礦物質來打造骨骼，而且新陳代謝活動正在有效利用這些資源來打造身體。確實如此，定期使用高功率ＰＥＭＦ的人經常具有極高的骨密度。獲得如此強大的骨強度和密度的另一個方法，是進行大量的高衝擊運動，但隨著時間一久，關節會受損。

經常接受ＰＥＭＦ治療的人還會看到全身新陳代謝改善，細胞更健康、充滿活力，因為身體得到有針對性的強烈運動信號。高功率ＰＥＭＦ大幅度地提高了體內「骨塑型蛋白」（bone morphogenic protein）的含量[18]。當骨塑型蛋白含量提高時，細胞會更充分地使用葡萄糖和酮體作為燃料，新陳代謝變得更強大。有了更多的骨塑型蛋白可用，細胞對能量更加渴望，更努力工作，有助於平衡新陳代謝紊亂。

●高階駭客技巧：脈衝電磁場（PEMF）治療

不幸的是，目前還沒有便宜且簡單的方法，可以自行進行PEMF治療，至少目前還沒有。PEMF治療需要昂貴的專業設備，就像我們在升級實驗室所擁有的設備。你可以花大約兩百美元買到一個低功率的系統，可能有助於你的血液循環或荷爾蒙水準，但對於新陳代謝並沒有很大的好處。要實現這個目的，需要使用高功率的專業級系統。話雖如此，治療的成本是合理的，治療時間很短（通常是二十分鐘或更短），即使對於已經進行高階訓練的人來說，效果也是顯著的。

著名的WWE摔角選手、真人秀《全明星》的明星妮琪·貝拉（Nikki Bella）曾經到升級實驗室尋求幫助，為她與朗達·羅西（Ronda Rousey）的最後一場WWE比賽做準備。我們在她的脖子上使用了我們的PEMF系統，她那裡有個舊傷。第一次治療後，她對效果感到驚訝：「天哪，我的脖子完全不痛了！」PEMF重新活化了細胞，恢復了細胞無法自行做到的代謝能力。她的MeatOS告訴她，受傷的細胞必須保持安全和休眠狀態。我們的PEMF信號則向細胞展示了它們其實有能力，突然間，這些受傷的細胞恢復了靈活度，關閉了多年來一直活躍的疼痛信號。

我在這裡不只是在吹噓自己的業務。高功率的PEMF系統目前在許多診所中都有，供訓練師使用。你可以在網上搜尋附近提供PEMF治療的設施。大多數治療的費用約為每次五十到六十美元，但如果你購買一整套方案，通常可以打折。要進行多次治療，才能從中受益[19]。將PEMF治療視為一種相對負擔得起的方法，不僅可以減輕疼痛，增加能量，還可以避免真正昂貴且造成反效果的療程。這更是一種非常有效的方式，可以在不浪費時間在健身房做無效訓練的情況下，獲得運動的好處。

第9章 駭客目標：大腦與神經健康

開始升級大腦之前，先給你一個有用的提示：大腦就像一隻從未見過鏡子的森林大猩猩。

如果你不明白我的意思，可以快速在網路搜尋一下，看科學家放鏡子在野外，拍攝大猩猩第一次遇到鏡子時的實驗影片，結果非常有趣。大猩猩停下來，看到自己的倒影，呆住了，牠沉思了一會兒，你可以看到牠突然靈光一閃，意識到「哦，等等，那是我！」之後牠坐在那裡，對著倒影微笑，並撥弄卡在牙縫中的樹葉。大猩猩通常不會有鏡子！這個生物以前從未看過自己的牙齒，但只要一有機會從新的角度看自己，牠就懂得如何利用鏡子。

你的大腦就像那隻大猩猩，如果用對策略，將正確的信號放在它面前，就能啟動更高層次的運作。（延伸這個比喻：腦中的遲鈍和迷茫就像大猩猩牙縫中的樹葉，你想除掉這些東西，而且可以輕易做到，如果知道方法的話。）你的大腦被設計成能迅速改變，能夠自我改善，並且比身體的其他部分都更能成長和進步。你想要更好的記憶力、更快的思維速度和更清晰的頭腦嗎？這些是你的主要目標嗎？這些目標都在你觸手可及之處。

問題在於，大腦幾乎沒有自我意識，因為它的所有感應器都是朝外的。這是MeatOS的另一個限制，受到演化的磨練，用來提高生存能力，而不是讓你發揮最大的潛能。大腦和其他神經系統都有自己的惰性，時時監控著周圍環境，不想浪費資源在自我提升。這就是為什麼你只有一個來自大腦的回饋系統：三叉神經，它傳遞臉部的感覺並控制咬合和咀嚼。除此之外，大腦將注意力都放在周圍的世界上，自動根據環境做出回應，卻無法看到自己。

缺乏自我意識的系統是一個容易被駭的系統。我第一次接觸神經學駭客技術，是在二十多歲時進行第一次「神經回饋」（neurofeedback）課程時。那時我在矽谷工作，生活非常需要思考，事業處於巔峰狀態。然而，我經常感到自己很蠢，在會議中突然忘記應該立刻知道的基本技術細節。後來發現，我曾接觸到會干擾大腦新陳代謝的毒素，但那時我毫不知情，我只知道我想變得更敏銳、更清晰，所以開始閱讀神經駭客技術的相關資訊。

我買了所有找得到的關於大腦的書，閱讀了網路上跟大腦有關的最新研究，並對當時的一種實驗性技術——神經回饋——產生了興趣。神經回饋的目標是透過訓練，讓大腦變得更好，讓它變得有自我意識，以便接受意識的命令，控制大腦的MeatOS，就像那隻大猩猩看到鏡子一樣。

在實驗性的駭客思維下，我買了一台自己的腦波儀（EEG），當時相當昂貴。我開始自己進行神經回饋，但很快我意識到這樣做是危險的，你不會知道自己是否犯了錯。我意識到與專業人士進行神經回饋更好，所以把腦波儀放在置物櫃，它至今仍在某個地方的抽屜裡；從那時以後，我一直與專家一起工作。

有一些基於神經回饋的生物駭客技術，你可以自行安全地執行。然而，那些能夠重塑大腦作業系統的真正高度技術屬於另一個類別。我最後開了一家名為四十年之禪的診所，專門為高端的大腦性能提供專業指導。有很多方法可以活化神經系統的曲線斜率，但需要聰明謹慎地使用。

支持神經駭客技巧的營養補充品

肌酸
左旋茶胺酸
假馬齒莧（*Bacopa monnieri*）
活性ＰＱＱ
草醯乙酸
燈油藤（*Celastrus paniculatus*）

神經回饋駭客技巧

不同等級的生物駭客

- 家用神經回饋裝置能夠讓你訓練大腦轉換到不同的狀態。
- HEG（Hemoencephalography）使用紅外線感應器來測量有多少富氧血液流經大腦各部位，這是一種監控心智活動的強大方式，以便你能有意識地影響它。
- 專家指導的神經回饋，與經驗豐富的神經回饋技術員合作，可以幫助你加倍發揮大腦的優勢，並改善弱點。

●容易使用的駭客技巧：家用神經回饋裝置

神經回饋是喚醒「大猩猩大腦」最簡單的方法之一。現在你可以花大約兩百美元買一套適合一般消費者的神經回饋系統。其中一套叫做Muse，是一個頭帶，透過一種腦波測量技術（EEG）來讀取大腦波形，並將結果傳送到手機或筆記型電腦，重點在教你如何轉換到不同的心智狀態。這種方法對某些人有效，對其他人則不見得有效，要試看看它是否適合你。

FocusCalm是另一款消費者使用的神經回饋裝置，也使用ＥＥＧ來監測腦波，但它將讀數與特定任務結合在一起：透過讓你在試圖保持大腦平靜的同時，在手機上透過遊戲來訓練。我發現這種回饋真的很有用，不僅教你保持冷靜，還教你在完成工作的同時保持冷靜。

Muse和FocusCalm並不便宜，但相當容易買到，大多數人都可以嘗試。如果你可以從朋友那裡或在健身中心試用設備就更好了。神經回饋不但高度個人化，而且種類很多。多年來，我已經從十家不同的公司購買了神經裝備並對其進行了評估，我可以告訴你，不同的裝備有不同的功用。

●中階駭客技巧：HEG

ＥＥＧ的裝置能夠透過微小的電子感應器來檢測大腦中的變化，但還有其他方法可以監控大腦內部的活動，其中一種叫做ＨＥＧ，使用紅外線感應器來測量有多少富氧血液流經大腦的各個部位。監控心智活動，以便你能夠有意識地影響它，這是一種強大的方式。你可能會驚訝於控制血流有多容易。神經回饋愛好者有時會嘗試一個簡單的技巧：給某人一個數位化溫度計，告訴他，只要思考就改變手指的溫度。只需要一、兩天的精神實驗，大多數人都做得到，不需要理解如何做到，只需要用意念讓它發生。

ＨＥＧ利用了同樣的能力，訓練你有意識地在頭部移動血液。這項技術最初是為了幫助像我這樣有「注意力不足過動症」（ＡＤＨＤ）的人而開發的。事實證明，像我這樣的人在嘗試專注時，大腦前面的血流量較低。研究人員發現，他們可以透過每天使用五到十分鐘HEG的神經回饋[1]，幫助ADHD患者明顯改善。病人會玩一個影音遊戲，學習如何在大腦中移動血液，以便讓前額葉皮質（大腦有意識思考的部分）獲得更多的血液、氧氣、營養和能量。研究指出，這種訓練可以永久提高人們的注意力指數[2]（專注力的量化指標）。

HEG現在比以前更容易獲得。一家叫Mendi的公司目前銷售一款適合消費者的HEG神經回饋裝置，可以用四百美元以下的價格購買。你將紅外線感應器放在額頭上，它看起來像電影《創：光速戰記》中的一個小頭帶，並將讀數傳送到你的手機。然後你可以透過任何方式，讓螢幕上的一個小圖標上升來執行操作。研究指出，這種類型的神經回饋有助於治療睡眠障礙、注意力缺失症、情緒和記憶問題，效果驚人。

高階駭客技巧：專家指導的神經回饋

如果你負擔得起神經回饋技術員的費用，所在地區又剛好有一位優秀的技術員，很值得去進行一次大腦諮詢，過程大約需要一小時：設定需要十分鐘，再花另外十到二十分鐘進入狀態，進行一些訓練，然後進行評估。如果你不斷回去精進技巧，費用會變得昂貴，通常每次是一百五十到兩百美元。但是一位優秀的神經回饋技術員可以幫助你加強大腦的優勢，修補弱點。

如果進行得當，神經回饋比冥想有效得多，因為繞過了語言，直接作用於大腦。我去過尼泊爾，坐在美麗的科潘修道院（Kopan Monastery）裡，參加由一位瑞士修女主持的冥想課程。她花了半小時指導我們進入各種不舒服的姿勢，並告訴我們想像特定的圖像，比如一個三吋（約八公分）高的金色佛陀。我開始感到荒謬，後來我明白了原因：修女試圖使用語言來活化大腦狀態，但是根本沒有語言可以告訴大腦，「打開枕骨的阿爾法波（α波），降低δ波（德爾塔波）的強度，但同時也要組織起來。」

神經回饋更直接，你可以查看讀數，並學習如何有意識地控制大腦狀態。你可能不知道你正在做什麼，但可以輕易地感受到結果，然後可以學習如何瞄準那個確切的狀態——不是透過對文字的回應，而是直接用大腦指向那個位置。我不相信任何人有時間每天冥想兩小時或在修道院裡度過十年，來達到想要的目標。神經回饋是升級神經系統MeatOS最快、最重要的方式之一，這樣我們就可以在對彼此生氣的事情上，花費更少的精力和時間。當你對自身有了更多的清晰度和自我意識時，對自己和其他人都會更好，能讓你處於駕駛座上掌控全局。

直接的神經駭客技巧

●容易使用的駭客技巧：迷走神經刺激

神經回饋依賴大腦有意識的操作，但也有方法可以直接從外部影響神經系統。北卡羅來納大學教堂山分校的精神病學教授史蒂芬・波吉斯博士（Dr. Stephen Porges）開創了「多重迷走神經理論」

（polyvagal theory），他意識到刺激迷走神經（人體最大、最長的神經）是一種改進大腦特別有效的駭客技巧。迷走神經從大腦經過耳朵底部，穿過頸部向下，一直延伸到腸道，控制著自主神經反應，也就是「戰或逃」的反應。這就是為什麼當你害怕時，胃會感到不適且無法進食的原因。

如果迷走神經受到發炎影響，可能引起顳顎關節（TMJ）疾病[3]，導致可怕的下巴疼痛。波吉斯發現，迷走神經與一連串神經系統疾病和不好的大腦狀態有關。正確刺激迷走神經，不但可以控制TMJ疾病，還可以深沉地放鬆整個身體[4]。你可以指示迷走神經關閉壓力和焦慮，減輕偏頭痛和其他形式的疼痛，並改善睡眠[5]。

目前有些公司生產適合一般消費者的迷走神經生物駭客設備，其中一家公司叫HUSO（我是它的顧問之一），生產一款價值六百美元的設備，結合了聽覺輸入與放在手腕和腳踝上的小型振動裝置，稱為「換能器」。該裝置創造特定的調製頻率，在身體中創造一種自然共振，平衡壓力反應。使用該裝置時，你躺在那裡，對迷走神經和副交感神經系統（控制舒緩的「休息和消化」行為）[6]產生深沉的影響。

另一家公司Apollo，由匹茲堡大學迷幻療法領域的領導者大衛・拉賓博士（Dr. David Rabin）創立。Apollo的器材看起來像一支戴在手腕上的手錶，以一個已經被證明可以緩解壓力和改善睡眠的頻率振動，甚至可以模擬擁抱的感覺——人體觸摸的力量。這種觸感刺激傳遞給迷走神經的末梢，導致心率和血壓降低，也增加了體內催產素的濃度，催產素是促進社交連結和性愉悅的荷爾蒙。

Sensate公司則提供了另一種刺激迷走神經的選擇。Sensate設備是一個小吊墜，可以放在胸骨上，它以特定的頻率振動，刺激迷走神經進行放鬆，舒緩的振動有助於打開副交感神經系統的「休息和消化」部分，帶來平靜和放鬆。

聲音駭客技巧

不同等級的生物駭客

- **聲音回饋**使用不同的音樂來改變大腦狀態。
- 有「音樂療程」的**聲音療法**使用聲音信號來活化迷走神經。
- **光線增強加聲音**將聲音與彩色閃光燈結合使用，引起大腦的正向變化。

許多用於刺激迷走神經的設備都使用了振動。所有聲波都是一種形式的振動，而聲音是一種強大的工具，可以用來駭入大腦狀態。許多人在辨別聲音方面有困難，我也是其中之一，去一家擁擠的餐廳，我會聽不清楚其他人在說什麼；在會議室裡如果有五個人在談話，我必須努力集中精神去辨別他們的對話和前後句子的意思。我知道許多人也面臨這個挑戰，而這個問題可以透過生物駭客來解決。

為了尋找解決方案，我去了一位聽力學家那裡，進行所謂的「聽覺整合療法」（AIT），這種測試是為了找出大腦在捕捉聽覺信號方面的弱點。結果發現，我在高頻端具有像狗一樣的聽力：可以聽到青少年聽得到、但成年人通常聽不到的高音，但在中音頻（一千赫茲左右）存在顯著的缺陷（人類聽覺的範圍從二十赫茲到二萬赫茲）。然後，聽力學家進行了一種聲音神經回饋實驗：他播放了一首我熟悉的莫札特交響樂，其中一個關鍵位置少了鈸的聲音。在這個過程裡，我的大腦會努力聽它所期望，卻不在那裡的聲音。

這個看似簡單的駭客技巧，足以加強我大腦中從未學會聽取特定頻率範圍的大腦功能。我會聽不同的大腦訓練音樂一個小時，然後因為完全專注而感到筋疲力盡。但做完後，我的聽覺得到了顯著改善，這個過程改變了我的生活。這就是聲音所開發的MeatOS的力量。

●容易使用的駭客技巧：聲音回饋

耳朵為大腦和神經的MeatOS提供了一條通道，這是一個古老的想法，遠遠早於現代技術。最初的聽覺刺激是西藏的「頌缽」，一個僧侶會在一隻耳朵敲頌缽，在另一隻耳朵敲另一個頌缽，並啟動精神過渡狀態。大腦在一邊聽到聲音，在另一邊也聽到聲音，並試圖使它們配對。當大腦這樣做時，被迫脫離基準線，這是推動曲線斜率一種簡單而古老的方式。另外，唱歌也是一種有用且免費的治療方式：運動你的聲音可以刺激迷走神經[7]，並有助於從壓力中恢復。

如果你想體驗定向聲音刺激的現代版本，基本上不用花錢就可以做到：在YouTube上搜索「Binaural Beats」（雙耳節拍）。還有Centerpointe，使用更先進的雙耳節拍形式，稱為Holosync聲音，這項服務的成本低於兩百美元。該公司的創辦人比爾・哈里斯（Bill Harris）是早期的大腦駭客。我已經使用Centerpointe好幾年了，結果讓大腦更敏銳，很有效。每晚睡覺前聽音頻，大約六個月後，大腦會感覺更有條理——僅僅是聲音的影響。

還有Focus@Will，是音樂訂閱服務，年費大約五十美元。Focus@Will建立了專為學習或運動時引導特定神經狀態的器樂配樂。不同人的大腦，對不同的配樂有不同的反應。

●中階駭客技巧：聲音療法

史蒂芬・波吉斯博士還開發了一種基於聲音的神經駭客技巧，稱為「音樂療程」（Safe and Sound Protocol, SSP）[8]，由越來越多的治療師提供，使用聲音信號來活化迷走神經。你可以遠端聽SSP播放曲目，或在專業人員的辦公室中使用耳罩式耳機聽。這項技術有助於重塑神經網絡，並將神經系統從戰或逃轉變為社交參與和放鬆的狀態。

事實證明，有一些特定頻率的聲音，尤其是在女性的音域內，有助於釋放和療癒神經創傷。聲音療法可以重置神經系統，加速從慢性壓力中恢復。在我的Podcast中，波吉斯跟我分享了一個音樂療程了不起的例子。當他在美國時，他會在可容納五百人的房間裡播放音樂療程的曲目，並觀察他們的反應。他會和治療師一同在場，因為聲音療法可能會將埋藏在深處的強烈創傷帶出來，通常會有幾個人只聽到聲音就開始無法控制地哭泣，而治療師會照顧這些人。

有一次，波吉斯去倫敦對另一個有五百人的房間進行了相同的演示，但幾分鐘後，他必須停下來，因為房間裡的許多年長者變得非常沮喪。他意識到，年長的參與者曾經歷自己的城市在二戰期間受到轟炸的經歷，這件事製造了巨大的集體創傷。房間裡的許多年輕人也在掙扎，因為他們大多數是從飽受戰爭摧殘的國家移居到倫敦的移民，正在面對系統性、承接兩代之間的創傷。無論如何，大約四分之三的房間的人正在經歷一種由聲音中介的轉化過程。

我自己也進行了音樂療程，可以證實其有效性。你聽著音樂，在業者的幫助下進入一種改變的狀態。當你走出來時，會感覺像一個不同的人。我認識的這項工作的業者也說他們的病人有強烈的反應。

●高階駭客技巧：光線增強加聲音

聲音是一種強大的神經駭客信號，光線也是如此，為什麼不將它們結合在一起呢？現在有幾家公司出售將聲音與有色閃光相結合的設備，其中最受歡迎的設備之一是BrainTap，它看起來像一個帶有一堆LED燈的高級耳機，這些燈光在耳朵上的穴位或針灸點上閃爍。你還可以戴上護目鏡蓋住眼睛，同時聽取會對閃爍燈光進行反應並引導你進行冥想的音檔。這個裝置不便宜，接近七百美元，但可以在大腦活動中創造深沉的變化。現在，你不再依賴文字或敲擊頌缽來影響神經作業系統，你正在使用引導技術將大腦放在特定狀態中，最終結果是實現更深層的睡眠、更高的警覺性和創造力。有些職業運動員在上場前使用BrainTap，可以將自己的大腦帶入所謂的β狀態，產生更多和更快的腦波。

光線和視覺駭客技巧

不同等級的生物駭客

- **視覺運動**是加強視力和幫助眼睛協同工作一種簡單的方法。
- **在紅光下閱讀**可以改善眼睛的力量和健康。
- **清除有害光源**並保護眼睛免受影響，可以改善大腦和神經系統的功能。
- **調製光LED和雷射光**可以透過頭骨直接發送信號進入大腦，用紅光或紅外線刺激你的細胞。
- 使用快速閃爍的LED燈進行**LED大腦閃爍**，可以在避免眼睛過熱的情況下提供更多的光線劑量。

你看到的任何事物，都會創造一個進入大腦的信號，所以任何類型的光，實際上都是潛在的駭客工具。你不需要先進的技術，甚至不需要人造光源，也可以使用一些非常簡單的駭客技巧，來訓練眼睛和視覺系統。

●容易使用的駭客技巧：視覺運動

幾乎每個人都可以從這種極其基本的技術中受益：每天或至少每天早晨和晚上，每隔一小時左右，遠眺遙遠的地平線。如果你在隔間辦公室工作，找一個地方，可以透過窗戶看到外面，這樣就夠了。專注於至少二十呎（約六公尺）遠的東西，並保持凝視約十五秒鐘。然後在該距離和面前不到三十公分遠的東西之間來回切換：維持十五秒，過程至少三分鐘。你在做的是改變眼睛的焦點，從遠處到近處。這不用花錢，也不用花什麼力氣，並且具有顯著的好處。如果定期這樣做，將改變神經系統並強化雙眼，使你更不容易出現視力問題。

大多數人都有慣用眼，代表我們的眼睛不擅長作為一個團隊來工作。慣用眼通常是右眼，就像大多數人都是右撇子。你可以將手放在你面前，讓視線穿過它們，然後手慢慢靠近你，直到你只能看到一隻手指。此時，當你闔上慣用眼時，你的手指不會移動；闔上非慣用眼時，手指會移動。

你的大腦很懶惰，通常只使用一隻眼睛，只有在需要立體視覺時才會使用兩隻眼睛。但是你可以透過一個簡單而有趣的方法來破解它的懶惰，讓兩隻眼睛一起工作[9]。將三顆珠子放在一條約十五呎（約四・五公尺）的繩子上，排列成一顆珠子離你三十公分遠，一顆珠子離你一百八十公分遠，一顆珠子離你三百公分遠。將繩子的一端拿到你的鼻子前，另一端繫在固定的物體如門把上。當然，你看起來會像個白癡，但誰在乎呢？專注於一顆珠子，然後專注於下一顆珠子，然後專注於下一顆，一直重複。當眼睛開始一起工作時，可以改善疊影、頭痛、眼睛不適和其他消耗能量的問題。

要做更高階的訓練，可以與視覺專家合作，他們可能會使用客製化的影音遊戲或ＶＲ眼鏡，來改善你的立體視覺。當你教導眼睛協同工作時，會大幅減少看東西所需的能量。

容易使用的駭客技巧：在紅光下閱讀

一般來說，大量的近距離閱讀會損害周邊視覺、立體視覺和遠近焦點。研究指出，在紅光下閱讀，即使只有十分鐘的時間，也可以改善視力強度和健康。紅光還可以增加視網膜中粒線體的能量輸出[10]。我晚上閱讀時，會使用紅光，或將手機螢幕燈調成紅色。有充分的證據顯示，在紅光下閱讀可以改善眼睛健康[11]。我定期在臉上進行光療，兩隻眼睛的視力都是二十／十五（編註：這是美國表示視力的說法，相當於台灣所說的一・三度）。

光還透過設置或調整「生理時鐘」（大腦中的時間進程），來影響神經系統[12]。眼睛中的細胞，有百分之五並不用來收集視覺所看到的光線，相反地，它們收集直接進入生理時鐘系統的光線。光的角度、強度和顏色強烈影響了它對身體節奏的影響方式。我的公司TrueDark已經開發了可以控制所有變數的眼鏡，我們進行的腦波研究指出，這些眼鏡會引起大腦活動的深沉變化。對我來說，戴上這些眼鏡十分鐘後，會創造出一種類似高階冥想的大腦狀態，這樣做也幫助我進入深度睡眠的時間多了一倍。

●容易使用的駭客技巧：清除有害光源

改善大腦和神經系統最好的方法之一，是避免有害的光線。什麼是有害的光線？晚上進入任何一家雜貨店或大賣場，你將會受到高強度、帶有藍色色調ＬＥＤ燈的攻擊。購物結束時，你會覺得好像被麻醉了，會懷疑自己為什麼買了那麼多不需要的東西。事實證明，這些大型零售商已經研究了照明模式的生理學，發現當商店採取過度照明時，人們會買更多。

你的大腦演化成期望在日出或日落時，從大自然接收斜射角度的紅光，以及在一整天接收來自頭頂的藍光。身體深處的自動系統，會被夜間強烈的正上方藍光完全打亂，它活化了視交叉上核，這是位於下視丘內的一部分，指導生理時鐘的運作。藍光還會抑制褪黑激素[13]這一種告訴身體何時入睡的荷爾蒙，而且某些形式的藍光甚至對視網膜有害。

所以對自己好一點吧！下一次晚上購物時，戴上一頂棒球帽和能阻止四種過度刺激大腦波長的遮光眼鏡（不是那些市售的藍光眼鏡，它們無效）。你會買得更少，出來時會感覺更正常，即使是傳統的深色太陽眼鏡也有幫助。

●中階駭客技巧：調製光ＬＥＤ和雷射光

我們已經確定光線為大腦提供了一條通道，事實證明，閃爍的光對神經系統尤其有深遠的影響。催眠師早就知道這一點。二〇〇〇年，挪威政府開通了萊爾達隧道，這是世界上最長的山區隧道，長達十五哩（約二十四公里）。隧道剛開通時，經過的車子發生了異常多的事故，人們總是在駕駛時睡著。安全檢查員發現，道路上方均勻間隔的燈光，讓駕駛不斷接觸到重複的閃爍，這種閃爍讓他們進入一種異常狀態，有時會失去專注力，無意中撞毀了車子。為了解決這個問題，工程師重新設計了隧道燈光的間距，使其變得隨機分配，還添加了一些休息區，供駕駛停車休息，四處走動，欣賞外面的世界，因為隧道內的燈光太具催眠作用了。

調製光也是一種強大的生物駭客技巧。現代ＬＥＤ和雷射光如此強烈且易於控制，可以透過紅光或紅外線將信號直接傳送到大腦，刺激細胞。現在有幾家公司出售用來刺激大腦的商用光療設備，通常設計成頭盔，有些使用ＬＥＤ來傳遞光信號，而其他一些使用雷射光，後者略微有效。（甚至有人會購買紅外線安全照明器，取下蓋子，將其照射到頭部。我自己試過，有效而且相對便宜，約五十美元，但我不建議這種DIY方法，除非你真的知道自己在做什麼，否則不要自己動手。）

我的公司TrueLight生產了一款這樣的光療設備，稱為Baton Rouge，可以將明亮的紅光和紅外線照射到大腦的特定部位。其他公司生產了紅外線和紅光刺激的LED，可以使用一個小夾子將其放入鼻子中，以便光線照射到大腦的底部。這些設備都可以改善大腦的血流。戴在頭外面的那些設備如果帶有紅光的話，還可以刺激頭髮生長。可以選擇的範圍非常廣泛，從七十五美元的LED頭髮生長刺激器到五千美元的雷射光帽都有，後者會引起大腦血流的劇烈變化。

最安全的設備使用LED面板，只產生中等強度的光。在這些情況下，你不太可能用光過度刺激大腦。即使是高功率的系統，通常也可以運作二十分鐘左右。主要設計用於臉部和頭髮，儘管也有助於大腦。如果你使用將光集中在頭部某處的頭盔設計，我建議不要使用超過一分鐘。大腦接受過多光刺激的跡象是感到腦霧和昏昏欲睡（神經元疲憊的跡象）或者渴望糖（神經元需要更多能量的跡象）。對於新手來說，大腦上的光療五分鐘應該足夠了。我做了很多光療，通常需要二十五到三十分鐘，才能感覺到充分活化。

●高階駭客技巧：LED大腦閃爍

以光為基礎的大腦駭客最尖端的科學，使用了快速閃爍的LED燈。LED幾乎可以瞬間打開和關閉，具有巨大的曲線斜率影響力。沒有LED技術，就無法進行高階的大腦光療。

這個領域的科學研究才剛剛起步，但已經有一些公司正在開發可穿戴的閃爍燈或治療燈，目標是實現更快的恢復力、更好的睡眠，以及特定的荷爾蒙反應。神經科學家和生物駭客才剛開始探索使用體內光信號網絡促進生理變化的最佳方法，在接下來的三到五年內，將會看到很多這方面的新興研究，因為光對生理的影響是如此強大，而且LED的成本現在接近於零。最大的問題是如何以正確的速率、使用正確的顏色閃爍，以獲得期望的認知和神經效果。快速脈衝光可以在不讓大腦組織過熱的情況下提供更大劑量的光，為更強的光駭客打開了大門。

電流駭客技巧

不同等級的生物駭客

- 經顱直流電刺激（tCDS）使用直流電刺激大腦細胞，使其更強大。
- 肌肉電刺激（EMS）使用一種或多種類型的電刺激來訓練肌肉或神經。最好的設備如NeuFit是多波形的，可以提供更大的效果。

在前一章中，我描述了電磁信號如何改善細胞代謝，還可以使用定向電流瞄準大腦和神經系統。本質上，你正在繞過振動、聲音和光等感官刺激，直接使用神經細胞的語言：電流。

如果你將電流接到手臂上，電流會代替你移動手臂；你是在強加一種狀態，而不是創造一種狀態。原則上，對大腦做同樣的事情是有可能的，這是令人驚奇但坦白說也很可怕的想法：如果可以強加一種狀態到大腦，應該由你自己來進行，只要想像一下，如果想要控制你的人能夠強加一種狀態到你的大腦會怎麼樣。我們要小心對待這些技術，但作為生物駭客，這就是我們所做的：探索尖端技術、製作開放原始碼的系統，這樣我們（當我說「我們」時，包括大眾）就可以成為掌控的人。

這類研究可以追溯到一九六〇年代，當時蘇聯科學家在尋找使太空人更具韌性的方法。除了對力量和呼吸的實驗外，還進行了測試，看看是否可以重新設計太空人，使他們需要較少的睡眠。結果他們發現，透過在大腦上施加非常小的交流電，就可以做到。他們在受試者的每隻耳朵上放置一個小夾子，並將其連接到經顱交流電刺激（tACS）設備，透過大腦傳遞微小的電流。

中階駭客技巧：經顱直流電刺激（tDCS）

身體中的神經透過微小的直流電脈衝傳遞信號；你使用它們的次數越多，它們需要攜帶的電量就越多。就像生理上其他懶惰的部分一樣，神經細胞只有在被逼迫時才會改變。透過推送大量的電流，神經細胞會建立更厚的髓鞘層，髓鞘是一種包裹在神經周圍的物質，就像電線上的絕緣體一樣。從技術上講，神經細胞變得更加髓鞘化。如果你的兩耳之間有一小部分電流流動，細胞會更好地髓鞘化，因為它們需要攜帶更多的電流，結果細胞能夠更快地移動電流。神經學家有一種叫做神經傳導研究的測試，用來測量神經傳遞電流的速度。如果你定期進行電刺激訓練，會發展出超級強大的神經系統，能夠比大多數其他人更快、更省力地傳導電流。

如今可以購買ｔＡＣＳ裝置，價格大約從五百美元到幾千美元不等，其中包括用於臨床級別的機器。我擁有其中一種臨床級裝置，用來幫助我寫作，它是一種深沉的大腦運動方式。ｔＡＣＳ大多已經不再流行，被ｔＤＣＳ（經顱直流電刺激）所取代，後者是一種類似的技術，但使用的直流電，而不是交流電。

在電流刺激大腦最初的時期，那時我剛開始在部落格寫相關的內容，還沒有商業公司製造ｔＤＣＳ設備。身為生物駭客，我們必須購買一種有醫師處方才能拿到的裝置，用來透過稱為「離子電滲透」的小型電流系統，強制將藥物透過皮膚傳送。我有這樣的一台機器，會將一個電極連接到大腦特定部位（必須確保放在正確的位置！），然後將另一個電極連接到身體的某處。那時我們是在試錯中運作，但現在我們知道，要將電流輸入定位到前額，特別是左前額葉皮質，電刺激才有效果。

使用現代消費者等級的裝置，風險非常小，你可以用一百五十美元的低價購買一台。它可能看起來像是外來的科技，但生物駭客的好處就像是掛在低處的果實。你將小墊片浸泡在鹽水中，安裝在耳機上，將耳機戴在頭上，然後開啟。咚！你正在刺激大腦的注意力中心。ｔＤＣＳ和ｔＡＣＳ

都增加了神經可塑性，即大腦適應和重新連接自身的能力，並增加了「腦源性神經營養因子」（BDNF）的濃度，促進了新神經元的生長。如果你的大腦像我以前那樣完全迷糊，可以刺激大腦的前半部二十到三十分鐘，將加強用於注意力的大腦部分。如果你每隔一晚這樣做一個月，將為大腦代謝帶來巨大的提升，你的感覺會更敏銳。

頂尖的大腦科學家丹尼爾・艾門博士（Dr. Daniel Amen）建議我買乒乓球桌，並將這個遊戲作為測試認知表現提升的方式。我真的看到改變，現在我和十二歲兒子玩，除非我使用tDCS系統刺激運動皮質，否則他會徹底打敗我。一旦我完成刺激，球似乎就慢了下來，我可以跟上他的速度。不然，他甚至會抱怨：「爸爸，你能去刺激一下大腦嗎？我必須為了你放慢速度。」如果我能跟上十二歲孩子的反應和神經可塑性，我的大腦一定能充分地利用電流。

●高階駭客技巧：肌肉電刺激（EMS）

如果你想極致地推動電刺激怎麼辦？好吧，有一些臨床級設備是無與倫比的。你可以去找一位擁有這種雙波形電刺激的運動訓練師或物理治療師，甚至有一些健身工作室開始提供這種訓練，但他們會要求你穿運動褲，用水噴灑自己，並穿上電刺激短褲和背心。這個過程很強烈，但你會得到無與倫比的神經系統和肌肉升級。

我的辦公室當然有這樣的裝備，這是一種名為NeuFit的裝置，由一位名叫加勒特・薩爾佩特

（Garrett Salpeter）的工程師和神經科學家所發明。當我將它調高，並用一股電流擊中我的大猩猩大腦時，效果是相當深刻的。這種進階駭客技巧適合你嗎？首先，你要知道神經系統能夠承受的極限，然後你可以決定你願意付出多少努力，知道你現在投入的心力將在你思考更清晰時減少所需的心力。最重要的是，你要知道自己的目標，不必一次做所有的事。

第10章 駭客目標：韌性與復原力

如果你想克服MeatOS中內建的懶惰，必須推動自己達到更高的能量水準——這是我在本書中一貫的態度。無論是為了提高力量、心血管功能、能量還是腦功能，基本的方法都是相同的：施加強烈的輸入信號，告訴身體，它需要超出正常運作範圍的表現，並以陡峭的曲線斜率進行，告訴身體，它需要在全力行動和舒適的基準線巡航之間迅速切換。一旦你的生理知道需要應對什麼，就會適應以應對，這樣你就能夠應對身體。

但如果沒有一個好的基準線可以開始呢？許多人承受著相當大的壓力，以至於經常消耗更多能量，浪費在焦慮的感覺和無目的的行為上，就像去健身房做無止盡的低強度運動，感到痛苦和疲憊，力量卻從未改善。這些人不需要專注於將能量輸出推高至基準線之上，至少一開始不需要；他們需要從幫助他們降低基準線壓力的生物駭客技巧開始。

如果你也是這樣，可能會想將壓力管理作為改善的首要目標。如果你承受太多壓力，不要去做運動，去排毒。在增強體質之前，必須先去除壓力源並叫身體放鬆下來。幸運的是，壓力管理本身就是可以被生物駭客改善的。你可以比想像中更快、更容易地進入平靜放鬆的狀態，然後處於更好的位置，能進行其他技巧，這些技巧將訓練你迅速運動和恢復。在冷靜的人身上，身體的反應尖峰效益要比在緊張、無效地停留在能量曲線頂端的人要多得多。所有的能量駭客技巧都是相互建立的。

同樣要記住，不管你的目標是生活中的哪一方面，都必須從良好的資源開始。對於解壓和排毒，身體需要足夠的礦物質（包括微量元素）、脂肪、維生素和胺基酸。這些原料對於任何快速、高效的生物反應都是不可少的，即使你追求的反應是平靜而不是力量。就像建造房子一樣，如果沒有正確的資源，什麼都不會發生。你必須聚集合適的建材，如膠合板、石膏板、電線、管道材料等，不管你多麼希望看到房子迅速落成，沒有基本的材料，房子——就像你一樣——將會停滯不前。

支持紓壓和恢復的營養補充品

紅景天

南非醉茄

聖羅勒
人參
左旋酪胺酸
左旋茶胺酸
鎂

睡眠駭客技巧

生物駭客技巧摘要

- **保持良好的睡眠衛生**，保持房間在較涼的溫度、阻擋有害光源，以及避免睡前吃大餐，可以獲得更好的睡眠。
- 使用咬合器或在夜間貼住嘴巴，有助於促進健康的鼻腔呼吸，**保護你的呼吸**。
- 使用睡眠追蹤APP（如SleepSpace）**追蹤你的睡眠**，有助於了解自己的睡眠品質，以及睡眠駭客技巧是否有效。

放鬆和恢復的首要方式可能平凡且熟悉，但同時也是免費且極其有效的，那就是睡眠。睡覺時，身體會釋放一連串信號物質，包括生長激素和睪固酮（男性和女性都有），指示細胞進行自我修復和再生長。當你進行一項如重量訓練等強烈信號的生理任務時，會觸發一種發炎反應，指示身體進行自我修復並變得更強壯。你的懶惰身體隨後被迫行動，啟動恢復反應，並製造新的肌肉、組織和粒線體。睡得好時，你會產生更多的恢復信號並更快地重建。

任何從事重量訓練或劇烈運動的人都會告訴你，在艱苦訓練後的那一晚，需要更多、更深的睡眠。你在運動後感到疲倦，因為任何對身體造成壓力的事情，包括神經系統壓力，都需要清理和恢復的過程。獲得更多深度睡眠最快的方式是做一個CrossFit（混合健身）訓練。我保證，之後你會得到兩倍的深度睡眠，因為你把自己累壞了。但我更希望你不要過度操勞，我相信你也希望如此。重點是，每個人都希望成為最好的自己。

大多數人都承受著過多神經壓力和焦慮，如果還有來自生理因素的組織壓力，像是來自運動、緊張或兩者都有，將是難以應對的。許多人甚至對焦慮感到焦慮，對壓力感到壓力。你可以透過將睡眠作為康復過程的一部分，來擺脫這種陷阱。學習駭入天生的睡眠系統將有助於減輕壓力，並讓你更快達到目標。就像所有的駭客技巧一樣，一旦你知道如何做，過程可能會出乎意料地簡單。

初階駭客技巧：保持良好的睡眠衛生

獲得高品質的睡眠是最有效的壓力恢復技巧，也有助於實現你的其他目標。我知道這個建議似乎很簡單，但無論我重複說多少次，人們仍然需要再次聽到。在這個過多感官刺激的世界中，保持良好的睡眠習慣真的很難，因此我製作了一份小抄。

以下是良好睡眠衛生的基本原則[1]：晚上將燈光調暗，使用遮光窗簾。將恆溫器設在華氏六十到六十七度（約攝氏十六到二十度）之間。在太陽下山後戴上阻擋有害光的眼鏡（真正的那種，不是在網路用十美元買到的那種）。在上床睡覺前至少兩個小時關掉電子設備。增加手機上的暖光設置，這樣你就能獲得更多模擬日落的紅光。在睡前至少停止進食兩到三個小時。除了這些基本技巧，我還建議每天冥想。時間久了，這些方法將重塑你的大腦，強化減輕壓力的神經通路。

初階駭客技巧：保護你的呼吸

大腦在睡眠期間需要充足的氧氣供應，以便指導身體恢復。氧氣對於生長激素和睪固酮的製造以及下視丘—腦下垂體—腎上腺軸的整體運作非常重要，這是一個複雜的荷爾蒙信號和回饋系統，用於維持體內平衡。打鼾或患有睡眠呼吸中止症的人在夜間無法獲得足夠氧氣，會延緩所有修復系統的恢復。

要改善夜間呼吸，你可以做的第一件事是使用咬合器。許多人在睡覺時磨牙和緊咬下顎，會壓迫三叉神經周圍的下顎肌肉，影響大腦的血流。往往人們並不知道自己這樣，只知道早上醒來時感覺遲鈍。許多人在睡眠時也會經歷呼吸道阻塞，導致打鼾和睡眠呼吸中止。為下顎增加一點緩衝，可以調整你嘴部的位置，確保睡眠中的大腦獲得所需的氧氣。藥妝店買得到的便宜咬合器就有效，可以帶來很大的改變。

還有另一個神奇又簡單的睡眠駭客技巧。睡覺時在嘴唇前方貼一小塊多孔睡眠膠帶（在藥店或網路就買得到），保持嘴唇合攏。這種稱為嘴部貼紙的技巧，會迫使你在夜間透過鼻子呼吸，會將更多氧氣送到大腦並提高一氧化氮濃度。我已經這樣做了很多年，我女兒十三歲時開始這樣做，立即看到了睡眠改善。你會獲得更多深度睡眠，打鼾會大大減少，醒來時會得到更充足的休息。作為額外福利，你的下顎會形成得更好，牙齒會長得更直，不會有那麼多蛀牙，也不會有早晨的口臭。是的，嘴巴上貼著膠帶看起來可能有點傻，但可能會改善你的生活。

初階駭客技巧：追蹤你的睡眠

你可以使用手機上的APP來監測睡眠駭客技巧的效果，搞不好手機已經內建了。至於更先進的方法，你可以使用SleepSpace，這是認知科學家丹・加登伯格博士（Dr. Dan Gartenberg）開發的睡眠APP和訂閱服務。他用一項花費數百萬美元的老化研究來測試，並驗證了SleepSpace技術[2]。這款APP結合了睡眠追蹤和聲音療法，提高你獲得的深度睡眠量。

睡眠追蹤器非常適合評估其他睡眠駭客技巧。每晚睡覺前，快速記下你的感受；我已經這樣做了很多年。早上醒來時，使用你正在使用的任何類型的睡眠追蹤裝置來取得數據，如果你還使用更普遍的健康追蹤器，它將測量你的「心率變異度」（heart rate variability）或基於你的數據給你一個「準備就緒分數」。但最重要的測量是主觀的：你醒來時是否感到精力充沛？如果你感覺休息得很好，整天都有更多的能量，表示你的睡眠駭客技巧很可能正在發揮作用。

光線駭客技巧

生物駭客技巧摘要

- 日光療法是一種免費獲得紅外線和紅光照射的方式。
- 使用特殊紅光和紅外線裝置的**紅光療法**，有助於加速恢復並減少發炎。

正如之前所說的，使用適當的光線是提高認知能力的有效方法之一，你還可以用不同的方式應用光線，減少壓力並使大腦進入恢復狀態。

光線會活化一種叫做「細胞色素c氧化酶」的物質，導致粒線體製造更多的ATP並產生更多能量。粒線體透過將脂肪或糖與空氣結合以產生電子，從而提取能量，該電子沿著一連串分子移動，直到細胞色素c氧化酶收集電子的能量。（順便提一下，這個過程需要三個銅離子和兩個鐵離子，以及鋅和鎂。需要礦物質才能生成充分的能量。）

細胞色素c氧化酶是一種色素分子[3]，是一種強烈吸收特定波長（顏色）的光的分子。在這種情況下，該分子吸收光的波長範圍介於中位數六〇〇奈米（nm）到中位數八〇〇奈米之間，是紅光到紅外線光，可以用來製造非來自ATP的額外電子[4]。光線使細胞色素c氧化酶更有效地產生能量，使細胞更有效地工作，就像給身體提供了額外的能量細胞，可以用於再生。結果，慢性發炎和壓力水準都降低了。這種類型的光還可以增強膠原蛋白的生成，改善細紋和皺紋，加速傷口癒合[5]。

初階駭客技巧：日光療法

最便宜的琥珀色、紅色和近紅外線的來源是日光。全光譜的日光還能刺激身體產生維生素D，並引發血清素的生成，可以提高你的心情。血清素是褪黑激素的先質，褪黑激素對睡眠非常重要，所以早晨接觸陽光，有助於產生夜晚的褪黑激素。此外，生物駭客社群都知道，讓陽光照在睪丸上，可以增加睪固酮的產生[6]。同時，紅光釋放出一氧化氮，對勃起是不可少的物質。日光對乳頭的作用也很好。如果你不相信，試試裸體日光浴，看看第二天早上會發生什麼事。生物駭客就是要實驗，對吧？

第一個步驟是走到陽光下。上午晚一點到中午早一點的時間，是獲得日光全部好處的最佳時機。不一定非要照射到生殖器官，但也可以。我建議每天讓皮膚直接暴露在陽光下十五到二十分鐘。皮膚越白，灼傷的速度就越快。如果二十分鐘後你的皮膚開始變得太紅，就要減少暴露量。

●初階至高階駭客：紅光療法

如果預算有限，但想要更集中的光療法，可以購買紅外線照明器（在亞馬遜網站上不到二十美元），然後拆下鏡片。這個設備會產生啟動細胞色素c氧化酶的六百六十奈米光，輸出足夠強，可以產生有用的恢復和減壓效果，你可以讓其照射到皮膚上或照射在痠痛的肌肉上以減少發炎。

更進一步的話，你可以購買小型LED面板，大約長十二或十四吋（約三十或三十六公分），包含紅光、紅外線和琥珀光的排列，你可以用來治療身體需要療癒的特定區域。LED燈還有可穿戴形式，如腰帶或耳機。如果想要更大的強度，可以購買更大的紅光面板，通常由幾個小型面板拼接而成。這些面板的價格從三十美元到一千美元不等，甚至更高。如果你想專注於光療，可以去醫生或脊骨醫師那裡使用價值幾千美元的高功率臨床級治療燈，有些醫學水療中心和健身中心甚至會提供全身光療床。

你不需要大量接觸光線就能獲得光療的好處[7]，研究已經顯示，每天只需要三分鐘[8]。對於紅光、近紅外線和黃光療法，我建議每天在每個目標區域上使用二十至三十分鐘。光療設備差異很大，因此要實驗看看，看看哪種對你最有效。同時關注你接收到的光線總劑量也很重要，有些較亮的LED燈光太強，有可能會灼傷皮膚。

草本植物駭客技巧

既然壓力是透過身體的化學變化表現出來，那麼為什麼不透過化學手段來對應呢？這就是適應原的概念，這個術語由蘇聯毒理學家尼古拉・瓦西里耶維奇・拉扎列夫（Nikolai Vasilyevich Lazarev）在一九五〇年代引入，用來描述誘導對壓力的「非特異性抵抗狀態」的物質[9]。儘管世界其他地方花了一些時間才跟上他的步伐，但他當時已經觸及到了一些東西。研究人員和治療師現在已經確定了一整套適應原草本植物，可以幫助你更快地進入和退出正常的壓力反應。

前三種適應原是靈芝、人參和紅景天，可以重新調節內分泌、神經、免疫、消化和心血管系統。它們都滿足定義「主要」或全功能適應原的三個標準：有助於抵抗壓力，維持生理平衡（體內平衡），並且不造成損害或明顯的副作用。還有許多次要的適應原，其中，我喜歡刺五加，有時被稱為西伯利亞人參，可以壓制壓力並增強免疫功能。我最喜歡的是聖羅勒（*Ocimum tenuiflorum*），它是傳統阿育吠陀醫學中使用的一種辛辣味的植物，除了抗壓力和抗焦慮特性外，人們還認為它有助於降低高膽固醇和憂鬱症。

適應原對大多數人來說都很安全，可以定期使用，不過在身體或心理壓力很大時，你可能會希望增加劑量。大多數適應原都以滴劑、膠囊形式甚至以草本茶形式提供。有關劑量更具體的資訊，可以參考本書的第四章。當然，如果你正在服用任何藥物，最好先諮詢醫生。

冷熱駭客技巧

生物駭客技巧摘要

- **三溫暖療法**（Sauna Therapy，又稱**桑拿療法**）讓你暴露於極端高溫，會讓粒線體變得更強大。
- **紅外線三溫暖療法**提供了一般三溫暖療法的好處，外加紅外線波長以提升療癒和放鬆的效果。
- 進行十五到二十分鐘的**冰浴**，是一種不舒服但有效的方法，可以獲得強烈的生理反應。
- **冷凍療法**是一種更舒適的冷暴露形式，讓身體暴露於液態氮或其他超低溫來源的蒸氣中（通常為華氏負兩百七十度，相當於攝氏負一百六十七度），持續三分鐘。
- **結合冷療的呼吸控制**，能訓練身體在壓力情況下保持冷靜。

熱和冷都是減輕壓力和促進身體排毒的強大信號，是雙重目的的曲線斜率治療，是創造反應的刺激，而這種反應反過來又幫助你更快恢復。透過使用熱療和冷療，你將成為能應對生活一切、具有韌性的人。在你完成恢復過程後，能夠站起來拍拍身上的灰塵做其他的事，尤其是對你而言很重要的事。

諷刺的是，你需要強大的能量供應，讓身體知道可以安全地降低基準線壓力，只有那樣，你才能真正獲得平靜和解壓。熱和冷對身體能量供應中心的胞器「粒線體」施加了巨大的影響，當它們正在產生能量時，粒線體也在釋放大量的熱能，這種熱量使我們保持溫暖，並確保關鍵的酶正確運作。酶的特性是只在非常狹窄的溫度範圍內工作，如果體溫降至華氏九十七度（攝氏三十六度）以下，許多酶就無法起作用。粒線體還需要體溫來淨化體內的水，以便能夠傳輸電子。

換句話說，如果你變得過熱或過冷，整個能源系統都會失調，MeatOS知道這一點，所以會盡一切努力來解決這個問題。如果身體暴露於極冷的環境中，MeatOS會當成緊急情況，它會想，「哎呀，我可能會死，永遠都不會有寶寶了」，所以會立刻啟動變得非常溫暖的能力。

在此之前，你並不需要將暖氣開到最大，因為這從來都不重要。這種暫時的壓力實際上有助於升級你的MeatOS。現在你的身體知道這很重要，將重新調節新陳代謝，開始吸收所有可用的糖分，並確保你對胰島素有適當的敏感性。身體還將開始增加米色和棕色脂肪，這是健康的脂肪類型，能產生大量熱量，接著會產生另一種脂肪「心脂質」，對於製造粒線體膜是不可或缺的。米色和棕色脂肪沿著脊髓和頸部分布，小孩子有很多，但成年人很少有——除非進行冷療。根據史丹佛大學的神經科學家安德魯・胡伯曼（Andrew Huberman）所說，冷卻特定身體部位可以將耐力和力量輸出增加二〇〇到六〇〇%[10]，防止肌肉痠痛，減少腦霧，並透過刺激腎上腺素來增強恢復力。

熱和冷還透過ＰＧＣ-１α（在運動時被活化的化合物）影響能量供應，你可能會記得，ＰＧＣ-１α刺激粒線體生合成，即新粒線體的製造。在最近的一項研究中，韓國研究人員將一組小鼠放入接近冰點的冷水中，並與在正常溫度下游泳的另一組小鼠進行比較。經過八週後，與另一組小鼠相比，暴露於寒冷中的小鼠ＰＧＣ-１α水準大幅增加。當小鼠同時進行運動和冷暴露時，獲得了最佳成效，顯著優於在正常溫度下運動的小鼠[11]。

熱對你的粒線體也有好處，可以增加氧氣的消耗，從而提高耗氧的效率[12]。熱還有助於殺死虛弱和低效的粒線體[13]。總之，冷療增加了粒線體的數量，而熱療使它們更加高效，而冷和熱都有助於消滅虛弱的粒線體[14]。

重要說明：熱和冷都發出一個信號，使身體認為自己已經運動過，進而排放大量毒素，長期來說對你非常有益，但這也代表擺脫這些散發的毒素很重要。最好將熱療和冷療與排毒相結合，例如我稍後在本章中描述的方法。

初階到中階的熱療駭客技巧：三溫暖療法

研究指出，定期使用三溫暖可以延長壽命，幫助你更快康復，並透過排汗促進排毒[15]。三溫暖在某些方面模擬了運動，因此可以降低心血管風險。就個人而言，我很享受三溫暖，可以看節目，聽有聲讀物，即使與世隔絕，也可以與別人交談，或是一個人靜靜地冥想。

每週使用三次三溫暖就有效果，來自芬蘭、瑞典和挪威的研究都支持每週使用三溫暖三到五次，每次至少二十分鐘[16]。我通常需要四十五分鐘才能出一身汗，可能是因為我已經習慣了。一般來說，你要從較短的時間，大約五到十分鐘開始，並留意你的敏感度。

你的房間可能不夠大，沒辦法放置一個巨大的三溫暖浴室。幸運的是，你有很多選擇。如果你有雄心壯志，可以在遠紅外線三溫暖中加入一些近紅外線燈。下一節有更多遠紅外線三溫暖的相關資訊，這是一個更高階的駭客技巧。你可以購買一個包在身上的三溫暖專用毯，這個選項便宜得多，毯子就像一個內部帶有紅外線加熱器的睡袋，將為你節省金錢和空間。或者你可以使用附近的設施：去蒸氣三溫暖、乾式三溫暖或健身房的三溫暖，只要讓自己變熱就可以了。

若想要經濟實惠的三溫暖體驗，可以試著泡在很燙的熱水中。你是否看過舊的卡通影片，裡面有人把腳放入一桶熱水中？實際上是有效的。有一次，我在一家飯店，感覺非常冷，所以把腳浸在一桶超熱的水中，不到十分鐘，我全身都在冒汗。你可以透過這種方式提高體溫。提高體溫就像發燒一樣，會增強粒線體並增強酶的功能，還可能產生抗病毒或抗細菌的效果，因為病毒和細菌通常在高溫下表現不佳，這是感染時體溫升高的原因之一。

中階熱療駭客技巧：紅外線三溫暖療法

紅外線三溫暖也可以提升粒線體，是透過從內部向外加熱來發揮正面的效果。全光譜紅外線三溫暖提供近紅外線、中紅外線和遠紅外線波長，將身體核心加熱到細胞層面，這是大多數毒素儲存的地方。紅外線的深層穿透熱刺激代謝活動，並透過汗液釋放儲存的毒素。全光譜紅外線三溫暖療法的好處還包括了：降低血壓、放鬆、改善循環、緩解疼痛、加速傷口癒合、減重和增加組織含氧量。你可以幫家裡購買一組紅外線三溫暖，參觀升級實驗室，或去一家設有紅外線三溫暖的健身房，親自感受它的好處。

我使用Sunlighten mPulse三合一的三溫暖，它提供了全光譜的紅外線波長，我可以獲得所有好處。在三溫暖待上二十到三十分鐘後，我會感到完全放鬆並煥然一新。

不要對熱療法太過苛求，每週進行三到五次療程就很好了，但即使每週一次也有好處。目標是進行十五分鐘或更長時間的療程，只要盡力而為就好。我有時會做紅外線三溫暖，有時候也會使用蒸氣三溫暖，關鍵是每週幾次提高你的體溫，並盡可能出一些汗，以進行排毒。

使用三溫暖可以幫助疼痛肌肉增氧並減肥。只須記住，你必須從三溫暖中恢復——實際上是從修復過程中恢復——因為你釋放了大量毒素。熱是修復過程的一部分，但本身並不是完整的修復，你還需要睡眠，也許還需要一點振動或淋巴引流（參見第二四五頁）。

初階到高階的冷療駭客技巧：冰浴和冷凍療法

在冷療的領域，最重要的問題是找出最小的有效劑量，因為你還有其他事要做，而且坦白說，冷療並不是太有趣的事。

你可以將整個身體浸入冰水中，購買一袋冰，放入充滿冷水的大盆中，然後下水，這種方法的問題在於效率不高。你試過將整個浴缸裝滿冰嗎?你可以更有創意地去Costco買一個冷凍庫，然後裝滿冰水，相對便宜，而且有效，只是不太美觀，也不是特別方便。如果你能忍受在冰水中浸泡十五到二十分鐘，你將會得到強烈的反應，非常冷，完全不同於冬天穿短褲的冷，更多的疼痛，更多的曲線斜率信號。

如果你想要快速的效果和更舒適的冷療形式，可以嘗試冷凍療法[17]，這是一種將身體暴露於來自液態氮或其他超低溫來源（通常為華氏負兩百七十度，約攝氏負一百七十六度）蒸氣中的治療方式，持續三分鐘。完成後，你將獲得大量的腦內啡。近年來，冷凍治療變得越來越受歡迎，相對容易找到治療中心，全身療程大概要支付約五十至六十美元。非常冷，代表曲線斜率很高，但超冷的蒸氣不會像冰浴一樣使全身的溫度下降，相反地，它主要作用於皮膚外圍的溫度感受器。

想在家中進行臉部的冰浴，可以購買一個迷你冷療設備，基本上就是一個和你的頭一樣大的沙拉碗，在底部倒入約三公分的水，將碗放進冷凍庫。第二天睡前，加入一些冷水稍微攪拌一下，讓底部的冰融化到水中。現在你有了非常非常冷的水，深吸一口氣，將臉伸進去，像一隻鴨子一樣，盡可能長時間地在水中——也許八到十秒。然後你浮出水面，呼吸一下，重複幾次。或者那時你可以做我所做的：買一根呼吸管，將臉伸進裝有冰水或裝滿冰的水槽中兩分鐘。身體的溫度感受器最集中的部位是胸部和臉部，所以這種方法實際上相當有效。其實，最簡單的方法是站在蓮蓬頭下，讓冷水沖擊臉部和胸部一分鐘，大多數人撐不到一分鐘。

一項研究指出，經過三天的冷暴露後，粒線體膜裡面的心脂質含量會增加[18]，這就是你至少要洗冷水澡，讓水直接沖向臉部和胸部，盡可能長時間地堅持的原因。第一天，如果幸運的話，可能堅持到二十秒；第二天可能會達到三十或四十秒；到了第三天，可能會堅持一分鐘，但仍然會一直抱怨這個經驗有多麼痛苦；然後在第四天，情況會神奇地改變，因為粒線體膜已經改變，你能夠堅持好幾分鐘，並且感覺更好、更有活力。

●初階冷療駭客技巧：結合冷療的呼吸控制

呼吸練習能增強本書描述的許多生物駭客技巧的效果。溫・霍夫開發的快速高氧／低氧呼吸方式（見第八章）對於充分利用冷療尤其有用。

但是對於減輕壓力和重置神經系統而言，最重要的呼吸方式是「方形呼吸」：用鼻子吸氣五秒，暫停呼吸五秒，再用鼻子呼氣五秒，然後讓肺部空氣排空五秒，重複這個過程。就像是一個方形，每邊五秒，需要做多少次就做多少次。這個呼吸法會讓你脫離戰或逃模式，並將神經系統置於休息和重置模式。方形呼吸廣泛用於特種部隊軍官，以保持冷靜和專注。另一個對於減壓和恢復重要的呼吸技巧是ujjayi，一種控制性的瑜伽呼吸。結合舒緩的呼吸技巧和強烈的冷療，有助於訓練身體在壓力情況下保持冷靜。

如果你壓力很大，會讓你處於持續的低沸點能量消耗狀態，就像你以中等、低效率的水準不斷運動。試著平躺在地板上，這樣血壓可以更快恢復到基準線水準，並透過方形呼吸，迅速進入放鬆模式。如果你剛剛進行了高強度運動，將幫助你重置。如果你因為工作壓力而變得緊張不安，這個方法也有效，這是一種你可以隨時召喚的超能力，因為它就藏在MeatOS中。

排毒駭客技巧

生物駭客技巧摘要

- 透過運動、全身振動、淋巴按摩或壓力療法為**淋巴系統排毒**。
- 透過麩胱甘肽、D-葡萄糖酸鈣、甘胺酸和電解質來**提升肝功能**。
- 透過攝取足夠的水量和獲得足夠的鎂來**改善腎功能**。
- 使用活性炭、腐植酸及黃腐酸等吸附毒素的物質**清潔腸道**。

• 透過管理壓力、遠離有毒環境、識別並去除周圍的化學物質和黴菌毒素來清潔環境。

冷療法本身有效，熱療法本身也有效，但結合兩者時效果更好：例如同時做三溫暖和冰浴。丹麥的新陳代謝專家蘇珊娜・索伯格（Susanna Søberg）主張，如果你在這兩種療法之間來回切換，應該要以冷療為結尾，會迫使身體消耗能量來加熱[19]。冷暴露會提高代謝功能，並引發冷休克蛋白的釋放[20]，這些小蛋白質可以結合身體的ＤＮＡ和ＲＮＡ。冷休克蛋白會調節代謝功能，並使粒線體恢復活力，那些不能迅速產生熱量的粒線體會被能迅速產生熱量的粒線體所取代。熱暴露會釋放另一種名為熱休克蛋白的蛋白質家族，保護其他蛋白質免受損害，並有助於重新折疊那些錯誤折疊的蛋白質。基本上，熱休克蛋白是抵抗壓力和分子損傷的全方位保護者。

但要得到這些好處，也要非常小心：冷熱治療初期會增加對適應力的負擔，當你引入小而強烈的壓力因子時，同時也在啟動粒線體和細胞自噬。換句話說，你正在清除低效的舊細胞，這些廢墟會發生什麼情況？一些舊細胞的部分將被分解，以製作新的粒線體的組成要素，但許多部分最終會成為血液中的廢物和引發發炎的化學物質，必須被肝臟和腎臟清除，這就是為什麼熱療和冷療有其專屬的恢復效果，特別是排毒效果最好的原因。

如果你進行了冷凍療法，尤其是在三溫暖後，身體將燃燒比平時多幾百倍的卡路里。你得到了熱休克蛋白和冷休克蛋白，你的身體在說：我從三溫暖中燃燒了更多的卡路里；我正在結凍，必須自己暖和起來，我將燃燒更多的能量。你的能量需求正在上升，卡路里攝取量也要增加，保持適當的營養並清理有毒物質是很重要的，這樣才能獲得熱和冷的正確好處。淋浴將有助於清除在三溫暖中排汗的有毒物質，但實際上，你需要做深度排毒，幫助清除在血液中釋放出來但沒有跟著汗水排出來的毒素。

●駭客技巧：淋巴排毒

當你看到建築工地時，總會看到附近有裝滿建築廢料的垃圾箱，身體也有類似的情況。身體有三個主要的系統：淋巴系統、肝臟和腎臟，負責清除毒素，就像清理建築廢料一樣。

淋巴系統的主要工作是清除細胞廢物和死亡的紅血球，將它們推送到淋巴（填充在身體所有細胞和組織之間的液體）。淋巴系統沒有自己的幫浦，相反地，它依賴身體運動來推動淋巴流經組織，進入淋巴結，最終將不需要的化學物質排到肝臟中。大約有二十公升的血漿流經動脈，一天之後，有十七公升回流到循環系統，剩下的三公升滲入淋巴系統。

與其他動物相比，人類並不擅長排毒。如果你想促進淋巴循環，要給它一些幫助。你可以接受淋巴引流按摩，站上蹦蹦床上下跳躍以促使身體運動，或在振動平台上進行全身振動。舉重、間歇訓練，甚至中等速度的步行也有幫助，只要讓身體動起來就好。想要更高階的方法，可以穿壓力褲，會產生壓力促使淋巴循環，在大多數運動用品店都買得到壓力服裝。

為了更快排出體內毒素，要增加淋巴流動的速度，可以透過運動來進行。有針對性的淋巴按摩可以加速淋巴引流的速度，這種按摩不像瑞典式按摩那麼強烈，強力的按摩會使淋巴系統關閉。正確的淋巴引流按摩，感覺就像沒有按摩，像是有人在撫摸你或輕輕刷你的皮膚。淋巴系統對輕觸非常敏感，不適合強力按摩。你可以輕鬆地自行在臉上進行淋巴引流按摩，網路上有很多示意圖可以引導你，輕輕用手指（有些人使用玉石做的滾輪），由眼睛和鼻子向外輕刷臉部，這些動作可以減少臉部浮腫。

在一些健康中心還可以找到臨床級的壓力袖套，這是更快速、更有效排除淋巴液的方式。我在家裡也有一些，我會躺下來穿上一件袖套，它一直延伸到幾乎接近胸部中間（就在肋骨下方）；然後開啟電源，會緩慢而有節奏地將淋巴從腳趾移動到接近心臟的鎖骨下靜脈。

●駭客技巧：提升肝功能

身體第二大的排毒器官是肝臟。肝臟透過兩個主要酶系統途徑進行排毒過程，分為第一階段和第二階段。大多數毒素都透過這些途徑被移除或中和，因此擁有維生素、礦物質和其他營養素非常重要，具體來說，這個功能需要重要的化合物包括了麩胱甘肽、葡萄糖酸和甘胺酸。

你可以透過食用非變性的草飼乳清蛋白來增加身體對麩胱甘肽的生成，或透過補充口服麩胱甘肽來獲得更多營養，也可以服用麩胱甘肽的先質——α-硫辛酸、L-谷胺酸或N-乙醯半胱胺酸，可以被肝臟轉化為麩胱甘肽。如果要服用麩胱甘肽營養補充品，我建議使用脂質體形式，這種形式能被身體更好地吸收和利用。你應該也不想要每天都服用麩胱甘肽，確保身體不會減少自身的產量。

葡萄糖酸在橙子、蘋果、抱子甘藍、花椰菜和甘藍中都能找到，也可以透過服用D－葡萄糖酸鈣營養補充品來獲得更多，這種營養補充品能夠從血液中清除合成雌激素，膠囊形式的產品很容易取得。

甘胺酸是膠原蛋白中最常見的胺基酸，可以透過膠原蛋白營養補充品或大骨湯來增加攝取量，後者也是甘胺酸的良好來源。如果你不是在斷食，可以將一勺膠原蛋白粉混入早上的咖啡中。攝取更多的電解質如鉀、鈉和鎂，也可以幫助肝臟排毒。

想更快清空生理上的垃圾，就需要所有的肝臟途徑高效運作，之後身體就能清除冷熱療法釋放出來的毒素。

●駭客技巧：改善腎功能

身體第三大的排毒器官是腎臟，在人類身上比其他動物更重要。腎臟在調節電解質和體液方面發揮作用，還過濾血液，將廢物和多餘的液體送到尿液中，以便安全排出。相較於鎂，飲食中的鈣含量過高會造成腎臟的負擔。為了控制壓力並促進排毒，可以增加鎂的攝取量，每天至少攝取五百到一千毫克。喝足夠的水並獲得充分的電解質也非常有幫助，這些是關鍵的電荷攜帶礦物質。儘管飲食中鈣含量過高，可能會對腎臟造成負擔，但有一種叫做AEP鈣的特殊化合物，可以保護腎臟免受損害，並維持適當的礦物質平衡[21]。在市面上就買得到AEP鈣這種營養補充品。

透過解決淋巴、肝臟和腎臟的問題，你將擁有一個全面排毒的良好方案，對於承受大量身體或心理壓力的人尤其重要：喝足量的高質量水，與電解質或高品質海鹽一起服用，補充鎂和一些麩胱甘肽，並透過運動或按摩保持淋巴系統運作。現在，你有了一個能更快從使你筋疲力盡的事物中恢復過來的系統。

●駭客技巧：清潔腸道

我想在這裡特別提一種最簡單但最有效的排毒駭客技巧：活性炭。活性炭不會幫助體內任何特定系統更好地運作，它做的是在這些毒素到達肝臟、腎臟或淋巴之前，猛力地黏附在體內的各種毒素上，在腸道中將毒素結合起來，然後從身體排出（可以委婉地這樣說）。當你體內有活性炭與這些不需要的化合物結合時，對環境中的毒素會有更高的耐受力。因為炭可以結合各種物質並阻止它們被身體吸收，請確保在服用其他營養補充品、維生素和礦物質前兩小時服用它，如果你正在服用任何處方藥物，請在服用活性炭之前諮詢你的醫生。

使用特定化合物來結合和排出特定毒素是一個重要的排毒駭客技巧。我在我的危險咖啡中添加了腐植酸和黃腐酸[22]，不僅可以去除咖啡中的毒素，還可以排出體內其他毒素。這些化合物非常有趣

[23]，它們實際上來自垃圾——腐植酸來自腐爛的土壤，它們的分子夠小，可以進入細胞（特別是黃腐酸，是腐植酸的一個子單位），在那裡與金屬結合，使身體能夠排出。腐植酸和黃腐酸可以從腸道和身體中清除有毒金屬和黴菌毒素。此外，黃腐酸還作為營養運輸劑，使健康的礦物質進入細胞。我每天喝危險咖啡來獲取腐植酸和黃腐酸，你也可以服用容易混合到水或茶中的腐植酸和黃腐酸液體營養補充品。

駭客技巧：清潔環境

如果你生活在充滿外部毒素的環境中，排毒的效果就不會非常好。我無意中生活在一個建於一九〇八年、充滿黴菌的房子中，並在進行翻新工程時才學到了這一點。我還要應對來自破裂關係的情緒毒素，以及來自工作和支付貸款的壓力毒素。如果我當時更有自覺，就能清除更多這些有毒元素，相反地，我承受了如此巨大的壓力，以至於身體從未恢復，我的MeatOS沒有機會改變。

大多數時候，你對生活狀況的掌控權相當有限，不能隨便命令關係變好，不能堅持要求雇主支付更多薪水。如果你住在城市，不能完全避免揮發性有機化合物（VOCs）和煙霧。但是，你可以做一些事來管理壓力，遠離糟糕的生活決策，識別並去除可以控制的環境毒素。

許多人沒有意識到他們每天接觸到多少毒素，其中一些最大但可控制的來源包括家用清潔產品、化妝品和身體保養品。家庭和個人保養品經常含有大量的內分泌干擾化學物質，這些物質會打亂荷爾蒙平衡。用天然無毒的產品替換有毒的家用產品，可以大大減輕肝臟和腎臟的負擔。

如前所述，如果你生活在一個有黴菌的環境中，肝臟和腎臟將過度工作，試圖處理和清除可能損害粒線體和大腦的黴菌毒素。如果你懷疑自己生活在一個有黴菌的環境中，請找合格的檢查員對你的居住空間進行檢測。

慢性心理壓力雖然不是化學毒素，但會阻礙排毒系統正常運作。如果你正在承受大量的生活壓力，每天進行冥想和呼吸練習，可以增加韌性，更能應對那些無法控制的毒素。

在你清除了那些可以控制的外部毒素後，可以透過身體排毒，找回能量並將你的基準線平靜水準降到更低、更好的水準；然後更有餘裕去處理曲線斜率，採取尖銳、困難的行動，改善整個生活。

在過去，我試圖做很多其他高成就者所做的事：告訴自己，我只是不夠努力。事實上，我越努力，就累積了更多毒素，離我需要的恢復越遙遠。這是生活中美妙的諷刺之一：當你不再堅持自己可以做更多的時候，才能恢復**真正**做更多事的能量。放慢腳步，接受一些陽光，獲得良好的睡眠，在三溫暖中冥想，就可以開始真正的進化了。

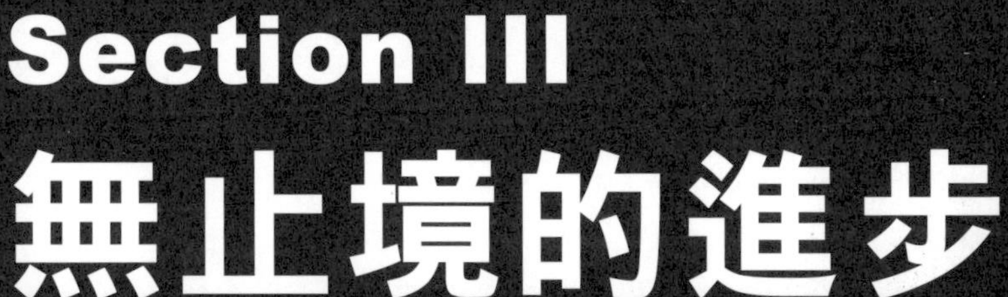

Section III
無止境的進步

第11章 靈性力量

為了要成為最好的自己——你的最佳「正常」狀態——你需要追求第六個目標，一個超越力量、心血管功能、能量、大腦或壓力的目標，需要與生命的其他方面一起重建**靈性層面**。除非你在這個更高層次上改善，否則永遠無法完全掌控MeatOS。身體的韌性與實踐感恩、寬恕和善良所需的精神韌性緊密相連，是平靜和幸福生活的基本要素。

我並不是一直這樣想的。我在一個非常嚴肅、科學導向的家庭中長大，父母告訴我，人類是生物機器，人肉做的機器人，僅此而已。然後，出於一時興起，我參加了一個「超個人心理學」（transpersonal psychology）為期十天的個人成長營。我原本覺得那些都是胡說八道，但我仍願意探索。有個小組領導者分享的一個細節讓我感到震驚：在這個營隊，許多人也同時進行生活中其他類型的清理，比如重金屬排毒。許多人說，如果在營隊期間重新面對重大創傷或痛苦的人際關係課題，就會排出大量的重金屬。

這讓我感到荒謬。在十天的超個人心理學過程中，如何改變身體的化學成分，並從某人的細胞中排出重金屬？這聽起來不像人肉機器人做的事。但在進行了十天的深度冥想後，我的想法開始改變。在營隊期間，我學到了快速、有控制的「全息呼吸」（holotropic breathing）技巧，學會了如何放鬆，並接觸到許多不同的個人成長層面。在我完成這項工作之後，我睡得比多年來好得多。我注意到自己大大減少了貪吃的渴望，減肥變得更容易，對以前會讓我瘋狂的事保持冷靜和放鬆，對我來說尤為明顯，因為那時我正在經歷一段困難的分手。

自那以後，我所做的一切都讓我遠離了我們是人肉機器人的觀點，走向了一種理解，即人類實際上是智慧的生物。心靈不僅存在於大腦中，而且延伸到所有細胞中。我們受到靈性怠惰和生理懶惰同樣的限制，如果不承認這一點，個人生物駭客技巧都是不完整的。

接納情感和情緒

我通往精神療癒的道路，始於一段情感療癒的緩慢旅程。當我形容我的家庭是一群極端科學的人時，並沒有誇大。我來自一個工程師家族，他們對那些不能放在桌子上並進行測量的事物表示懷疑。有一件令人印象深刻的事情是：為了在閒暇時閱讀，我那理性的祖母訂閱了《懷疑論者探究》

（*Skeptical Inquirer*），這本刊物對任何暗示神祕和未經證實的想法都嗤之以鼻。

儘管如此，當我用盡了傳統方法，來解決健康和認知問題時，我進行了一些個人成長。過了一段時間後，我有了一個頓悟：哇，心靈比我想像的複雜得多。起初我以為我只是有意志力問題，可以解決，然後我意識到大腦出了問題：哦，這是個硬體問題，我再次可以解決，覺得自己走在正確的道路上。如果生理受損，大腦就不會有足夠的能量；如果你修復生理問題，就可以開始修復大腦，但生理上的大腦並不是全部。

隨著繼續進行個人成長，我開始看到另一層複雜性。我不僅有情感體驗，還有靈性體驗，有時經過多年後才有辦法解釋。我開始將情感當作個性的基本要素，而不是阻礙我的垃圾。

在靈性旅程的早期，我在STAR基金會參加了第一次個人成長工作坊，那是一個非常觸動人心的地方。當時我正經歷一次痛苦的離婚，一位朋友跟我說：「戴夫，你必須去參加這個。」我問「這個」是什麼，她說：「我不會告訴你，因為那樣你就不會去了，相信我。」我一直在否認情感對我的控制，但我正在崩潰，已經筋疲力盡了。於是我請了十天假，這在高壓力的矽谷職場中是相當極端的舉動，然後去參加工作坊。

在其中一項對我來說完全沒有意義的練習中，參與者進行了原始療法（primal therapy），他們讓自己陷在憤怒中，拿起一根威浮球球棒（Wiffle ball bat），用力擊打枕頭。我坐在房間裡想著，那是我見過最愚蠢的事，成年男女表現得像失控的孩子或動物。但我聽到他們發出深沉的哭泣聲，釋放所有的負面情緒，我必須承認，正在發生的事真的非常強大。事實證明，原始療法對某些人來說非常有效。我仍然認為那不是我的課題，無論如何，我無法忍受所有的呻吟聲，我離開房間，遠離了聲音。

機構的負責人看到我，問道：「你為什麼不在房間裡？你不必參與，但至少應該坐在那裡。」我回答：「我只是不想在那裡，我不知道為什麼。」她要我解釋這種感覺，我真的沒辦法。我告訴她，那個練習很愚蠢，我覺得很煩。她繼續堅持：「你的身體有感覺嗎？」是的，我承認，我的胃感覺很奇怪。然後她說：「那種感覺有個名字，就是害怕。」這似乎很荒謬。我告訴她，我沒有害怕的理由，所以不可能感到害怕。她笑了，看穿我，就像一位偉大的靈性導師。「害怕是一種情緒，」她解釋道。「不需要理由。」

那一刻，那種洞察力，為我的生物駭客之旅開啟了一個全新的面向。我意識到人們可以同時是理性和感性的，兩者可以共存，即使我們試圖假裝情感不存在，它仍然存在。我們很多時候認為自己是純粹理性的生物，實際上正在做的是對某種感覺做出反應，然後編造一個合理的故事來為它辯解。就像MeatOS指導身體做某件事（比如從熱爐子上迅速把手抽回來）在意識大腦能夠認出並負責（幸好我注意到並迅速把手抽回來）之前的三分之一秒，情緒通常會先做出反應，然後推理急忙跟上。無論哪種方式，你都需要了解並尊重作業系統的工作方式，並確保你正在駭入「原因」，而不是駭入「結果」。

在工作坊和我早期使用腦波儀（EEG）的實驗之後，我意識到生物駭客探索的一大部分是關於闡述身體感覺和情感之間的連結，這是我在靈性恢復工作中的一個重要基礎。治療師和精神領袖常說身體儲存了我們的創傷：「問題在組織。」這是史蒂芬・波吉斯的多重迷走神經理論的核心資訊[1]。創傷影響神經系統的長期運作，特別是交感神經和副交感神經系統之間的平衡。每個人都不一樣，但許多人的創傷儲存在下背和臀部。按摩治療師說，當女性的臀部被按摩時，經常開始哭泣，卻說不出原因。當然有原因。（總是有原因的。）

創傷是被儲存、卻沒有被處理的情緒，是你的作業系統為了避免被難以承受的巨大經驗所傷害，而建立的一種保護模式。就像你的生理懶惰一樣，它的存在是為了服務你。不幸的是，大腦中的模式配對系統反應很快，但很愚蠢，它對感官輸入迅速做出反應，足以維持生命，但卻不理解儲存的情緒代表什麼意義。另一方面，我們的意識思維非常慢，卻非常聰明。我們總是在追趕情緒和反應，想知道，「天啊，剛剛發生了什麼事？」那個愚蠢、快速的系統做它該做的，我們不管是好是壞都為它負責。我們常常認為自己是糟糕的人，基於某種愚蠢的、自我保護的情緒反應。原罪的普遍概念可能源於無意識和有意識自我之間的不相稱。

生物學中的情緒層面，提供了不少駭客目標。接受認知行為治療訓練的人，幫助病人學會如何以不同的方式與感覺和情緒互動：當我有一種感覺時，我會捕捉它、思考它，並決定如何行動。這是成年人的行為，但卻是一種認知成本很高的成年人行為——那些思考都很累。然後還有佛教的方法：我注意到我的感覺，但讓它們過去，我只是觀察並忽略它們。這很平靜，但在我看來，它忽略了情感修復的美麗之處。

還有一條我更喜歡的情緒療癒之路，這是我在四十年之禪追求的路。這是一條寬恕、而非忽視的道路。在這種方法中，目標是關閉不良的模式匹配，這樣你就不會在事件和情緒反應之間做出不恰當的連結。這個方法尊重理性和情緒反應，但目標是保持兩者分開。你仍然可以擁有情緒，但它們不再是被動的情緒反應的一部分。你可以感受到愛，並感受到它帶來的美妙興奮感，但當某人超你的車、服務生說了你不喜歡的話，或者一天中發生其他成為情緒地雷的事情時，你不必感到非常生氣。如果你做得到，就釋放了可以重新用來復原、培養韌性和成長的大量神經能量。

進入靈性層面

用言語捕捉靈性狀態並不容易，而且對每個人來說都不同，可能是溶入宇宙的感覺，或聽到一位宗教人物、聖人或一個聲音對你說話，可能是接觸到一個普遍知識的源泉，或感受到與超越自我的某種東西的連結。

儘管靈性體驗是高度個人化的——對某些人來說是神聖的——你必須知道接下來會發生什麼事。是的，我相信我們可以透過駭客手段達到更高的存在狀態。如果我們可以駭入MeatOS，為什麼不能訓練我們的靈性呢？為什麼不能有曲線斜率改善靈性成長？

你可能會覺得那是褻瀆，然而，達賴喇嘛長期以來也建議科學可以幫助靈性，甚至在神經科學學會的年會上就此主題發表演講。同樣地，生物駭客始終不只跟分子和電子有關。作為升級生命目標的一部分，我在南美洲與薩滿（shaman）一起喝過死藤水（ayahuasca），去尼泊爾和西藏向大師學習冥想，待在土著用於靈性追求的洞穴中斷食數日。生物駭客的一部分是探索，包括探索你我或所有人願意去的任何地方。

展開靈性生物駭客之旅之前，你需要提升能量，並處理所有基礎的飲食、運動和訓練駭客技巧。當你開始處理情感時，可能會開始體驗一些深刻的靈性時刻。在開始這段旅程之前，甚至不一定非要修復能量、力量和新陳代謝。當身體嚴重受損時，有可能會出現靈性體驗，只是那樣做要困難得多。在超越人肉機器人的身分之前，最好先讓MeatOS處於良好狀態。

對於情感成長和療癒，曲線斜率的概念與在體能運動中一樣重要：進入心智通常不會涉及靈性能量狀態，你的作業系統將會適應，並變得更強大、更快速、更有韌性。如果你去一般治療師的辦公室可能會有突破，但同時，你也可能會在一小時的會談中進行類似、不斷循環的對話長達二十年。你可能會獲得一些自我認識，從而減輕壓力，但無法實現永久性的改變。但是，如果參加像我參加過的目標導向的短期工作坊，可以迅速深入探索。呼吸法、腦波儀、神經回饋、光療和聲療眼罩等現代工具，也可以迅速將你推入不同的靈性狀態。

例如，曾經人們認為無法誘發伽馬波（最快的腦波），但今天我們知道，這種難以捉摸的狀態可以透過訓練來進入。伽馬波每秒循環高達八十次，與敏銳的專注和集中力有關。當然，最擅長創造伽馬波的人往往已經擁有高度的靈性覺悟和自我控制，但他們在訓練中利用了類似神經回饋的技術。並非每個人都能成為靈性大師，就像每個人不一定能成為世界級的舉重運動員一樣，但每個人都可以用相同的方式、遵循相同的原則進化。

進行靈性恢復的三步驟

當我提到「靈性恢復」時，我並沒有暗示它類似於成癮康復（儘管成功的成癮治療通常也涉及靈性）。靈性恢復是靈性壓力的解毒劑，什麼是靈性壓力呢？也許是你生命中的愛人與你分手，一場可怕的事故，你失去了工作；也許有人搶走了你的公司，一位非常有名的Podcast主持人為了賺錢而抹黑你。關鍵是，儘管你相信人性本善，有時仍會發生動搖你內心深處的事。你對蓋亞、上帝、女神、生命基本神聖性的信仰——無論你的靈性架構是什麼——都會受到動搖。為了恢復，你需要排毒並重建靈性力量。

如果你未能妥善從靈性壓力中恢復，將會在軟弱和困惑之處運作，因而遠離最好的自己[2]。即使是情感、身體和心智都很完美的人，也可能經歷嚴重的靈性危機。當你充滿自我懷疑時，危機可能隨時會發生，比如當你離開家，得到第一份真正的工作，或者即將結婚時。危機也可能被慘痛的失去所觸發，許多人在父母去世時遭遇靈性危機，我認識的每位失去孩子的父母都經歷了深刻的靈性危機。靈性壓力會引發身體和情緒的各種反應，像是皮膚起疹子、疼痛、慢性疲勞，以及各種壓垮性的情感效應。

要如何才能恢復呢？當然不能求助於一隻逃避掠食者的鹿來獲得靈感。但你知道嗎？其實可以，只需要將「曲線斜率法」（快速信號，快速反應），配合處理靈性問題，並擁抱感恩、寬恕和善意的工具。在我以神經科學為基礎的大腦升級設施中，我們已經開發並測試了一個具體的三步驟過程。如果你對駭入靈性持開放態度，我可以告訴你，這個工具非常強大且值得探索。

●第一步：自動產生善意和寬恕

我們都將善良視為一種美德，但這是一個模糊且沒有方向的價值判斷。在你做了某事之後，要判斷你是否表現出了善意很容易，但當你的MeatOS自動行動時，是什麼讓你變得善良呢？大多數人的一生中，都嘗試在回應感受之前，有意識地思考每一種感受。這樣做在情緒和身體上都很吃力，需要花費大量的力氣和能量，而情緒的作用，是在你思考之前讓你脫離危險。

如果你能夠刪除作業系統中自動使你迅速反應且惡劣粗魯的部分，不是更容易嗎？你可以直接思考或行動，而不必出現不適當的反應。

MeatOS會自動默認它認為會讓你安全的行為，很多時候，這種默認模式會引導你走向自私、惡劣、不善良。我們都看到了人類的貪婪、戰爭和我們所做的壞事。天性中的黑暗面，大多是細胞盲目運行作業系統，受到三個F的指導。所以你要做的是欺騙靈性懶惰原則，重新編寫自己的程式，成為自動產生善意反應的人，這就是靈性之路，是通往生活中最少痛苦的道路。

為了自動產生善意，你必須學會寬恕，而且是真正的寬恕，而不只是一套說法。大多數人對**寬恕**這個詞有立即、負面的情緒反應。不管他們是否承認，他們會想：「我不會寬恕，因為如果我寬恕了那個人，我可能會再次被利用，會再次受傷。」此外，你怎麼能寬恕做了可怕事情的人呢？你會原諒一個殺了很多人的殺人狂嗎？

根據靈性的真正定義，當然會。這正是耶穌和許多其他靈性領袖所教導的：「原諒他們，因為他們不知道自己在做什麼。」許多人重複這些話，卻不接受伴隨而來的艱難工作。一旦你將自己置於真正的寬恕心態中，你可以看著一個殺人狂，說：「我想知道他的父親是怎樣的人，想知道成為那個人是什麼感覺，他的頭腦和內心必須發生多麼可怕的事，才會讓他這樣做。我想知道他受的苦有多深。我很高興我不是他。」

寬恕「並不是」縱容壞事，也不是告訴某人，他所做的事情是可以的，甚至不是原諒他。寬恕其實就是釋放怨恨，讓它不再驅使你做出本能的反應，就是這樣！

當你真正寬恕時，整個狀態都會發生轉變。這種改變是可以在胸腔中感受到的，也可以在腦波模式中觀察到。當你寬恕時，你會永久性地從作業系統中移除自動產生的不友善反應，就像關閉手機上的提醒一樣，對你來說是一個巨大的升級。試著打開手機上每個ＡＰＰ的提醒，看看三天後你還有多理智，當每一封電子郵件、簡訊、社群媒體訊息、應用程式更新等不斷發出「嗶嗶」聲時，你無法清晰思考。你的MeatOS正在這樣對待你，當你學會讓它保持沉默時，你會不敢相信生活會變得多平靜。

●第二步：啟動靈性重置

當你開始學習真正的寬恕並自動產生善意時，點燃這場火的火花就是感恩，可以說，感恩是推動你進入曲線斜率以便實現靈性重置的能量。

假設你遭遇了一場可怕的車禍，你可能會說：「好吧，我要放下創傷，放下對汽車和駕駛的恐懼反應」，這是許多人在遭遇車禍後會經歷的焦慮。但放手只是過程的一部分，你還需要一些正面的東西來依附。你可以說：「我很高興我還活著，而且沒有人死掉。」你需要找到一個好的面向，可以是一些小事，那不重要，只需要是一件事，因為一旦你將感恩交給大腦，細胞生理將轉變成一種接受的狀態。

一旦發生這種情況，就可以開始進行靈性重置過程，這不只是身體上的生物駭客技巧，也是心理上的技巧。你要做的是：坐下來，閉上眼睛，深呼吸幾次，進入冥想狀態。你可能會發現有指導者在場會有幫助，但這當然是你可以自己做的事。然後你尋找一個記憶，一個仍然觸動你的心靈創傷。選擇你在五年級時被欺負的時候，仍然讓你感到痛苦的事件。如果你不知道從哪裡開始，沒關係：選擇第一個跳進腦海的事情，大或小都沒關係。我們都帶著成千個小小的情緒地雷，在你試圖描述時，有許多看起來都小得很荒謬。當你進行這個過程時，會發現自己記得一些最奇怪的事情，這些記憶是大腦和身體告訴你下一步需要處理的事。

現在想像一下事件發生時的你，如果發生在你十歲時，想像一下十歲的自己。如果它是昨天發生的，你可以想像現在的自己。想像記憶中的另一個人坐在你對面——如果是人的話，通常是這樣，但也可能是一群人。

請大聲說出來（即使你是一個人，實際上，獨自一人時尤其有效）：「你這麼做，對我造成了這些傷害。」允許自己感覺不好，不適和痛苦必須存在。你不能只是理性地想像，必須真正與傷害建立聯繫。

然後找到感恩之心，雖然很可怕，但確實有一件好事從中產生，總有一件好事。一旦發生這種情況，將自己放在對方的角度，問問自己，對他們來說，當時的情況是怎樣的。許多人都有與童年家庭事件相關的寬恕工作要做，這些記憶可能需要對另一個人的觀點進行徹底的反思。當你三、四歲的時候，有時你會毫無理由地生氣，你的父母甚至沒有察覺，他們只是在買菜，而你失去了理智，現在還困在你心裡。現在就解脫吧！看，那是你的媽媽，她非常匆忙，她正在盡力而為，她根本不知道。你從未考慮過她的經歷，因為你在孩提時就已經有了情緒設定，現在你已經三十歲了，可以讓媽媽的經歷成為你自己的經歷。

接下來，同時從對方和你的角度看待這個情況。在這一點上，大多數人都會關注從胸部區域發出光束或其他類型的信號，直到他們能真正從對方的觀點以及自己的觀點看待事情。當你感覺這種聯繫已經打開了，你可以從對方的角度看待事情時，你說：「我原諒你。」你會感到胸部放鬆，這是非常不尋常的。當我們在四十年之禪進行這些會話時，在這個階段觀察到腦波明顯變化，你可以看到寬恕正在身體中發生。

第三步：從寬恕過渡到接受

到了最後一步，你需要一個中立的第三者，一位法官、裁判，某個無懈可擊的存在，因此不必是一個真實的人，你可以選擇耶穌或佛陀，甚至可以選擇一個無懈可擊的燈泡。

當你認為自己已經完成了對某人的寬恕，閉著眼睛，去找你的裁判，詢問是否完成了寬恕。如果你得到「是」的答案，就完成了。如果你得到一個「也許」或「嗯」，就回去繼續做，這是大多數人失敗的地方。他們說已經原諒了，但仍然交叉著手臂，仍然很憤怒。寬恕不是認知上的，而是靈性和情緒上的，僅僅說原諒還不夠。不過，當你真正原諒時，會解鎖導致靈性壓力的情緒。

最終，你會變得對以前會引發地雷的事完全沒有反應，這種改變將使你擁有更多的能量和自由來感知和體驗靈性狀態。每個人的反應都不同——我說的反應是基於觀察過一千兩百個高解析度的腦部掃描——但每個人都有頓悟的能力。

關鍵之一是，靈性恢復與體能恢復有一個極其重要的區別，在體能增強方面，你可以直接追求目標，想變得更強壯，就會著手變得更強壯，進行正確的駭客技巧，然後變得更強壯，很直接。對於靈性提升，如果你說「我即將讓自己具有強大的靈性，我要成為一個該死的寬恕強者」，就是在做一件愚蠢的事。另一方面，如果你的動機是讓世界變得更美好，好處可能會悄悄地出現在你面前。我記得曾經做過一次激烈的寬恕冥想，結束後，我環顧四周，感覺我的直覺比之前高了十倍。

這種類型的突破總是圍繞著寬恕展開，你關閉的提醒越多，越能專注於與地球和其他人的連結。善良變得自動化，你為世界奉獻更多，令人驚訝的是，這樣做需要的能量遠遠更少。

感恩、寬恕和善良形成了三位一體，你不必選擇善良，它會自動發生。你可能會看著一個無家可歸的人，想著「那是一個壞人，他為什麼不找份工作呢？」或者你會想「那個人看起來很渴，我把我的瓶裝水給他吧！」如果你錄製一個影片，將這個行為發布到YouTube上，讓人們看到你是多麼好的人，那你其實並不是那麼善良。但透過自動化的善良，你可以慷慨行事，只是因為這很容易，而且這是你的第一本能，這並不會讓你成為傻瓜，反而讓你變得更強大。

一旦你完成了重置過程的第三步，其他人和造成壓力的情況就不太可能會引發你的地雷，結果你將擁有更多的自由，變得更善良，但也更危險。擁有更少「過濾器」、自動產生善意的人，更擅長讀懂周圍的人格特質和情況。他們更有韌性，因為是對真實發生的事情做出反應，而不是對內在的老舊地雷做反應。因此，靈性恢復有個很棒的副作用：為你提供了一個極其有效的假話探測器，你可以在遠處就聞到宣傳話術的氣味，當有人試圖操縱你時，不知道為什麼，你馬上就知道。

靈性成長駭客技巧

英語中最有趣的詞之一是「ineffable」（無法形容的），表示某些事物無法用言語表達，因此我們為無法用言語表達的事物創造了一個詞。大多數靈性狀態都是無法形容的，一千多年來，人們試圖透過特定的吟唱、視覺化等方式來使這些無法形容的狀態變得可以描述。十三世紀的梵文文獻提供了關於如何誘導這些靈性狀態的明確指示，到了現在，我們可以使用科技來誘導這些狀態，這是靈性成長的巨大加速。然而，除了連接到高端設備外，還有很多進入靈性狀態的方法，你越常這樣做，就越容易進入，以下是其中一些方法。

生物駭客技巧摘要

- 跟隨一位上師的**靈性指導**有其價值，只要你不把自己綁在同一位老師身上進行整個旅程。
- **呼吸運動**，如全身呼吸，改變意識狀態，釋放強烈的情緒和靈性體驗。
- **擁有美好的性生活**甚至體驗全身高潮，也可以是一種靈性體驗。
- **EMDR（眼動減敏與歷程更新）**包括眼球來回移動以處理和整合過去的創傷。
- **迷幻藥物**具有生物學和靈性風險，如果你要使用，請確保在專業人士在場的靈性環境中使用。
- **EEG（腦波儀）**使你能夠看到腦波中的創傷模式，幫助你有效地訓練大腦擺脫這些模式。

●駭客技巧：靈性指導

你應該遵循傳統的路徑與一位上師合作嗎？我不這麼做，但很多人這麼做。我從不同的傳承中學習，因為我是生物駭客，是一個探險家，在不同的時候，我從不同的老師那裡獲得了很大的價值。我認為，只依附在一個老師是有風險的，具有排他性、要求忠誠度的老師可能有很多可提供的東西，但與那些樂於分享的老師相比也存在不利因素。當你在那裡的時候，你就在那裡。

●駭客技巧：呼吸運動

呼吸運動對許多生物駭客都有幫助，事實證明它們對靈性駭客也很重要，尤其是全身呼吸或溫・霍夫呼吸，這種積極、深入和快速的呼吸對於抵抗其他形式的壓力和增強神經功能非常有效（參見第一九二頁）。我第一次體驗全身呼吸是在ＳＴＡＲ基金會的個人成長活動上。我離開了自己的身體，有深刻的幻視，我記錄了下來，包括前世。你可以賦予這些事情極大的價值和意義，或者你可以說這只是隨機的放電。但對許多人來說，這些看似簡單的呼吸運動會引發強烈的情緒和靈性體驗。

●駭客技巧：擁有美好的性生活

值得注意的是，對許多人來說，性生活可以是一種深刻的靈性實踐。大約二〇％的人說在性愛時遇見上帝或離開了他們的身體。有很多生物駭客可以幫助你擁有更好的性生活，本書中的每一條建議幾乎都適用：更強的力量、更多的能量、更強的神經系統和更少的壓力，都是更值得做的性生活主要的成分。

有些人問，是否有方法可以在沒有實際進行性行為的情況下達到性高潮的靈性巔峰，是否有方法可以實現身體外的擴展狀態？這是一件非常強大的事，有些人正在做。事實證明，你可以透過將體內的能量流引向內部和上方，來實現全身能量高潮或靈性高潮。你可以在網路搜尋密宗瑜伽或譚崔性愛，得到更多資訊。

●駭客技巧：EMDR

佛朗辛・夏皮羅（Francine Shapiro）是一個心理學博士研究生，她在觀看一場網球比賽時不再轉動頭部，開始移動眼睛，進入了一個令人驚訝的變異狀態。她立刻改變了博士論文的主題，發現心智中一個未知的重置模式，被稱為「眼動減敏與歷程更新」（EMDR）。

如今，全球各地有數千名EMDR治療師，你可以在EMDR國際協會網站上找到你家附近的治療師。這種技術在表面上類似催眠，但進行方式非常不同。治療師會指導你左右移動眼睛，通常是讓你跟隨他們的手指移動，有時他們會碰觸你的膝蓋，或者讓你拿著一些小型振動器，讓注意力在大腦的兩側之間來回切換。在進行這些動作的同時，你會思考一個很容易觸發地雷的情境。運動和聲音治療會喚起負面情緒，使你對觸發因素脫敏。EMDR有助於處理和整合強烈的創傷，我自己也嘗試過這種治療，非常有效。

●駭客技巧：迷幻藥物

誘發靈性狀態風險最高的方法之一是使用植物性藥物，但是如果你決定要進行實驗，而且你所處的地區可合法獲得，可以先嘗試MDMA。之後按照風險增加的順序，你可以看看氯胺酮（ketamine，俗稱K他命）、GHB，然後是迷幻蘑菇、LSD、DMT，最後是死藤水。除了生理上的風險以外，根據我與合作過的老師的說法，這些藥物幾乎都有靈性上的風險，即使是在實踐中使用這些藥物的薩滿也這麼認為。我的建議是你不必走這條路，如果真的想嘗試，強烈建議你在適當的靈性人士陪伴下，在靈性環境中使用這些藥物。換句話說，不要在迪士尼樂園使用，也絕對不要獨自使用。

●駭客技巧：EEG

使用腦波儀（EEG），你可以看到某人腦波中的創傷和創傷後壓力症候群（PTSD）模式，可以訓練大腦擺脫那種模式。你可能記得我之前提過EEG，當時是在談神經回饋的內容。促進大腦健康和促進精神健康有關聯性，但並不相同。對大多數人來說，大腦強度代表思考迅速、清晰，能記住細節，能夠執行複雜的工作或有創意的工作。這些事都很重要，但忽略了阻礙我們前進的痛苦和憤怒的根本問題，以及容許我們體現最好的特質——善良和平靜。

我們都有不自覺的心理創傷，你可能害怕某件事，可能對某事感到生氣。你不知道這種感覺存在，因為當你兩歲時，有人差點把你摔下來，這超出了你的意識。與個人成長相結合，EEG是一種從創傷中康復的強大方法，因為它使你能像檢查那些阻礙腿部伸展的腦波模式一樣，來檢查自己的創傷。你可以根據EEG讀數選擇自己的狀態，與EMDR不同，你不是處於重置模式，而是處於取消模式。

你可以創造一種無法與創傷感覺共存的狀態，可以說：「我回到了童年，看著媽媽對我大喊大叫，但我也處於一個崇高的精神狀態，因為是電腦把我帶到了那裡。」身體感受到了那種靈性狀態，決定應該一直留在那裡，就像將肌肉推到超越原本位置的點。突然之間，以前讓你不安的事似乎不再那麼糟糕。我認識一個人，在與家人度假之前進行了EEG治療。他打電話給我，淚流滿面地告訴我：「我剛剛在父母家過了聖誕節，有史以來，我第一次沒有跟他們吵架。我以前認為這不可能，EEG到底是怎麼做到的？」他的大腦一直處於反應模式中，直到他學會如何控制思維並逃脫陷阱。

EEG可以重置你與世界互動方式中那些看不見的自動模式，這是生物駭客可以幫你挽回失去的時間和金錢的另一種方式。假設你有一百個神經能量點可以使用，可以花一半的點來對付那些不存在的事，這就是大多數人很多時候都在做的事。你可能會想：「那傢伙超我的車，因為他是壞人，我要報仇。」或者你可能會想：「那個傢伙超我的車，因為他正在趕往醫院，情況緊急。」你不知道哪個是真的。但如果你相信第一個想法，會浪費你的神經點數，一遍又一遍地播放一個愚蠢的遭遇。這些點數原本可以用來創造美麗的東西、愛某個人或履行正向的服務。

創傷是神經復原的絆腳石，因為它總是存在並且很容易被觸發，吸收了原本屬於你的能量，就像播放一張古老的破唱盤，而且不再準確。

儘管你的靈性狀態是無形的東西，但它大幅影響了你和MeatOS的生理狀態，這代表你可以測量並評估它。最好的數據是心率變異度，你可以使用簡單的追蹤設備來監測。如果你看到心率變異度有所改善，可能朝著正確的靈性方向前進，因為當你的靈性越高，處於戰或逃模式下的時間越少。你擁有更高的心率變異度，因為具有更多內在的適應能力。深度睡眠的改善，快速動眼期（REM）睡眠的改善，以及記得更多夢境，都是良好的指標。

當你提升靈性，將感到與宇宙更緊密地連結，當這種情況發生時，可能不再需要依賴高科技或生理數據來確認，你就是知道。

第12章 下個階段的升級

生物駭客過程的核心是持續進化，你希望透過評估、個人化和重複的循環來不斷完善和升級自我，生物駭客本身也是如此。身為生物駭客，我們一直在尋找透過應用新科學、新技術和新科技，更深入地了解MeatOS，仍在學習如何從體內釋放更多能量、提升韌性和思維清晰度——找到更好的方法來利用懶惰原則——超越目前生物駭客技巧所能達到的一切，以下是我對於即將到來的一些趨勢的預言。

量化的自我

生物駭客中最令人興奮的趨勢之一，是能夠收集和處理個人身體狀態的大量相關數據，稱為「量化的自我」。透過收集足夠的數據，我們可以驗證科學家長期忽視的人類經驗，例如，ＥＥＧ設備和其他腦活動測量方法顯示，東方冥想中達到的靈性狀態是真實存在的。儘管不是每個人都以相同的方式感知它們，但我們可以進行測量。除了大腦中的電流活動變化以外，我們還可以在人們進入這些狀態時記錄生理變化和血液變化，這種詳細的測量有可能改變我們對於人類本質的理解，當我們有更多的了解時，就有更多掌控的機會。

我們現在也有數據顯示哪些事可能沒有用，傳統的運動形式，比如無止盡的健身房運動、室內騎自行車課程以及我統稱為「大型運動」的其他固定做法，被證明是浪費和無效的。在過去的十年中，醫學研究人員開始發展脂肪在人體內相關作用的全新觀點，事實證明，脂肪並不是那麼糟糕，至少不是所有形式的脂肪。許多最近的研究顯示，富含粒線體的棕色和米色脂肪為身體提供了健康的熱量、能量和組成要素。

現在有數百萬人正在為人類健康和健身的相關知識做出貢獻，如果你佩戴健身追蹤器或使用血糖監測器，你可能正在做出貢獻。如果你的手機上安裝了健康監測ＡＰＰ，幾乎可以肯定你正在為全球數據庫做出貢獻，無論你知不知道[1]。我們從未如此關注我們這個物種的集體健康，而且這只是剛剛開始。

每一天，健康監測技術都變得越來越便宜。很快地，醫生就能夠標示你腸道中的所有生物，從細菌到病毒、噬菌體到真菌。然後，醫生會開出處方，包含用來增強微生物體並促進新陳代謝的益生元和益生菌。例如，如果你吃了很多石榴，而且你碰巧擁有正確的腸道菌，將產出一種強大的抗衰老化合物，稱為尿石素A。但你必須吃石榴，而且如果你沒有正確的腸道菌（大多數人都沒有），你只會得到大量的糖。如果有微生物體的完整地圖，就可以獲得你缺少的益生菌，然後服用個人化的補品來滋養它們，使它們達到最佳的工作效能。

未來，醫療感應器將無處不在，你可能會玩一個可以追蹤你眼睛運動並診斷你是否接觸到神經毒素，或是否有早期阿茲海默症的影音遊戲。如今簡單的血糖監測儀將變得更加強大，你將擁有一個可以佩戴在手臂上的晶片實驗室，可以即時監測你的生化狀態。我們將比人類歷史上的任何時候都更了解我們的生理狀態，對它擁有比以往更多的控制權。

自我追蹤

即將湧入的醫學數據將導致我們追蹤自己的方式產生重大變革，你是人類這個龐大多樣的物種的一員，當我們結合數百萬人的自我追蹤數據時，將看到難以想像的新模式。任何急診醫生或警察都會告訴你，滿月確實會影響人們，即使只是因為它改變了室外的照明和情緒。在滿月期間，有犯罪行為的人大幅增加，因為滿月對我們產生了影響。我們一直知道這一點，但科學家通常沒有認真對待這些事，因為他們無法在實驗室研究中量化它們。

有了自我追蹤數據，傳聞很快就會變成確定的事實。誰知道我們還會發現什麼？當我們觀察到百萬人的生物讀數一直在變化時，我們將測量的不僅僅是一個人的變化，還有所有人類的變化。然後，我們可以使用機器學習系統來找出哪些事物之間存在最高的相關性，並尋找因果關係。我們將發現所有影響我們的事物，而我們目前還不知道它們正在影響我們，這是自我追蹤最終的發展方向。

個人化干預

量化自我的技術結合大規模數據追蹤，允許進行極端個人化的干預措施。當你去看醫生或健身教練時，這些專業人士將可以看到全球各地的人所有的資訊，能夠過濾數億人的數據點，以了解對於你這樣的人而言什麼最有效。這就是為什麼自我追蹤如此重要，不僅告訴你，關於你的狀態，還告訴醫療專業人員是什麼導致你的狀態，他們可以利用這些知識來幫助其他人。

在將來，一款可以戴在手臂上的晶片實驗室，可能會測量你的生理老化過程，並提供建議，對你的基因組和環境暴露類型有效的抗衰老化合物有哪些，還可以作為一種出色的預防工具；或者，未來的健康監測器可能會編織融入你的衣服裡面[2]。持續監測代表我們能夠在發生問題之前，迅速識別阿茲海默症或心臟病的早期跡象，並加以干預。

● 測試和數據收集的危險性

測試和數據收集等行為迅速擴張的黑暗面，是你的資訊可能會被公司和政府所濫用。如果我們選擇沿著黑暗的道路前進，而不是利用這些知識和技術來掌控自我、追求幸福，可能會把掌控權交給別人，這是一個可怕的可能性，可能會使每個人都失去幸福。

身為駭客，我們知道能確保不會走上黑暗道路的方法，是了解什麼是可能發生的事，以便利用它來獲得好處。我對新興技術感到樂觀，如分散式帳本；這是一個共享和分散式數據庫（與區塊鏈技術相關），不屬於任何一個用戶或機構。在分散式帳本中，當知識或資訊被放到世界上時，無法被審查或刪除，因為同時存在於太多地方。如果你移除一部分的紀錄，就無法讀取下一部分的紀錄。這樣，如果你使用你的數據發現了有關人類狀況的重要資訊，你的發現將分散在全世界每個人的設備上，沒有人可以拿走或把它藏起來。

如果我們失敗了會怎麼樣？我希望不會發生，但個人數據世界可能會出現非常不利的情況。想像一下，公司或政府可以保存重要醫療知識的世界。舉個例子，回到一九八〇年代，俄羅斯人發現人類很容易受到特定波長的微波能量所影響，他們用調整過的微波輻射攻擊了莫斯科的美國大使館，使那裡的工作人員變得腦霧和生病，大使館必須每三個月輪換人員。一支美國專家團隊最後弄清楚了俄羅斯人在做的事，要求他們停止，俄羅斯人笑著回答，他們的微波傳輸低於美國的健康標準，拒絕停止，因為他們在美國進行的事是完全合法的。俄羅斯人知道微波輻射在生物學上會影響我們，我們不知道，因此我們受到了影響。

還有哪些技術可以改變你的精神、身體或情緒狀態？也許我們不知道，因為我們不知道這些技術是可行的。而我們必須知道，所有人都要公開。有了普遍的追蹤數據，有可能知道發生了什麼事並尋找原因。你可以查看健康追蹤公司的數據庫，查看進行基本EEG讀數的人，查看測量心率變異度的人等等。你可以將今天的數據與歷史趨勢進行比較，查看人們整體讀數是平均增長或下降。你可以注意到是否發生了奇怪的事，例如，昨天人口的心率變異度分數比平均值下降了八%，代表發生了重大事件。

然後，我們可以啟用機器學習演算法來解決異常的原因。最重要的問題是：誰負責機器學習，誰負責共享和解釋輸出？會是政府嗎？是一個科技巨頭嗎？還是這屬於基本的人類公用事業的一部分，應該向公眾開放和提供？我堅信，為了快樂，你必須掌握自己的生理學並自由選擇你要受什麼所影響，開放資料來源對於維護和提高人類意識非常重要。

表觀遺傳學

表觀遺傳學（Epigenetics）是一門令人興奮的新科學，研究的是環境因素如何啟動或關閉你的基因。基因告訴你開關的作用，表觀遺傳學則告訴你可以採取什麼措施使其活躍或不活躍。表觀遺傳觸發因子會引起發炎，增加生物能量產生，或啟動生物抗衰老物質的生成。研究人員仍在努力確定哪些輸入會影響表觀遺傳開關以及它們的運作方式，來自健康追蹤器和其他醫學感測器的數據將使這項工作變得更容易。

了解表觀遺傳風險的許多方法之一，是查看你的暴露體（exposome），其中包含了影響這些開關的環境因素。我們開始使用健身追蹤器，使用移動的手機在高速公路上行駛，以及使用其他無所不在的設備進行此操作。空氣品質和天氣監測有助於確定你的暴露體，甚至是太空天氣——太陽吹過地球的磁暴——對我們的感覺似乎也有影響。這些是否會影響我們的表觀遺傳學？目前還沒有人知道，但他們將會知道。

對於表觀遺傳學的新見解已經改變了醫學研究的方式。許多醫學研究都是在小鼠上進行的，科學家聲稱他們考慮了所有變數，但事實證明他們忽略了一些真正重要的變數。小鼠是夜行性動物，然而，科學家白天醒著，所以在白天對動物進行測試。他們一直在餵食和對小鼠進行實驗，而根據小鼠的生理學，白天應該是牠們睡覺的時間。這是一個需要考慮的表觀遺傳因素。如果是女性科學家而不是男性科學家餵小鼠，小鼠的生理反應和壓力水準也會有很大的不同[3]，這是另一個長期被忽視的表觀遺傳因素。

數十年的研究在現在看來很值得懷疑[4]，然而這些研究的結果仍然影響著我們所使用的藥物以及對疾病的思考方式，這些是大多數人不會考慮到的、看不見的表觀遺傳效應，但正在影響著我們的現實。

人工智慧

我的學士學位跟人工智慧（ＡＩ）的一部分有關，我一直在密切關注這個領域的進展，因為它在幫助我們做出決策方面的作用越來越大。如今，你的手機透過使用嵌入的ＡＩ晶片識別你的聲音。我們已經取得了重大的進展，技術仍然在迅速發展，令人驚奇。

ＡＩ有兩個方面，其中一個是機器學習，這是我之前提到的資料篩選過程。透過對龐大的資料庫進行排序，ＡＩ可以找到沒有人會看到、甚至想到的相關性。人類會本能地尋找可能引起症狀或身體改善的單一變數，事實上，總是有多個重疊的變數在發揮作用，生命就是這樣複雜。機器學習可以用人類大腦做不到的方式揭露這些重疊性。直到現在，機器學習算法的主要限制是我們沒有足夠的數據供其使用，而現在有了。

例如，當有人來到升級實驗室時，我們可以從他們的健康追蹤器中獲取數據，每次都提供了成千上萬個數據點，無論是特定的力量強度還是最大攝氧量、發炎情況、脂肪儲存狀況、細胞在電流傳送的表現有多好、與上次相比又如何？我們可以收集所有數據並放入系統中。人們可以在手機的ＡＰＰ上看到完整的報告，同時，他們正在為一個極其有用的知識總和做出貢獻。隨著時間過去，系統將變得越來越擅長從你的生物駭客技巧中，減少所需的時間和努力。

如果我們在應用機器學習方面非常聰明，最終將能夠實現接近一〇〇%的效果，能夠告訴你：如果你將這個特定信號應用於身體，使用這個特定的頻率、持續時間和功率強度，將獲得最快的生理效果。然後，我們可以探索對MeatOS增加其他命令的影響：某種肽、增強體能的藥物、不同形式的輻射等等。而我們仍然不太清楚你可以自我進化到哪種程度。

這是一個遠大的想法：我希望能在體育界看到一個新的「升級聯賽」。讓我們摘下手套，看看如果允許人們不受限制地競爭，使用生理改造、體能增強劑或其他措施，人類可以達到什麼地步。唯一的規則是，他們必須告訴我們，他們做了什麼。與其受制於盧德觀點（編註：Luddite view，是一種反對新科技的思想），認為運動員在某種意義上應該純潔，我們應該看看作為一個物種，我們能達到哪種境界。畢竟，當前的體制本身就不公平，年輕選手與擁有較低荷爾蒙水準、更多零件磨損的老選手一起競爭。我認為我們將會看到對升級選手的需求不斷增加，很快地每個人都將以某種方式進行升級。如果職業運動員是唯一的例外，這究竟有什麼意義？

仿生學

談到增強，有一群被稱為「研磨機」（grinders）的生物駭客，購買或製造設備，將其植入自己的身體。記者們喜歡他們（人類變成機器人！），但當他們被納入生物駭客的世界時，我感到不安。他們做的很多事情，對我來說似乎是危險的自吹自擂。事實上，很多人已經有了仿生裝置。我的膝蓋上有一顆螺絲，腳上也有一顆螺絲。許多人用腦部植入物來控制癲癇或嚴重憂鬱症。幾乎每個人都有世界第一的擴充大腦，也就是智慧型手機。我們不再將電話號碼和地圖儲存在大腦中，而是將這部分的記憶分散在手機中。地球上的每個搜尋引擎都是大腦的延伸，不需要植入物。

我認為植入物是危險的，因為身體內任何主動、連接網路的設備都有可能會被駭客攻擊，我們已經見證了人們入侵沒有任何安全措施的心臟植入物控制系統的實例[5]。或者當製造你的認知植入物的公司被Google收購，而Google決定關閉該部門時，會發生什麼情況？你打算拔掉它嗎？我們已經見證了這種情況。一些接受視網膜植入的人，因為製造植入物的Second Sight公司倒閉，無法再支援該技術，所以再也看不見了[6]，這比一開始就沒有植入物更糟糕。想像一下，有一天，垃圾郵件發送者將惡意軟體嵌入你的仿生眼睛中，以便你到處都能看到他們的廣告，或者法官決定你的植入物不應該能夠看到某些事物。

植入物還存在重大的健康風險，第一個是生物膜，它們是具有侵略性的細菌感染，形成一個集體的防禦屏障，因此很難殺死。對於醫療植入物，生物膜已經是一個重大問題。第二個健康問題與植入物中的材料有關，它們可能會引發身體的反應。有些人的免疫系統在特定金屬或塑料存在的情況下會變得瘋狂，反應無法預測。加劇問題的是，製造商並不總是善於披露植入物的成分。「鈦」植入物中可能含有高達五%的鎳，如果你對鎳過敏，就足以造成嚴重傷害。研究人員仍然沒有解決像骨螺絲和乳房植入物這種基本植入物的排斥問題。

第三個健康顧慮，是植入物產生的電磁場（ＥＭＦ）對身體的影響。ＥＭＦ可以透過一種稱為「電壓門控鈣通道」（voltage-gated calcium channel）的機制，影響身體的組織，特別是大腦，但我們不知道ＥＭＦ頻率如何影響細胞。擁有一個不斷發射ＥＭＦ的內部設備似乎是個壞主意，可能會產生需要好幾年才能檢測到的副作用。

對於視力或聽力有缺陷的人來說，植入物可能值得冒險。對於只是尋求增強的人來說，一種更有前景的解決方案是我在Abundance360體驗到的技術，這是未來學家彼得・迪亞曼迪斯的團體。上一次我去的時候，有個小組展示了一款放在眼睛前面的隱形眼鏡，可以提供夜視或進行面部識別，雖然還不是穿戴式的，但發明者已經接近這個目標了。我的建議是，盡可能地延後生物植入物，極端的穿戴式設備將能在沒有風險的情況下提供大部分相同的好處，希望等到植入物普及的時候，我們已經解決了很多安全和隱私問題。

大腦讀取器

另一種令人著迷卻又毛骨悚然的技術，是伊隆・馬斯克（Elon Musk）的Neuralink，這是他的公司正在開發的大腦植入器[7]。有鑑於我剛剛提出的所有問題，我真的不想在大腦內放入微細纖維（microfilament）。在考慮任何種類的植入器之前，尤其是在大腦中，我希望看到大量的安全性研究，請回想一下乳房植入物具有警示性的例子。人們已經使用植入物超過四十年，但直到最近，植入物的製造公司才公開承認自己的植入物可能會引起疾病和嚴重的自體免疫問題。你想成為第一個接受乳房植入物的人嗎，還是你想要查看幾十年的數據，在完全知情的情況下才做決定？任何進入大腦的東西的風險都遠遠大於此。在我決定是否這樣做之前，我會想看到很多人先經過實驗。

外部大腦讀取器則是另一回事。我們已經可以基於血流、電流和其他可用敏感儀器檢測到的變化來做到這一點，Kernel的執行長布萊恩・詹森（Bryan Johnson）正在開發其中一種設備[8]。布萊恩曾是Braintree Venmo（電子支付公司）的創始人之一，賺了很多錢，投入八千萬美元來建立有史以來最好的大腦掃描系統。他創造了一個可以追蹤大腦內部活動的頭盔，以便科學家更了解我們思考的方式，ＡＩ系統也可以得到更好的訓練。

最終，你可能擁有一個內建在帽子或辦公室天花板的腦部掃描儀，將讀取你的腦波並即時評估你的心理狀態，在技術上已經可以實現。擁有更多資訊將有助於你充分利用存在於體內的硬體。我們有義務探索內在未開發的深遠能力，而不是在沒有啟動它們之前就開始拆除身體的部分進行更換。

數位版的自我

我相信，我們的技術最終將達到某種程度，像是可以拍攝你的腦活動快照並上傳到人工智慧系統中。但別搞錯了，那個人工智慧不會是你！你的大腦分布在全身，你不是你的大腦，你是身體以及它與環境互動的方式。儘管如此，我會喜歡擁有一個能夠思考並與我合作的ＡＩ版本嗎？當然，但我總會記住它只是我的數位模擬，可以幫助我完成工作。

也許在某個時候，我的ＡＩ版本將成為我的書幕後的作者，我的ＡＩ同伴不需要休息，可以全年無休地工作，而且可以在同一時間在五百個電腦處理器上並行運作。我可以說：「我想寫一本有關Ｘ主題的書。」第二天早上，書就完成了，以我的風格寫成，那是很酷的事。當然，其他人也會做同樣的事，所以世界將充斥著書籍，然後我需要我的ＡＩ去大量閱讀，告訴我哪些書最有趣。

我目前正在進行一個簡化版的專案，我將所有的Podcast、文章和社群貼文上傳到一個人工智慧系統，這個系統將搜尋數百萬個新聞來源，找到與我感興趣的主題相關的報導，然後把這些資訊轉化為一份電子報。所以基本上，我正在使用基礎的數位化自我來整理大量資訊，並透過我的現實視角進行篩選。

實際上，你已經在進行一個類似的專案，甚至可能都不自覺。每次你造訪社群媒體頁面時，它都會收集你的好惡、行為模式、購買的東西以及感興趣的想法的資訊。當你啟動Facebook、Instagram或TikTok時，已經外包了一個現實的視角，基於你點擊的一堆連結，並將其交給一家試圖賣東西給你的公司。我建議退出這種方式，並使用一個直接搜尋資訊源本身的搜尋引擎。未來，升級你的資訊環境，將成為一個越來越重要的現實駭客技巧。

生物駭客的下一個時代

儘管有一些警訊，但資訊爆炸在大多數情況下還是為生活帶來了巨大的好處，讓我們更了解如何活得更好。十年來，我一直在寫冷療的好處以及最佳方法，但這個主題的學術研究並不多；然而，在過去幾年，有很多學術研究已經上線，研究人員正在具體討論應該多熱、多冷以及多常應用它來延長人類壽命，他們分享想法並公開發表數據。隨著我們收集和分享人類健康各方面更多的數據，我們正在大大地了解如何駭入MeatOS，使其按我們所希望的方式運作。

現在，我們可以用驚人的速度測試口耳相傳和古老的知識。研究人員正在確認曾經被視為迷信的想法，用ＡＩ系統挑選出大家忽略的相關性和影響，例如，醫生已經開始使用ＡＩ引導的醫學診斷，以便更精確地診斷某些疾病，如癌症，並選擇每個具體情況下最有效的治療方法。在過去，你會去健身房，教練基本上會指導你做阿諾・史瓦辛格（Arnold Schwarzenegger）三十年前做的事。有了ＡＩ驅動的運動機器這樣的創新，我們可以提高曲線斜率，做得更好：花更少的力氣，得到更大的效益。但我們還有很多需要學習的地方。身為一個教練和生物駭客，我想知道你應該提升和降低手臂的確切速度，以及是否應該在某一點旋轉，讓手臂、新陳代謝和昨晚吃的食物達到最佳成效。然後，我想告訴你確切地從運動中獲得多少好處，以及節省了多少時間和精力，因為每個人都喜歡評估和獎勵。

透過我的葡萄糖感測器，我知道，如果在太陽下山前半小時吃飯，與太陽下山後半小時吃飯相比，血糖值會上升二十。這個資訊讓我意識到了一些事，之前我只是直觀地感覺到，但現在我可以透過即時回饋的量化數據來確認。我注意到某些進食模式導致我體重增加了幾磅，慢慢地進入糖尿病前期。有了手頭上確鑿的數據，我改變了用餐時間，都是因為我比之前多了這些量化的數據。

另一個例子是：我過去習慣記錄自己一天中所做的可能影響睡眠的事，等三個月後畫出睡眠品質變化圖，尋找相關性。我這樣做了十五年，才有足夠的訊息可以使睡眠大致達到最佳化。如今，我不斷嘗試新的營養補充品和服用的時機，添加和移除不同的東西，因為我可以從睡眠追蹤器立即獲得良好的數據。我在睡覺時使用了一個ＰＥＭＦ（脈衝電磁場）設備，它可以在睡覺的前一、兩個小時將我的心率變異度提高三倍。我正在嘗試使用像Apollo手錶這樣的振動穿戴式設備，很快地，我將能購買根據我的具體情況調整閃爍模式的光刺激設備，以產生臨床顯著的結果。我曾夢想能夠使用這樣精確的輸入和如此詳細的讀數來駭入MeatOS，現在這個夢想正在成為現實。

我們正處於從未探索過的領域，看看可以把身體推向哪種極限。僅僅十年前，第一個能夠監測心率的手腕追蹤器問世，如今，蘋果和其他公司生產的數以千萬計的手錶都能做同樣的事。現在有一些發明家團隊正在探索如何製造可以對大腦特定部位施加脈衝磁場的穿戴式設備，不需要任何電線或植入物，想像一下，再過十年我們將會處於何種地步。

我希望你能擁抱本書中的想法，因為我真誠地相信它們能使你變得更強壯、更仁慈、更快樂，能賦予你應對變革的韌性和平靜，相信我，變革正在來臨。單靠你的懶惰作業系統可能無法應對未來的十年，但透過合適的駭客技巧，你可以準備好應對一切。

第13章 做你自己

飲食潮流來來去去，這就是有這麼多新的飲食書不斷推出的原因。運動潮流也來來去去，這就是為什麼有這麼多人加入健身房，感到厭煩，退出，再加入另一個，依此類推。但生物駭客不是一個任務或規則的清單，而是一個屬於你自己的過程，因此會隨著你而不斷成長和變化。最重要的是，生物駭客是基於可量化的結果，其中最重要的結果是：它應該讓你更快樂。

這是一個非常重要的觀點，將我們帶回我首次成為生物駭客的原因，也是我為了掌控人體作業系統而努力工作的原因，以及（無論你是否知道）你讀這本書的原因。你想要能量，這樣你就可以快樂，而我希望你快樂。也許你是一位靈性大師，也許不是；也許你很強壯，想變得更強壯，或者你早上幾乎爬不起來。無論狀態和處境如何，人們只是想要快樂——當然是比現在更快樂。讓我快樂的是我的家庭、工作和生物駭客。如果讓你快樂的是繪畫，你就可以從這個過程中獲得更多。你想成為世界上最好的畫家嗎？請關掉你的手機提醒，擁有更多能量。

我從出生開始就一直在處理「創傷」（真的就是字面上的意思）。當我出生時，臍帶纏繞在我的脖子上。在我了解靈性康復之前，研究出生對心理造成何種影響的人，可以在房間的另一端看到創傷縈繞在我身上。創傷留下了明顯的印記，建立了明顯的行為模式，這種模式在我心中形成了一種觀點，使我總是感覺處於危險之中。生物學中的懶惰原則已經使你傾向於將世界視為無休止的威脅，但經歷創傷會讓情況變得更糟。尚未解決創傷的人四處走動，帶著一種根深蒂固的焦慮，這種焦慮感覺就像現實。

如果你對威脅的反應更敏感且經常尋找威脅，就會發現更多威脅。對我來說，作為學校裡最大、最胖、最高的孩子，我總是會吸引霸凌者。我經常打架，但幾乎不主動打第一拳，總是最後一個反擊，這是一種糟糕的生活方式。漸漸地，我學會了逃離陷阱的生物駭客技巧。我增強了力量和心血管功能，提高了新陳代謝，消除了腦霧，清除了壓力；最重要的是，我學會了變得脆弱，這對於完全放鬆、善良和平靜非常重要。我很大一部分的靈性進展來自應用技巧，解開無意識的傷害和地雷，這些地雷扭曲了我對現實的看法。

精神科醫師和作家丹尼爾・艾門博士開發了一項測試，他向人們展示快樂的臉和生氣的臉的照片，然後測量他們的反應速度[1]。到目前為止，我的神經系統選擇生氣的臉大約比平均快了四倍。這完全是無意識的，我被威脅偵測反應所制約，這種程式化深深根植於內心，無法被駭客技巧清除，你可能也是這樣被建構的。如果不是，肯定也有其他心靈創傷正在扯你的後腿，就像你的運動方式、生理和新陳代謝一樣。這些東西有助於定義你是誰，但不必決定你將成為誰以及你將做什麼事。

我經常重複自我決定的信條：「做你自己。」生物駭客技巧應該讓你自由地找出你想成為的「自己」，創造最好的自己。有一條路引領你來到這裡，現在你可以掌控一切，掃除障礙，獲得正確的資源，選擇你的目標並追求它們，你有生理和靈性重置的工作要做。當你剝掉足夠多的東西，消除了分散注意力的事物並關閉產生反效果的提醒時，很可能會發現你從不知道或早已遺忘的能力和傷痕。我現在和二十年前是完全不同的人。一旦你擺脫束縛，可能會對你進步的程度感到震驚，一旦你擺脫了拖你後腿的事物，可能會再次對自己還能走多遠感到驚訝。

認識你對現實的看法

大腦和身體的狀態決定了你所經歷的現實，如果你想對此有更深層的看法，那就是：現實並不真實。請記住，身體的所有感知器，包括細胞和其中一百萬億個粒線體，都在你有意識之前就感知現實了，你總是比它們慢三分之一秒，就像狗追車一樣。

粒線體基本上是在體內獨立生活、被俘虜的細菌，與宿主細胞分別進化，然後在數十億年前與它們合併。粒線體有自己的小型作業系統，並從製造能量的角度過濾它們看到的東西。粒線體過濾身體中的其他系統，包括它們對神經系統和大腦的信號，然後大腦必須接收一個輸入信號並決定將其引導到哪裡。如果是恐懼或壓力環境的信號，可能直接進入杏仁核，完全繞過有意識的大腦前額葉皮質，然後你就會在不假思索的情況下做出反應，遵循MeatOS中編碼的一套規則。

你對現實的看法，甚至在大腦前額葉皮質完全成熟之前，就開始形成了。當你還是個嬰兒時，出生的第一個月，大腦主要由德爾塔波（即非常低頻的腦波）所主導，這些波將現實組織為一個簡單的視角，比如一張臉是什麼樣子。早期兒童幾乎處於一種做夢的狀態，大約在七歲左右才慢慢醒來。直到約二十四歲，大腦前額葉皮質才完全成熟和程式化。這種僅限於人類的延遲發展過程，代表你收集了超過二十年的經驗，這些經驗是透過一個未成年大腦篩選的，你所有的情感、青春的傷痛和焦慮，塑造了你看待世界的方式。

這些觀點是基於神經科學家和電機工程師傑夫・霍金斯（Jeff Hawkins）的研究，他創造了PalmPilot，這是第一個移動通訊設備[2]。他意識到大腦不斷（而且在你不知道的情況下）對未來一微秒（編註：microsecond，一微秒等於百萬分之一秒）將發生的事進行預測，根據這些預測設定期望，然後讓你注意那些不符合預測的事物。如果你明天拿起汽車鑰匙，重量比平常多一點點，你可能會注意到它們更重，因為不符合大腦的預測。否則，你根本不會思考手部的動作，不會察覺拿起汽車鑰匙，也不會看著它們並檢查，因為符合你對現實的預期。

傑夫描述的是懶惰原則的另一個方面。為了最大程度地提高效率，大腦只會把你的注意力移到它感到驚訝的事情上。其餘的東西——可能是你周圍發生的事情中的九九%——都被隱藏在意識之外。將這種過濾與由童年創傷和粒線體引起的其他形式的過濾結合起來，就會得出一些相當奇怪的見解。你對現實的看法基於神經系統、細胞和身體認為可能是威脅的東西。在成年期，你對現實的看法即使受到經驗和學習的影響，也從未失去基於單純程式化的自動化現實觀。

看到你沒有看到的事

這就是我們偉大的靈性挑戰所在，獲得覺察和善良的過程，其實是一個理解你對現實的看法可能不準確的過程。

你可能看不到其他人看到的東西。例如，當我剛開始寫部落格時，讀了一本名為《緊急狀況：這本書會救你的命》（*Emergency: This Book Will Save Your Life*）[3]的書，講述了逃生和生存課程，我稱之為間諜學校。這本書是尼爾・史特勞斯（Neil Strauss）寫的，他現在是我的朋友，也是我最喜歡的作者之一。他寫道，他參加了那個間諜學校，由賞金獵人和軍事特種部隊成員指導。他們教導如何從手銬中逃脫，如何撬開鎖，如何知道是否有人跟蹤，如何跟蹤他人等等。接受兩天的培訓後，老師會用把頭套罩在你頭上並戴上手銬的方式「綁架」你，把你丟到偏僻的地方。你必須解開手銬，逃脫綁架者，並躲避賞金獵人，同時根據你收到的指令完成一個祕密任務。

我當時想：讓我參加吧！我想探索我的安全感和脆弱，所以我參加了這門課程。其中一個技能是如何混入人群，使自己「隱形」。現在的我並不是一個容易隱藏的人；我身高六呎四吋（約一百九十三公分），在人群中很顯眼，然而我還是設法讓自己消失了。

我是這樣做的：戴上一副便宜的太陽眼鏡和一頂紅色的針織帽，還有一個假的馬尾辮，然後拿著一根未點燃的香菸，走路時像是犯了冰毒的癮。當我走在聖塔莫尼卡一個購物中心的中央時，我顫抖著，蹣跚前行。路人繞過我約三公尺的範圍，因為我是一個不能碰觸、不可見的人。我就這樣從三個正在尋找我的賞金獵人身邊走過，他們看不到我，因為我不符合他們對現實的狹隘看法。但是A＆E電視網的攝影組正在拍攝那個課程，那些人對現實有完全不同的視角，其中一個攝影師抬頭看到了我，立即說：「噢，看，那是戴夫！」他受過訓練，能夠識別能成為好電視節目的素材，所以能看到其他人看不到，甚至是賞金獵人也看不到的東西。

結論是，有些人可以看到其他人看不到的東西，不僅對看到的事物有不同的態度，而且看到完全不同的事物，或者可以感知到完全不同的事物。

或許你會覺得下面這個故事難以置信，但這是一位在美國陸軍長程偵察巡邏隊服役的好朋友告訴我的。長程偵察巡邏隊的士兵在叢林中長時間執行任務，目的是不被發現。我的朋友講述了一次他在夜間一個看起來像在進行毒品交易之處的經歷，他意識到自己可能會有麻煩。「然後，果然有人瞄準了我，」他說。對我來說很不合理，如果你連那個人都看不見，怎麼知道有人瞄準了你？「噢，你當然看不見，但能感覺到，我們在軍隊中學到了這一點。」他說。他形容這種感覺就像胸口灼熱，後頸的毛髮豎起來。當你有這種感覺時，通常會迅速躲避。我的朋友意識到毒品販子可能以為他是警察，所以他只是停下來，點了一根大大的大麻菸，他們就不再打擾他了。

之後我聽到了其他軍人講了類似的故事，在那個圈子裡，通常可以訓練自己感覺到被槍瞄準。

為什麼軍隊巡邏隊能感覺到，而你感覺不到呢？那是因為你對現實的看法，沒有被訓練去覺察。

靈性成長的過程需要進行一種現實訓練，首先，要學會將身體從戰或逃模式中解除，這個模式將導致你對預設輸入過度反應，但對你沒有被預設去看的事物卻視而不見。本書中的所有基本生物駭客技巧，會以某種方式讓你做到解除戰或逃的模式，REHIT運動課程、紅光刺激或振動訓練都可以做到這一點。或者你可以去找一位功能性運動專家，他會幫助你學會以新的方式活動雙腿，以便消除奇怪的運動模式。這個模式對你來說很可能是不可見的，因為這是你一直以來的運動方式。但是專家可以一眼看出，並看到你一直沒有使用的特定肌肉。有時候，一小時的治療，就足以讓你掌握一個新的控制系統，這個系統一直存在，但從未被活化。

攝影師怎麼能看到我，而賞金獵人卻看不見呢？全靠現實訓練。我在聖塔莫尼卡公然隱藏時，發生了另一件有趣的事。所有成人看到我，都會想：「天啊，一個吸毒的流浪漢，我得趕快閃人」。但一個五歲的小女孩看到我，直接走過來，對我微笑，說：「嗨！」我喜歡小孩，小孩通常也喜歡我。沒有那些現實且不可見的篩選系統告訴她，我是壞人，所以她能看出我其實只是一個友善的普通人。當然，她媽媽立刻把她拉走了，我摘下太陽眼鏡，說：「別擔心，我不是壞人。」

這就是自動篩選系統的力量，它是MeatOS的一部分，要讓你保持生存和理智。沒有它，你會被太多訊息淹沒；但如果你任由它控制，它會把你鎖定在最低、最懶惰、最少回報的意識層次。

從歷史上來看，改變你對現實的看法並達到更高層次的頓悟，需要極端的投入：或許是在寺院中度過十年，在洞穴中斷食十年，或在叢林中與薩滿一起訓練，每天服用改變心智的物質。我對這條路徑有過一些探索，我非常幸運能夠去西藏和南美，並從不同的傳承中學習不同的靈性成長方法，逐漸欣賞到傳統冥想的價值。但我內心的生物駭客告訴我，如果你能利用科技更快進入更有覺察、更高意識狀態的道路，也是非常有價值的，即使沒有學習到全部。

最重要的目標，是能夠去除那些對你不利、阻礙你變得善良和寬容的現實視角和篩選器。隨著網路資訊的迅速分享，每個人現在幾乎都能接觸到有關提升靈性的知識。藉由測量和監控頭腦中保持的替代現實的能力，我們可以更快、更有效地進入靈性狀態。而且有了健康追蹤器、EEG和其他回饋設備的指導，我們可以更快地沿著漫長曲折、充滿苦難的道路前行，達到更高層次的意識。

我們有道德上的責任，透過科技來提升自己成為更好的人類。軍事領導者毫不猶豫地使用科技，來讓人們變得更強壯、更快速，並在戰鬥中更優越。我們難道不應該致力於使用科技，讓自己變得更聰明、更有思想，更富有同情心嗎？

尋找最高的目標

在本書的開頭，我確定了平靜——道德上的寧靜——作為最高的生活狀態，是我們努力追求的精神目標。有許多路徑可以帶你到達那裡，所有增強你的力量、韌性、能量和思維清晰度，同時減少壓力的事物，都會使你更容易走上那條路徑；這些是你的輸入。用善良和寬恕行事，將善意傳播到世界和自己身上；這些是你的輸出。平靜只是**存在著**，是體現所有事物的狀態。

在佛教教義中，有三個層次引領至這個最高的狀態。

- 第一個也是最低的層次是**同理心**，能將他人的感受想像成自己的。同理心的問題在於你必須感受他人的痛苦和情緒；好的一面是，它會阻止你感到貪婪、嫉妒和羨慕，因為你能夠站在對方的立場上思考。
- 第二個層次是**慈悲**，你不必感受對方的痛苦，即使不共享對方的情緒，也可以真正且深切地祝福對方。
- 最終和最高的狀態是**平靜**。也可以稱為韌性。擁有平靜，代表你完全不受困擾，不受周圍世界發生的事情所影響，就像是不論周圍的現實如何，都能在暴風雨中冥想且保持自己選擇狀態的僧侶。這聽起來可能像是脫離現實，但其實更像是相反的一面。擁有平靜，你可以忠於自己的原則，即使在個人危機或全球疫情中，也能保持自己最好的一面。

如果你遵循本書的指導，你將擁有達到這個層次的原料，然後，配合正確的駭客工具和駭客技巧，你可以增加驚人的韌性，並以其他方式無法達到的路徑接近一種平靜的狀態。

「做自己」真正的意義

我們或許都在努力追求同樣的高層次狀態，但卻有無數的風格和目標，沒有對錯之分。當我們試圖創造一套每個人都必須遵守的規則時，總會失敗。無論是從靈性成長、運動和治療，還是營養的角度來看，都是失敗的。某種生物駭客技巧在**這個**特定的環境、**這個**特定的時程表，對每個人一定有效，這種說法是錯誤的，畢竟我們的經驗、生理構造和願望各不相同。

你可以說「即使所有朋友都在做植物性藥物，我也沒有欲望去做，我要嘗試全息呼吸。」這就是做自己。同樣的道理也適用於我們的性偏好和人們選擇的其他生活方式。如果你覺得自己有問題，只因為你不喜歡其他人喜歡的東西，那就是一種老舊的、適得其反的篩選器，應該想辦法去除。無論是營養補充品、飲食方式、運動方式還是冥想方式，你應該自由地嘗試新事物。如果不適合你，也應該隨時拒絕並繼續前進，你嘗試過了，然後進化，做別的事情，直到找到適合你的方法為止。

使用現代生物駭客工具，有方法可以徹底改變進入體內的信號，讓你迅速體驗新的狀態，無論是肌肉肥大、增加肌肉，還是與宇宙合一的極端平靜狀態。你可以進行實驗，選擇和調整信號，根據自己的規格進行調整，比以往任何時候都能更快做到。控制MeatOS讓你前所未有地接近「做自己」，然而，要利用這種自由，你必須決定道路的終點。

做出這個選擇需要一定的覺悟，如果讓愚蠢的程式來設定道路，可能會做出像我年輕時那樣的事。我曾對自己說：「我受到自由的驅動，金錢就等於自由，因此將所有的時間、能量和努力都投入在賺錢上。」這種方法很有效——在某種程度上。我二十六歲時賺了六百萬美元，二十八歲時失去了這些錢。我嚴肅地告訴朋友：「當我有一千萬美元時，我會變快樂。」我當時是在追隨程式設定的目標：努力工作，獲得可量化的獎勵，超越別人。

當你剝去所有的層次，每個人的終極目標都是快樂。金錢會有一點幫助，因為你需要足夠的錢來吃飯和舒適地生活，但超出那個點之後，並不會增加快樂。我記得二〇〇四年訪問柬埔寨時，他們仍在從紅色高棉的遺毒恢復當中。我接觸的許多人目睹了可怕的暴行，甚至看到父母或孩子被殺害。那時候，柬埔寨非常貧窮，每天賺一、二美元被認為是很好的收入。然而，我在那裡看到的快樂的人（有時一邊走路一邊唱歌），遠比我在矽谷工作的世界中更多。我意識到柬埔寨的許多人比我更快樂，那次訪問讓我大開眼界，看到追求想像中會讓我們快樂的事物，與追求快樂本身之間的巨大脫節。人們總是說：「當我得到這個東西時，我會變快樂。」當他們終於得到時，大約會快樂十分鐘，然後發現那個東西（不管是什麼）畢竟不是他們缺乏快樂的答案，結果深感失望。

快樂的駭客技巧

尋找快樂的途徑直接指向生物駭客的定義：改變自己周圍和內在的環境，以便完全控制作業系統。快樂是一種生理狀態，如果你創造出讓你快樂的外在環境中的平靜，可能會隨著時間而改變。你可以創造出讓你快樂的內在環境的平靜，但要做到這一點，你必須接受一個觀念：目的只是為了變快樂，而不考慮你的成就或擁有的東西。這可能是一個令人感到困惑的認知，我們不知道如何量化快樂，不知道什麼會讓我們快樂。

我將分享一些得來不易的智慧：只有你能讓自己快樂，這就是為什麼靈性成長如此重要。你可以從大師、科技、閱讀、傳授不同技巧的課程中學習，把自己放在不同的狀態，但最終，一切都取決於你自己的努力。

快樂是一種可以學習如何誘發的狀態。如果將快樂作為最終的目標，超越所有為駭入MeatOS設定的具體目標，道路將不斷變化；你會發現，沿途你認為會讓你達到目的地的事物，實際上只能讓你走到一半。然後你調整目標，重新定向，繼續前進。心理學家愛利克・艾瑞克森（Erik Erikson）用成人發展的階段來描述這一點，當你年輕時，你專注於建立社區、部落，然後專注於建立關係和事業，從那裡繼續前進，你會建立家庭，無論是生物學上的家庭，還是你選擇的親近家人組成的家庭。隨著年齡增長，你將注意力轉向其他實現意義的方式，如為他人服務。隨著時間過去，讓你快樂的事、你能做的事、能為世界帶來快樂的事也會跟著改變。

你可以在不升級身體的情況下，踏上通往快樂的旅程，但那樣會更困難。我有一位名叫尚恩・史蒂文森（Sean Stephenson）[4]的朋友，他得到一種叫做「成骨不全症」（osteogenesis imperfecta）的遺傳性疾病，也被稱為脆骨症。他是一名治療師和激勵演講家，被稱為「三呎巨人」。他非常脆弱，以至於打個噴嚏都可能導致肋骨斷裂，骨折超過兩百次。尚恩於二〇一九年因輪椅事故去世，在他去世之前，我們的一位共同朋友問他：「這件事發生在你身上，你難過嗎？」他回答說：「不，這不是發生在我身上，這是**為了我**而發生的。」儘管他經歷了劇烈的身體疼痛，和大多數人眼中可怕的殘疾，但尚恩選擇了快樂。所以，無論你的身體狀況如何，你都可以快樂，但除非你具有非凡的靈性，否則要具有尚恩那樣的能量是極其困難的。

當你的身體狀況良好時，快樂起來更容易。現在你知道了如何控制MeatOS，並懂得如何運用懶惰原則，你可以將一些獲得的新能量，投入到實現快樂的目標中。擁有強壯的身體、充沛的能量，仍然可能會對世界充滿怒氣，這就是為什麼感性和靈性成長如此重要。能量使你能夠追求快樂，但只靠能量本身並不能帶你到達目的地。你必須做出選擇，致力於成為最好的自己，然後你將成為偉大集體進化的一員。

第14章 評估、個人化、重複

恭喜你！如果你已經讀到這裡，並且投入本書概述的過程中，已經採取了重要的步驟來重新導向內在的懶惰，讓MeatOS執行你想要它做的事。你已經吸收了「更聰明而不辛苦」的基本課程，從生活中去除了阻力，儲存了正確的原料，選擇了最重要的目標，發現了適合你的正確駭客訊號，並學會了恢復的藝術。太棒了！我希望你還記得，你不需要在這些事情上做得完美，因為你只是人類，無法做到完美。真正重要的是，你正在以有意義的方式進步，這樣就會擁有身體能量和思維清晰度，可以變得遠遠超出正常水準。

但你**真的**在進步嗎？主觀上很容易判斷你今天早上醒來是否感到快樂、有動力，或者你今天是否完成了一些很棒的事。朋友可能會告訴你，你比以前更友善了；你可能會感到與周圍的人更有連結；你可能有能量去做多年來一直想做的事，這些都是你正在朝著正確方向前進的訊號。

然而，我們都會遇到不順利的日子，讓我們很難確定自己是否走在正確的軌道上。更重要的是，我們很容易欺騙自己，認為某些事情有效——即使沒有。我花了多年的時間想像辛苦的健身房運動會讓我變得強壯，而素食讓我變得健康。身為生物駭客，我們不想只依賴自我印象，當然也不想依賴權威人士告訴我們：「相信我，我確定它有效。」

當我說不要只憑信任就相信任何人時，也包括我，不要只因為我說有效就接受我對駭入MeatOS的見解。信任是一個基本的起點，但你需要測量和驗證，還要確保你正在以最適合自己的方式應用這些技巧。首先，每個人的生物學特性都略有不同，還有環境和生活方式的具體情況。此外，生活不是靜止的，你的情況每天都在變化，目標也在不斷變化。評估你的駭客技巧、將它們個人化以獲得最大的效益，並定期重複這個過程，是很重要的。

從根本上說，如果你想成為更好的自己，必須了解自己，這是我在第一章闡述的生物駭客六步驟的最後一步。

評估你的設定

回顧並評估你如何駭入你的懶惰。

第一步：消除阻力。

第二步：補充原料。

如果你沒有解決這兩個重要的步驟，為你在駭入生物學上的成功打下基礎，所有升級MeatOS的努力都將化為幻影，這兩個步驟是駭入生物學成功的基礎。

你在這些方面做得如何？可以對你的輸入進行客觀測量——你吃的具體食物和你的生活方式——然後對你的輸出進行客觀測量，或者說測量身體對你所做的改變做出的變化，最好的方法是進行醫學檢測。

- 要測試礦物質狀態，可以進行紅血球礦物質分析，將顯示巨量礦物質（和一些微量礦物質）的狀態。如果去看醫生，你可以要求他們為你安排實驗室檢測，或者根據你所在的地區，可能可以在網路訂購測試，醫生會抽取你的血液並評估礦物質狀態。身體每四個月就會更換所有的紅血球，血液檢測只能提供基本的必需資源供應的短期歷史，但可以提供你在礦物質方面表現如何的大致狀況。
- 你也可以要求醫生做微量礦物質檢測，測量鉻、銅、碘、鐵、錳、鉬、硒和鋅。另一種在家輕鬆測試礦物質狀態的方法，是使用頭髮礦物質測試套組。儘管這種方法有爭議，但頭髮礦物質分析背後有超過四十年的研究。研究顯示，飲食中微量元素的水準與頭髮中這些元素的濃度相對應，頭髮礦物質分析會提供一段時間內礦物質狀態的估算[1]。

- 你可以要求醫生做維生素D血液檢測，或者取得在家測試的套組。記住，你的目標是將維生素D含量維持在每毫升七十到九十奈克之間。維生素A和E含量也可以透過血液檢測來評估。
- 你可以透過血液檢測來測試維生素K_1狀態，是測量你的血液凝固（稱為凝血酶原）時間，但沒有可用的測試來測量K_2。然而，你可以透過冠狀動脈鈣化分數，測量動脈鈣化指數[2]，如果你還記得第四章的內容，維生素K_2有助於將鈣留在骨骼中，遠離你的動脈。

想知道你是否在原料狀態上有所改善，最簡單的方法是進行身體自我評估，像是：你一整天的能量是否更充沛？頭髮、皮膚和指甲看起來怎麼樣？如果你在這些方面看到改善，就是良好的指標，表示你做出了正面的變化。如果沒有，你可能需要進行一些微調。

●評估你的選擇

你對自己選擇追求的目標滿意嗎？回到第一五〇頁，重新計算你的數字。看看結果對你來說是否感覺正確。追求這個目標會使你成為一個更好的人，並幫助你實現人生目標嗎？你將做出哪些改變？你能看到自己在做這些事情嗎？有沒有辦法衡量你的進步？

●評估你的成果

這是實際檢驗的時刻，更確切地說，是信號與MeatOS相遇的時刻，你將發現自己是否真的在按照預期的方式改變和進步。這是一個好機會，你可以擺脫「這只是我的想像嗎？」的疑問，並準確了解曲線斜率信號能為你做什麼。

在評估你的生物駭客技巧時，確保你有一個基準線或「之前」的測量值，並在整個實驗過程中盡可能進行測量。如果沒有一個基準線來比較結果，你不會真正知道情況是否在改善。

你可以用以下三種方式來測量和監控駭客技巧的成效。

- 主觀地每日監測睡眠品質和壓力等事項，這是追蹤結果最簡單的方式，因為不需要任何高科技設備，需要的只有一個儲存想法的地方。每天早上醒來時，從一到十，簡單記下自己的感覺。追蹤一段時間執行成果的狀況，這是一種非常強大的方式。
- 使用即時追蹤設備，如健身追蹤器或連續血糖監測器。這些設備為你提供了客觀且量化的衡量方式，儘管有時可能不準確，卻是建立基準和追蹤長時間趨勢的絕佳方法。
- 偶爾進行或每年固定進行實驗室深度測試或影像檢查。這些檢查更昂貴且侵入性更強，但可以提供深入、客觀的生理狀態圖像。全面的血液檢查、冠狀動脈鈣化掃描或全身的磁振造影檢查（MRI）便屬於這種測試。

衡量你的特定目標

目標越明確，你就越能準確地判斷自己是否在正確的道路上。

心血管功能

可以透過測量靜止心率（resting heart rate）和最大攝氧量（VO_2max）來評估心血管功能。如果有智慧型手錶或其他心率追蹤裝置，可以用它來追蹤你的靜止心率。較低的靜止心率，通常會有較佳的心血管功能。測量最大攝氧量更具挑戰性，要進行高精確度的評估，要在實驗室環境中進行評估，對大多數人來說並不是經常可以做的事。不過，你可以透過使用網站上的計算器來獲得大概的估計，需要你輸入年齡、身高和最大心率等參數，在可信賴的搜尋引擎上搜尋「VO_2max計算器」，就可以輕鬆找到。較高的最大攝氧量，跟較佳的心血管功能有關。

力量和肌肉

如果你仍然選擇去健身房，可以透過在健身房測試你的單次最大舉重（one-rep max）來衡量力量提升的狀況。如果使用自由重量，請確保使用機械式器材或有陪練員在旁，以免受傷。雙能量X光骨質密度儀（DEXA）掃描（更昂貴且不太容易取得）或生物電阻抗分析（更容易取得），可以確定你的體脂百分比，並幫助你長期追蹤肌肉增長和脂肪減少。你可以透過網路搜尋，找到附近的DEXA掃描提供者。許多健身中心、健身房和脊椎按摩診所都有生物電阻分析設備，工作人員可以指導你如何使用。即使你無法使用這些設備，也可以使用捲尺測量你的手臂、腿和腰部尺寸，估算肌肉增長和脂肪減少的進度。

能量

能量的衡量標準非常簡單，像是：你感覺如何？現在你能起身跳舞嗎？能做一次全力衝刺嗎？如果你有更多能量，你會感覺到的。

大腦

你可以使用腦波儀（EEG）測試或工作記憶測試來衡量大腦表現。如果你有管道，可以進行像我在丹尼爾・艾門診所做的單光子電腦斷層掃描（SPECT）。SPECT掃描並不便宜，但它可以生成大腦的3D快照，告訴你哪些區域運作良好，哪些不是。對於大多數人來說，記憶測試或反應時間測試在評估認知功能進展時很有效。

壓力

對於壓力和焦慮，可以測量心率變異度（HRV）。當我剛開始作為生物駭客時，通常需要去醫師辦公室做心電圖（EKG）來測量變異度。如今，你可以輕鬆購買家用HRV監測器，甚至是一些類似手錶的健身追蹤器，也可以估算這個數字。一般來說，較高的HRV代表你更靈活、適應性強，因此壓力較小。

性生活

對於性生活，問問伴侶或是你自己。你的性欲如何？如果你是男性，檢查你是否醒來時有晨間勃起（晨勃），是判斷荷爾蒙是否正常的好方法。你還可以進行血液測試來監測荷爾蒙。醫生做的全面荷爾蒙檢查，可以幫助你了解影響性功能的某些荷爾蒙（如雌激素、黃體素、睪固酮、甲狀腺激素和皮質醇）是低還是高。

睡眠

監測你**睡了多久**並不能知道你睡得有**多好**。如果有睡眠追蹤器，你可以深入了解更多揭示性的數據：你入睡所需的時間，以及你在深度睡眠和快速動眼期（REM）睡眠中度過的時間。每晚約一個半小時的深度睡眠和REM睡眠是理想的。記錄一下你醒來時的精力恢復情況，以及一整天的疲勞程度，這些自我評估也是睡眠品質的良好指標。

壽命

測試壽命可能有些棘手，除非你找到了窺視未來的方法。確定你衰老情況的一個簡單方法是看鏡子——但這可能太簡單和太主觀了。更好的方法是進行DNA甲基化測試（DNA methylation test），這種測試基於附著在DNA上的甲基分子碎片的模式，來衡量你的表觀遺傳年齡。這些碎片開啟或關閉基因組的某些部分，隨著年齡的增長而變化。DNA甲基化目前是衡量生理老化過程中，最有用和最準確的方法之一。

當你使用這些不同的客觀測量方法來評估自己時，請記住，原始數字並不代表全部。是的，它們對於驗證你的駭客技巧是否有效以及了解你個人如何做出反應很有幫助。然而，重點是要記住，你的主觀感受真的很重要。例如，如果你的目標是了解腦功能，腦波儀（EEG）的數字就很有幫助，但你真正關心的其實是：你是否難以找到合適的語言來表達？你是否打開冰箱或去商店卻不記得在找什麼？這些是常見的問題，無論你的腦波檢測結果如何，這些都是你大腦出現問題最大的跡象。如果這些問題消失了，你就知道駭客技巧正在發揮作用。

個人化你的駭客技巧

在我的生物駭客之旅中，我一次又一次地看到，對一個人有效的東西常常對另一個人沒有用，如果你沒有完全達到期望的結果，那也沒關係。進行生物駭客的一部分，就是犯錯並學習到：如果某件事沒有效，或沒有帶來預期的結果時該怎麼做。

不過，在放棄某事並認定無用之前，重要的是你要給予駭客技巧足夠的時間去發揮作用。升級和生物駭客技巧往往是那些希望在更短時間內獲得更多成果的人的捷徑，但有時我們需要保持一點耐心。請記住，你不是一天就增加了二十三公斤，肯定也不會在一天之內就減掉這些體重。

同樣重要的是，要持續進行，不能做一次運動就期望解決問題。你必須有規律地進行，才能獲得成效。如果你在這方面有困難，找一個可以讓你當責的人來幫你。

儘管如此，你也不想浪費一生做那些沒用的事，卻希望有一天突然發揮作用。為了避免走進死胡同，我用「對問題投擲所有可能有效的東西，如果它真的有效，太好了！」的方法來對待生物駭客技巧。一旦我獲得了正面的結果，就可以整理細節並一一刪除項目，決定哪些事情讓我變得更好，哪些沒有太大差異。否則，這個過程將會變得非常緩慢。

不斷改進

不要忘記讓你的升級繼續升級，我們的身體不斷變化，代表今天最有效的生物駭客技巧，可能不是兩個月後最有效的技巧，你的目標和情況將會改變。這不僅是不可避免的，而且是我們想要的。在積極充實的生活中，你將不斷地發展和探索。科學和技術也在迅速進步，為生物駭客帶來了新的可能性，永遠都有改進的空間。

令人驚奇的是，人類身體——我們應該比世界上其他事物更了解的東西——仍然充滿了神祕和未被開發的潛力。請擁抱這個奇蹟，不要把「評估、個人化、重複」中的「重複」當成一種苦差事，而要當作一個不平凡的機會，可以發現尚未探索的全新領域。

結語
獻給世界的禮物

每一天，你所做的一切都是獻給世界的禮物，你展示了一點點自我，使事情變得稍微好一些（或稍微差一些）。這本書是我獻給世界的一部分，包含了我知道的最佳技術，用於控制內在那個無意識的作業系統，讓自己變得比正常還要好。有了對MeatOS的掌控，可以重新引導生物性懶惰，讓你變得更強壯。接著，你將面臨生活中最深刻的挑戰：你應該如何使用能量？如何成為一個更善良、更有韌性、更快樂、完整實現的自我？

想像一下，如果每個人都有一個控制器，就像汽車中的導航螢幕一樣，讓你輸入目的地，然後規劃出到達那裡的最佳路徑，會有多麼容易。你可以設定速度，追蹤進展，判斷你是否有足夠的能量到達那裡，知道你何時會到達，如果真有這樣的東西就好了。在靈性和情感層面上，就像在生物層面上一樣，作業系統對我們來說是看不見的，沒有那種儀器，能讓我們說出「啊，就是那樣，那就是我想成為的人、我想要變成的樣子。」

生物駭客的意義，就是讓我們開始創造這樣的儀器，至少是初級版。生物駭客將歷史上最好的想法聚集在一起，包括幾千年的精神實踐，甚至更古老的營養和運動實踐傳統，與我們的物種一樣古老。在這個基礎上，我們增加了一百五十年的心理學和生物化學，然後是遺傳學、表觀遺傳學、蛋白質體學（proteomics）、益智藥、大腦圖譜、人工智慧……。我們正在做幾百代的人一直試圖做的事，但可以做得更快、更有策略，因為我們擁有前所未有的能力來測量和分析跟我們有關的數據。

哦，我們還可以分享資訊。很久以前在喜馬拉雅山上冥想的人有了重大洞見，要如何告訴安地斯山脈中那些冥想的人呢？也許只能在夢境中。如今，生物駭客的資訊在網路上供每個人造訪。要如何利用這些資訊，完全取決於你。也許你當前的目標是瘦身、肌肉發達，看起來年輕幾歲，這沒有什麼好害羞的。如果你的自我感覺更好，你會更快樂、更友善。生物駭客不是「非此即彼」的過程，而是「並存」的過程。你升級自己的所有方式將互相支援彼此。無論你的目標是什麼，你對MeatOS的掌控越多，你帶給世界的禮物就越好。

目前在升級實驗室，我們的團隊正在推出更新的技術，帶領人們進行引導式神經回饋旅程，希望能使靈性重置更容易、更普及，就像我們正在使運動和身體重置更普及一樣。在每個層面上，生物駭客的理念都一樣：人生太短暫，不能浪費在過時的觀念上。努力工作而不是聰明工作，這些觀念不會導致真正的自我提升。生命太珍貴，不能滿足於做一個「正常」的自己。

當你努力對抗曲線斜率時、重新引導本能的生理懶惰時，你會驚訝自己能夠走多遠。你將體驗到心智和身體能夠達到的新水準，並發現冷靜、「正常」的你有多崇高。

致謝

歡迎來到感謝的章節。你已經讀完了這本書，知道感恩對自己的快樂和表現有多麼重要，但這並不代表感謝很容易，因為我有太多的人要感謝。感謝那些聽過《人類升級》（*The Human Upgrade*™，前身為*Bulletproof Radio*）節目的人。感謝那些在會議、活動、餐廳和雜貨店停下來跟我說話的人，告訴我，他們在收聽節目或閱讀我的書籍之後，做了什麼改變。正是這種互動激勵著我寫這樣的書，每星期主持好幾個Podcast節目。

非常感謝我的寫作團隊；我的寫作夥伴科里・S・鮑威爾（Corey S. Powell）；編輯茱莉・威爾（Julie Will）；以及經紀人賽萊斯特・芬（Celeste Fine）。言語無法表達我對你們付出的時間和精力有多麼感激。特別感謝妮可・彼得森（Nicole Peterson），她在生物駭客領域帶來了知識和專業。還要特別感謝我的助理克莉斯汀・特諾夫（Christine Tenove），她管理我繁忙的行程，確保我按時完成工作，這樣我才能成為一名父親、CEO、作者和Podcast主持人，還有時間進行生物駭客和照顧自己。

說到時間，非常感謝我的家人，蘭娜（Lana）、安娜（Anna）和艾倫（Alan）；感激他們的支持、耐心和愛。他們知道自己分享的洞見正在引導多個世代。特別感謝我在TrueDark/TrueLight、四十年之禪、Homebiotic、危險咖啡、The Upgrade Collective和升級實驗室的團隊。

我已經從事生物駭客行業超過十年，始終在尋找更聰明、但不會更辛苦的工作方法。在這個過程中，出現了許多新的駭客技巧，我很感激有機會與世界上許多頂尖領導者交談，他們給予我指導。特別感謝丹尼爾・艾門博士，在多年前幫助我整理大腦，以及親愛的朋友邁克・科尼格斯（Mike Koenigs）一直以來給我的指導。也感謝所有的心靈導師和大師，在創作這本書的道路上，對我提供了支持和教育。你們知道自己是誰。

最後，我要感謝一些朋友和團體，他們提供了額外的商業支持和智慧：喬・波力士（Joe Polish）的天才網路（Genius Network）、J・J・維京（J.J. Virgin）的心智共享團體（Mindshare Group）、麥可・費許曼（Michael Fishman）的消費者健康峰會（Consumer Health Summit）、GoBundance，以及你最好的生活（YourBestLife）。

假設你正在閱讀這段話，我也要感謝你投入時間和注意力閱讀這本書。我真誠地希望它的價值超過了你付出的努力。

歡迎來到新的你！

3 Neil Strauss, *Emergency: This Book Will Save Your Life* (New York: It Books, 2009).

4 "Dr. Sean Stephenson, 1979–2019," SeanStephenson, https://seanstephenson.com/.

第14章　評估、個人化、重複

1 "hTMA Science — References," Nutritional Balancing.Org, August 9, 2022, https://nutritionalbalancing.org/center/htma/science/articles/htma-references.php.

2 Jay Mohan et al., "Coronary Artery Calcification," StatPearls, May 2, 2022, https://www.ncbi.nlm.nih.gov/books/NBK519037/.

第11章　靈性力量

1 Stephen W. Porges, "The Polyvagal Theory: New Insights into Adaptive Reactions of the Autonomic Nervous System," *Cleveland Clinic Journal of Medicine* 76, suppl. 2 (2009): S86–90, https://www.ncbi.nlm.nih.gov/pmc/articles/PMC3108032/.

2 Laurie B. Agrimson and Lois B. Taft, "Spiritual Crisis: A Concept Analysis," *Journal of Advanced Nursing* 65, no. 2 (2009): 454–61, https://pubmed.ncbi.nlm.nih.gov/19040691/.

第12章　下個階段的升級

1 Gioacchino Tangari et al., "Mobile Health and Privacy: Cross Sectional Study," *BMJ* 373, no. 1248 (2021), https://www.bmj.com/content/373/bmj.n1248.

2 Jiuwei Gao et al., "Ultra-robust and Extensible Fibrous Mechanical Sensors for Wearable Smart Healthcare," *Advanced Materials* 34, no. 20 (2022): e2107511, https://onlinelibrary.wiley.com/doi/abs/10.1002/adma.202107511.

3 Alla Katsnelson, "Male Researchers Stress Out Rodents," *Nature*, April 28, 2014, https://www.nature.com/articles/nature.2014.15106.

4 Randy J. Nelson et al., "Time-of-Day as a Critical Biological Variable," *Neuroscience & Biobehavioral Reviews* 127 (2021): 740–46, https://www.sciencedirect.com/science/article/abs/pii/S0149763421002190.

5 "ICS Medical Advisory (ICSMA-19-080-01)," Cybersecurity & Infrastructure Security Agency, April 8, 2021, https://www.cisa.gov/uscert/ics/adviso ries/ICSMA-19-080-01.

6 Eliza Strickland and Mark Harris, "Their Bionic Eyes Are Now Obsolete and Unsupported," *IEEE Spectrum*, February 15, 2022, https://spectrum.ieee.org/bionic-eye-obsolete.

7 Simanto Saha et al., "Progress in Brain Computer Interface: Challenges and Opportunities," *Frontiers in Systems Neuroscience* 15, art. 578875 (2021), https://www.frontiersin.org/articles/10.3389/fnsys.2021.578875/full.

8 "Cybin Partnership Case Study—More Effective Treatments: Understanding Psychedelic Neuro Effects," Kernel, https://www.kernel.com/.

第13章　做你自己

1 Keith Rowe, "Test!," BrainMD, May 4, 2022, https://brainmd.com/blog/brain-type-test/.

2 Jeff Hawkins, *A Thousand Brains: A New Theory of Intelligence* (New York: Basic Books, 2021).

hacker Collective, February 20, 2019, https://neurohacker.com/mitochondria-health-an-exploration-of-temperature-and-light-therapy-28ff9793-1e48-42f8-9943-bc59446c52fd.

15 Tanjaniina Laukkanen et al., "Association Between Sauna Bathing and Fatal Cardiovascular and All-Cause Mortality Events," *JAMA Internal Medicine* 175, no. 4 (2015): 542–48, https://jamanetwork.com/journals/jamainternal medicine/fullarticle/2130724; Joy Hussain and Marc Cohen, "Clinical Effects of Regular Dry Sauna Bathing: A Systematic Review," *Evidence-Based Complementary and Alternative Medicine* 2018 (2018): art. 1857413, https://www.ncbi.nlm.nih.gov/pmc/articles/PMC5941775/.

16 "Sauna Health Benefits: Are Saunas Healthy or Harmful?," Harvard Health Publishing, May 14, 2020, https://www.health.harvard.edu/staying-healthy/saunas-and-your-health.

17 FDA Consumer Updates, "Whole Body Cryotherapy (WBC): A 'Cool' Trend That Lacks Evidence, Poses Risks," U.S. Food and Drug Administration, July 5, 2016, https://www.fda.gov/consumers/consumer-updates/whole-body-cryotherapy-wbc-cool-trend-lacks-evidence-poses-risks.

18 Elahu G. Sustarsic et al., "Cardiolipin Synthesis in Brown and Beige Fat Mitochondria Is Essential for Systemic Energy Homeostasis," *Cell Metabolism* 28, no. 1 (2018): 159–74.e11, https://pubmed.ncbi.nlm.nih.gov/29861389/.

19 Susanna Søberg, "Using Cold to Enhance Your Metabolism," reposted from Andrew Huberman, Facebook, November 22, 2021, https://www.facebook.com/susannasoeberg/posts/repost-from-andrew-huberman-phd-using-cold-to-enhance-your-metabolism-many-peopl/316083460518732/.

20 Jonathan A. Lindquist and Peter R. Mertens, "Cold Shock Proteins: From Cellular Mechanisms to Pathophysiology and Disease," *Cell Communication and Signaling* 16 (2018): art. 63, https://biosignaling.biomedcentral.com/articles/10.1186/s12964-018-0274-6.

21 Ward Dean and Jim English, "Calcium AEP: Membrane Integrity Factor Aids Treatment of Multiple Sclerosis, Asthma and Osteoporosis," Nutrition Review, April 19, 2013, https://nutritionreview.org/2013/04/calcium-aep-membrane-integrity-factor-aids-treatment-multiple-sclerosis-asthma-osteoporosis/.

22 Stavros Lalas, Vassilis Athanasiadis, and Vassilis Dourtoglou, "Humic and Fulvic Acids as Potentially Toxic Metal Reducing Agents in Water," *CLEAN: Soil Air Water* 46, no. 2 (2018): 1700608, https://www.researchgate.net/publication/321694288_Humic_and_Fulvic_Acids_as_Potentially_Toxic_Metal_Reducing_Agents_in_Water.

23 Fabrizio De Paolis and Jussi Kukkonen, "Binding of Organic Pollutants to Humic and Fulvic Acids: Influence of pH and the Structure of Humic Material," *Chemosphere* 34, no. 8 (1997): 1693–704, https://www.sciencedirect.com/science/article/abs/pii/S004565359700026X.

5 Pinar Avci et al., "Low-Level Laser (Light) Therapy (LLLT) in Skin: Stimulating, Healing, Restoring," *Seminars in Cutaneous Medicine and Surgery* 32, no. 1 (2013): 41–52, https://www.ncbi.nlm.nih.gov/pmc/articles/PMC4126803/.

6 Roma Parikh et al., "Skin Exposure to UVB Light Induces a Skin-Brain-Gonad Axis and Sexual Behavior," *Cell Reports* 36, no. 8 (2021): 109579, https://www.cell.com/cell-reports/fulltext/S2211-1247(21)01013-5?_returnURL=https%3A%2F%2Flinkinghub.elsevier.com%2Fretrieve%2Fpii%2FS2211124721010135%3Fshowall%3Dtrue.

7 Nayan Huang et al., "Safety and Efficacy of 630-nm Red Light on Cognitive Function in Older Adults with Mild to Moderate Alzheimer's Disease: Protocol for a Randomized Controlled Study," *Frontiers in Aging Neuroscience* 12 (2020): art. 143, https://www.frontiersin.org/articles/10.3389/fnagi.2020.00143/full.

8 Roberta Chow et al., "Guidelines Versus Evidence: What We Can Learn from the Australian Guideline for Low-Level Laser Therapy in Knee Osteo- arthritis? A Narrative Review," *Lasers in Medical Science* 36 (2021): 249–58, https://link.springer.com/article/10.1007/s10103-020-03112-0; Marco Maiello et al., "Infrared Light for Generalized Anxiety Disorder: A Pilot Study," *Photobiomodulation, Photomedicine, and Laser Surgery* 37, no. 10 (2019), https://www.liebertpub.com/doi/10.1089/photob.2019.4677.

9 Alexander Panossian and Georg Wikman, "Effects of Adaptogens on the Central Nervous System and the Molecular Mechanisms Associated with Their Stress-Protective Activity," *Pharmaceuticals* 3, no. 1 (2010): 188–224, https://www.ncbi.nlm.nih.gov/pmc/articles/PMC3991026/.

10 Andrew D. Huberman, "Supercharge Exercise Performance & Recovery with Cooling," Huberman Lab, May 10, 2021, https://hubermanlab.com/supercharge-exercise-performance-and-recovery-with-cooling/.

11 Nana Chung, Jonghoon Park, and Kiwon Lim, "The Effects of Exercise and Cold Exposure on Mitochondrial Biogenesis I Skeletal Muscle and White Adipose Tissue," *Journal of Exercise Nutrition & Biochemistry* 21, no. 2 (2017): 39–47, https://www.ncbi.nlm.nih.gov/pmc/articles/PMC5545200/.

12 Kathleen A. O'Hagan et al., "PGC-1α Is Coupled to HIF-1α-Dependent Gene Expression by Increasing Mitochondrial Oxygen Consumption," *Proceedings of the National Academy of Sciences of the United States of America* 107, no. 7 (2009): 2188–93, https://www.pnas.org/doi/full/10.1073/pnas.0808801106.

13 Huafeng Zhang et al., "Mitochondrial Autophagy Is an HIF-1-Dependent Adaptive Metabolic Response to Hypoxia," *Journal of Biological Chemistry* 283, no. 16 (2008): 10892–903, https://www.ncbi.nlm.nih.gov/pmc/articles/PMC2447655/.

14 Mansal Denton, "Mitochondria Health: An Exploration of Temperature and Light Therapy," Neuro-

6 Laurie Kelly McCorry, "Physiology of the Autonomic Nervous System," *American Journal of Pharmaceutical Education* 71, no. 4 (2007): 78, https://www.ncbi.nlm.nih.gov/pmc/articles/PMC1959222/.

7 Jordan Fallis, "How to Stimulate Your Vagus Nerve for Better Mental Health," University of Ottawa, January 21, 2017, https://sass.uottawa.ca/sites/sass.uottawa.ca/files/how_to_stimulate_your_vagus_nerve_for_better _mental_health_1.pdf.

8 "The Safe and Sound Protocol (SSP)," Unyte and Integrated Listening Systems, https://integratedlistening.com/ssp-safe-sound-protocol.

9 Russel Lazarus, "How Is a Brock String Used?," Optometrists Network, November 4, 2021, https://www.optometrists.org/vision-therapy/guide-to-vision-therapy/vision-therapy-faqs/how-is-a-brock-string-used/.

10 Harpreet Shinmar et al., "Weeklong Improved Colour Contrasts Sensitivity After Single 670 nm Exposures Associated with Enhanced Mitochondrial Function," *Scientific Reports* 11 (2021): art. 22872, https://www.nature.com/articles/s41598-021-02311-1.

11 Ibid.

12 Christine Blume, Corrado Barbazza, and Manuel Spitschan, "Effects of Light on Human Circadian Rhythms, Sleep and Mood," *Somnologie* 23, no. 3 (2019): 147–56, https://www.ncbi.nlm.nih.gov/pmc/articles/PMC6751071/.

13 "Melatonin: What You Need to Know," National Center for Complementary and Integrative Health, July 2022, https://www.nccih.nih.gov/health/melatonin-what-you-need-to-know.

第10章　駭客目標：韌性與復原力

1 Alison Moodie, "How to Sleep Better: Science-Backed Sleep Hacks to Wake Up Ready to Go," Bulletproof, June 15, 2021, https://www.bulletproof.com/sleep/sleep-hacks/how-to-sleep-better/.

2 Margeaux M. Schade et al., "Enhancing Slow Oscillations and Increasing N3 Sleep Proportion with Supervised, Non-Phase-Locked Ping Noise and Other Non-standard Auditory Stimulation During NREM Sleep," *Nature and Science of Sleep* 12 (2020): 411–29, https://www.ncbi.nlm.nih.gov/pmc/articles /PMC7364346/.

3 Fred Grover, Jr., Jon Weston, and Michael Weston, "Acute Effects of Near Infrared Light Therapy on Brain State in Healthy Subjects as Quantified by EEG Measures," *Photomedicine and Laser Surgery* 35, no. 3 (2017): 136–41, https://pubmed.ncbi.nlm.nih.gov/27855264/.

4 Natalya A. Zhevago and Kira A Samilova, "Pro- and Anti-inflammatory Cytokine Content in Human Peripheral Blood After Its Transcutaneous (in Vivo) and Direct (in Vitro) Irradiation with Polychromatic Visible and Infrared Light," *Photomedicine and Laser Surgery* 24, no. 2 (2006): 129–39, https://pubmed.ncbi.nlm.nih.gov/16706691/.

Restriction Resistance Training–Induced Muscle Hypertrophy," *Sports Medicine* 45, no. 2 (2015): 187–200, https://pubmed.ncbi.nlm.nih.gov/25249278/.

16 Jim Stray-Gundersen, interviewed by Dave Asprey, "How Blood Flow Restriction Can Revolutionize Your Fitness," *Bulletproof* podcast no. 705, https://daveasprey.com/jim-stray-gundersen-705/.

17 Paul R. T. Kuzyk and Emil H. Schemitsch, "The Science of Electrical Stimulation Therapy for Fracture Healing," *Indian Journal of Orthopaedics* 43, no. 2 (2009): 127–31, https://www.ncbi.nlm.nih.gov/pmc/articles/PMC2762253/.

18 Fernanda Martini et al., "Bone Morphogenetic Protein-2 Signaling in the Osteogenic Differentiation of Human Bone Marrow Mesenchymal Stem Cells Induced by Pulsed Electromagnetic Fields," *International Journal of Molecular Sciences* 21, no. 6 (2020): 2104, https://www.ncbi.nlm.nih.gov/pmc/articles/PMC7139765/.

19 Beatrice Borges, Ronald Hosek, and Susan Esposito, "Effects of PEMF (Pulsed Electromagnetic Field) Stimulation on Chronic Pain and Anxiety Utilizing Decreased Treatment Frequency and Duration Application," conference abstract, International Symposium on Clinical Neuroscience, May 24–26, 2019, Orlando, Florida, https://www.frontiersin.org/10.3389%2Fconf.fneur.2019 .62.00007/event_abstract.

第9章 駭客目標：大腦與神經健康

1 Christel Kannegiesser-Leitner and Ralphe Warnke, "Hemoencephalography: HEG Based Neurofeedback Practically Introduced as a Smart and Easy-to-Use Training Method in ADD/ADHD, Dyslexia and Other Learning Disorders," *Applied Psychophysiology and Biofeedback* 40, no. 4 (2015): 364–65, https://www .researchgate.net/publication/290045172_Hemoencephalography_HEG _Based_Neurofeedback_Practically_Introduced_as_a_Smart_and_Easy-to-Use_Training_Method_in_ADDADHD_Dyslexia_and_Other_Learning _Disorders.

2 Mireia Serra-Sala, Carme Timoneda-Gallart, and Frederic Pérez-Álvarez, "Clinical Usefulness of Hemoencephalography Beyond the Neurofeedback," *Neuropsychiatric Disease and Treatment* 2016, no. 12 (2016): 1173–80, https://www.ncbi.nlm.nih.gov/pmc/articles/PMC4869785/.

3 Cleveland Clinic, "Temporomandibular Joint (TMJ) Disorders," Cleveland Clinic, June 21, 2021, https://my.clevelandclinic.org/health/diseases/15066-temporomandibular-disorders-tmd-overview.

4 Pedro Shiozawa et al., "Transcutaneous Vagus and Trigeminal Nerve Stimulation for Neuropsychiatric Disorders: A Systematic Review," *Arquivos de Neuro-psiquiatria* 72, no. 7 (2014): 542–47, https://pubmed.ncbi.nlm.nih.gov/25054988/.

5 Yoko Yamazaki et al., "Modulation of Paratrigeminal Nociceptive Neurons Following Temporomandibular Joint Inflammation in Rats," *Experimental Neurology* 214, no. 2 (2008): 209–18, https://pubmed.ncbi.nlm.nih.gov/18778706/.

4 Angela Navarrete-Opazo and Gordon S. Mitchell, "Therapeutic Potential of Intermittent Hypoxia: A Matter of Dose," *American Journal of Physiology: Regulatory, Integrative and Comparative Physiology* 307, no. 10 (2014): R1181–97, https://pubmed.ncbi.nlm.nih.gov/25231353/; E. A. Dale, F. Ben Mabrouk, and G. S. Mitchell, "Unexpected Benefits of Intermittent Hypoxia: Enhanced Respiratory and Nonrespiratory Motor Function," *Physiology* 29, no. 1 (2014): 39–48, https://www.ncbi.nlm.nih.gov/pmc/articles/PMC4073945/.

5 Tatiana V. Serebrovskaya, "Intermittent Hypoxia Training as Non-pharmacologic Therapy for Cardiovascular Diseases: Practical Analysis on Methods and Equipment," *Experimental Biology and Medicine* 241, no. 15 (2016): 17087–23, https://pubmed.ncbi.nlm.nih.gov/27407098/.

6 Dave Asprey, "Deep Breathing Strengthens Your Brain and Boosts Attention Span, Says New Study," Dave Asprey (blog), https://daveasprey.com/breathing-sharpens-brain-study/.

7 Sébastien Herzig and Reuben J. Shaw, "AMPK: Guardian of Metabolism and Mitochondrial Homeostasis," *Nature Reviews Molecular Cell Biology* 19, no. 2 (2018): 121–35, https://www.ncbi.nlm.nih.gov/pmc/articles/PMC5780224/.

8 Mauricio and Raul Uranga, "Breath Control, Exercises & Sets: Hypoxic Training," Skills NT, June 11, 2020, https://skillswimming.com/breath-control-swimming/.

9 "Genetics of Oxygen Deprivation in Marine Mammals and Humans," Duke University, https://bassconnections.duke.edu/virtual-showcase/genetics-oxygen-deprivation-marine-mammals-and-humans.

10 Wim Hof, "This Is 'Iceman' Wim Hof!," YouTube, April 19, 2019, https://www.youtube.com/watch?v=MgKdHG6MQ0g.

11 Sukanya Suresh, Praveen Kumar Rajvanshi, and Constance T. Noguchi, "The Many Facets of Erythropoietin Physiologic and Metabolic Response," *Frontiers in Physiology* 10 (2019): 1534, https://www.frontiersin.org/articles/10.3389/fphys.2019.01534/full.

12 Rashi Singhal and Yatrik M. Shah, "Oxygen Battle in the Gut: Hypoxia and Hypoxia-Inducible Factors in Metabolic and Inflammatory Responses in the Intestine," *Journal of Biological Chemistry* 295, no. 30 (2020): 10493–505, https://www.ncbi.nlm.nih.gov/pmc/articles/PMC7383395/.

13 Zachary Long, "The Science of Blood Flow Restriction," The Barbell Physio, https://thebarbellphysio.com/science-blood-flow-restriction-training/.

14 Vahid Fekri-Kurabbaslou, Sara Shams, and Sadegh Amani-Shalamzari, "Effect of Different Recovery Modes During Resistance Training with Blood Flow Restriction on Hormonal Levels and Performance in Young Men: A Randomized Controlled Trial," *BMC Sports Science, Medicine and Rehabilitation* 14, art. 47 (2022), https://bmcsportsscimedrehabil.biomedcentral.com/articles/10.1186/s13102-022-00442-0.

15 Stephen John Pearson and Syed Robiul Hussain, "A Review on the Mechanisms of Blood-Flow

ajpregu.00538.2010?rfr_dat=cr_pub++0pubmed&url_ver=Z39.88-2003&rfr_id=ori%3Arid%3Across-ref.org.

10 Ruffino et al., "A Comparison of the Health Benefits of Reduced-Exertion High-Intensity Interval Training (REHIT)."

11 D. M. Morris, J. T. Kearney, and E. R. Burke, "The Effects of Breathing Supplemental Oxygen During Altitude Training on Cycling Performance," *Journal of Science and Medicine in Sport* 3, no. 2 (2000): 165–75, https://www.jsams.org/article/S1440-2440(00)80078-X/pdf.

12 Cuddy, Ramos, and Dalleck, "Reduced Exertion High-Intensity Interval Training Is More Effective."

13 Gretl Lam et al., "Hyperbaric Oxygen Therapy: Exploring the Clinical Evidence," *Advances in Skin & Wound Care* 30, no. 4 (2017): 181–90, https://journals.lww.com/aswcjournal/Fulltext/2017/04000/Hyperbaric_Oxygen_Therapy_Exploring_the_Clinical.8.aspx.

14 Stephen R. Thom, "Hyperbaric Oxygen: Its Mechanisms and Efficacy," *Plastic and Reconstructive Surgery* 127, suppl. 1 (2011): 131S-141S, https://www.ncbi.nlm.nih.gov/pmc/articles/PMC3058327/.

15 Junichi Suzuki, "Endurance Performance Is Enhanced by Intermittent Hyperbaric Exposure via Up-regulation of Proteins Involved in Mitochondrial Biogenesis in Mice," *Physiological Reports* 5, no. 15 (2017): e13349, https://physoc.onlinelibrary.wiley.com/doi/full/10.14814/phy2.13349.

16 Amir Hadanny et al., "Effects of Hyperbaric Oxygen Therapy on Mitochondrial Respiration and Physical Performance in Middle-Aged Athletes: A Blinded, Randomized Controlled Trial," *Sports Medicine: Open* 8, no. 22 (2022), https://sportsmedicine-open.springeropen.com/articles/10.1186/s40798-021-00403-w.

第8章　駭客目標：能量與新陳代謝

1 Qian Cheng and Meng-Lu Qian, "Piezoelectric Effect of Cell's Membrane," *Journal of the Acoustical Society of America* 131, no. 4 (2012): 3246, https://asa.scitation.org/doi/10.1121/1.4708114.

2 Xingxing Shi et al., "Ultrasound-Activable Piezoelectric Membranes for Accelerating Wound Healing," *Biomaterials Science* 10, no. 3 (2022): 692–701, https://pubmed.ncbi.nlm.nih.gov/34919105/; D. Denning et al., "Piezoelectric Properties of Aligned Collagen Membranes," *Journal of Biomedical Materials Research Part B: Applied Biomaterials* 102, no. 2 (2014): 284–92, https://pubmed.ncbi.nlm.nih.gov/24030958/.

3 William R. Thompson, Sherwin S. Yen, and Janet Rubin, "Vibration Ther- apy: Clinical Applications in Bone," *Current Opinion in Endocrinology, Diabetes Obesity* 21, no. 6 (2014): 447–53, https://www.ncbi.nlm.nih.gov/pmc /articles/PMC4458848/; "Update on Vibration Therapy for Bone Health," Harvard Health Publishing, October 1, 2011, https://www.health.harvard.edu/womens-health/update-on-vibration-therapy-for-bone-health.

第6章　選擇你的目標

1 James G. Ferry and Christopher H. House, "The Stepwise Evolution of Early Life Driven by Energy Conservation," *Molecular Biology and Evolution* 23, no. 6 (2006): 1286–92, https://academic.oup.com/mbe/article/23/6/1286 /1055368?login=false; Geoffrey M. Cooper, *The Cell: A Molecular Approach*, 2nd ed. (Sunderland, MA: Sinauer Associates, 2000), https://www.ncbi.nlm.nih.gov/books/NBK9903/.

第7章　駭客目標：力量與心血管功能

1 "Running Injuries," Yale Medicine, https://www.yalemedicine.org/conditions/running-injury.

2 Markus MacGill, "What Is a Normal Blood Pressure Reading?," Medical News Today, March 20, 2022, https://www.medicalnewstoday.com/articles/270644.

3 John Jaquish, interviewed by Dave Asprey, "Exercise Biohacks to Induce Bone Density and Grow Muscles in Less Time," *Bulletproof* podcast no. 427, https://daveasprey.com/exercise-biohacks-bone-density-grow-muscles-427/.

4 Richard S. Metcalfe et al., "Towards the Minimal Amount of Exercise for Improving Metabolic Health: Beneficial Effects of Reduced-Exertion High-Intensity Interval Training," *European Journal of Applied Physiology* 112, no. 7 (2012): 2767–75, https://pubmed.ncbi.nlm.nih.gov/22124524/.

5 José S. Ruffino et al., "A Comparison of the Health Benefits of Reduced-Exertion High-Intensity Interval Training (REHIT) and Moderate-Intensity Walking in Type 2 Diabetes Patients," *Applied Physiology, Nutrition, and Metabolism* 42, no. 2 (2017): 202–08, https://core.ac.uk/reader/77612359?utm_source=linkout.

6 Lance Dalleck, interviewed by Dave Asprey, "Fast Fitness! 40 Seconds, 3 Times a Week," *The Human Upgrade™ with Dave Asprey* podcast no. 657, January 7, 2020, https://radiopublic.com/the-human-upgrade-with-dave-aspre-WP5096/s1!171bb.

7 Tom F. Cuddy, Joyce S. Ramos, and Lance C. Dalleck, "Reduced Exertion High-Intensity Interval Training Is More Effective at Improving Cardiorespiratory Fitness and Cardiometabolic Health than Traditional Moderate-Intensity Continuous Training," *International Journal of Environmental Research and Public Health* 16, no. 3 (2019): 483, https://www.ncbi.nlm.nih.gov/pmc/articles/PMC6388288/#B11-ijerph-16-00483.

8 Valentín E. Fernández-Elías et al., "Relationship Between Muscle Water and Glycogen Recovery After Prolonged Exercise in the Heat in Humans," *European Journal of Applied Physiology* 115, no. 9 (2015): 1919–26, https://pubmed.ncbi.nlm.nih.gov/25911631/.

9 Jonathan P. Little et al., "An Acute Bout of High-Intensity Interval Training Increases the Nuclear Abundance of PCG-1 α and Activates Mitochondrial Biogenesis in Human Skeletal Muscle," *American Journal of Physiology* 300, no. 6 (2021): R1303–10, https://journals.physiology.org/doi/full/10.1152/

23, https://www.ncbi .nlm.nih.gov/pmc/articles/PMC4045593/.

58 Daniel König et al., "Specific Collagen Peptides Improve Bone Mineral Density and Bone Markers in Postmenopausal Women — A Randomized Controlled Study," *Nutrients* 10, no. 1 (2018): 97, https://www.ncbi.nlm.nih.gov/pmc/articles/PMC5793325/.

第5章　用礦物質充電

1 "Phytase and Phytate Degradation in Humans," *Nutrition Reviews* 47, no. 5 (1989):155–57, https://pubmed.ncbi.nlm.nih.gov/2541385.

2 Seung-Kwon Myung et al., "Calcium Supplements and Risk of Cardiovascular Disease: A Meta-analysis of Clinical Trials," *Nutrients* 13, no. 2 (2021): 368, https://www.ncbi.nlm.nih.gov/pmc/articles/PMC7910980.

3 Forrest H. Nielsen, "Ultratrace Minerals," USDA Agriculture Research Service, January 1999, https://www.researchgate.net/publication/48855095_Ultratrace_minerals.

4 Asadi Shahmirzadi et al., "Alpha-Ketoglutarate, an Endogenous Metabolite, Extends Lifespan and Compresses Morbidity in Aging Mice," *Cell Metabolism* 32, no. 3 (2020): 447–56, https://doi.org/10.1016/j.cmet.2020.08.004; Randall M. Chin et al., "The Metabolite Α-Ketoglutarate Extends Lifespan by Inhibiting ATP Synthase and TOR," *Nature* 510 (2014): 397–40, https://doi.org/10.1038/nature13264; Nan Wu et al., "Alpha-Ketoglutarate: Physiological Functions and Applications," *Biomolecules and Therapeutics* 24, no. 1 (2016): 1–8, https://doi.org/10.4062/biomolther.2015.078; T. Niemiec et al., "Alpha-Ketoglutarate Stabilizes Redox Homeostasis and Improves Arterial Elasticity in Aged Mice," *Journal of Physiology and Pharmacology* 62, no. 1 (2011): 37–43, https://pubmed.ncbi.nlm.nih.gov/21451208/.

5 Ward Dean and Jim English, "Calcium AEP: Membrane Integrity Factor Aids Treatment of Multiple Sclerosis, Asthma and Osteoporosis," Nutrition Review, April 19, 2013, https://nutritionreview.org/2013/04/calcium-aep-membrane-integrity-factor-aids-treatment-multiple-sclerosis-asthma-osteoporosis/.

6 Jakub Chycki et al., "Chronic Ingestion of Sodium and Potassium Bicarbonate, with Potassium, Magnesium and Calcium Citrate Improves Anaerobic Performance in Elite Soccer Players," *Nutrients* 10, no. 11 (2018): 1610, https://www.ncbi.nlm.nih.gov/pmc/articles/PMC6266022/.

7 Suzy V. Torti and Frank M. Torti, "Iron and Cancer: More Ore to Be Mined," *Nature Reviews Cancer* 13, no. 5 (2013): 342–55, https://www.ncbi.nlm.nih .gov/pmc/articles/PMC4036554/.

gov/pmc/articles/PMC6183836/.

47 K. A. Bauerly et al., "Pyrroloquinoline Quinone Nutritional Status Alters Lysine Metabolism and Modulates Mitochondrial DNA Content in the Mouse and Rat," *Biochimica et Biophysica Acta* 1760, no. 11 (2006): 1741–48, https://pubmed.ncbi.nlm.nih.gov/17029795/.

48 Calliandra B. Harris et al., "Dietary Pyrroloquinoline Quinone (PQQ) Alters Indicators of Inflammation and Mitochondrial-Related Metabolism in Human Subjects," *Journal of Nutritional Biochemistry* 24, no. 12 (2013): 2076– 84, https://www.sciencedirect.com/science/article/pii/S0955286313001599.

49 B.-Q. Zhu et al, "Pyrroloquinoline Quinone (PQQ) Decreases Myocardial Infarct Size and Improves Cardiac Function in Rat Models of Ischemia and Ischemia/Reperfusion," *Cardiovascular Drugs and Therapy* 18, no. 6 (2004): 421–31, https://pubmed.ncbi.nlm.nih.gov/15770429/.

50 Brittany Sood and Michael Keenaghan, "Coenzyme Q10," National Library of Medicine, National Center for Biotechnology Information, January 19, 2022, https://www.ncbi.nlm.nih.gov/books/NBK531491/.

51 Heather M. Wilkins et al., "Oxaloacetate Activates Brain Mitochondrial Biogenesis, Enhances the Insulin Pathway, Reduces Inflammation and Stimulates Neurogenesis," *Human Molecular Genetics* 23, no. 24 (2014): 6528–41, https://www.ncbi.nlm.nih.gov/pmc/articles/PMC4271074/.

52 Santica M. Marcovina et al., "Translating the Basic Knowledge of Mitochondrial Functions to Metabolic Therapy: Role of L-Carnitine," *Translational Research* 161, no. 2 (2013): 73–84, https://www.ncbi.nlm.nih.gov/pmc/articles/PMC3590819/.

53 Michael J. Lopez and Shamim S. Mohiuddin, "Biochemistry, Essential Amino Acids," National Library of Medicine, National Center for Biotechnology Information, March 18, 2022, https://www.ncbi.nlm.nih.gov/books/NBK557845/.

54 Stefan M. Pasiakos et al., "Leucine-Enriched Essential Amino Acid Supplementation During Moderate Steady State Exercise Enhances Postexercise Muscle Protein Synthesis," *American Journal of Clinical Nutrition* 94, no. 3 (2011): 809–18, https://pubmed.ncbi.nlm.nih.gov/21775557/.

55 M. Lucà-Moretti, "A Comparative, Double-Blind, Triple Crossover Net Nitrogen Utilization Study Confirms the Discovery of the Master Amino Acid Pattern," *Annals of the Royal National Academy of Medicine of Spain* 115, no. 2 (1998), https://www.puriumcorporate.com/purium1/php_uploads/Studies/mac_comparative_study.pdf.

56 E. Proksch et al., "Oral Intake of Specific Bioactive Collagen Peptides Reduces Skin Wrinkles and Increases Dermal Matrix Synthesis," *Skin Pharmacology and Physiology* 27 (2014): 113–19, https://www.karger.com/Article/Abstract/355523.

57 M. Schunck and S. Oesser, "Specific Collagen Peptides Benefit the Biosynthesis of Matrix Molecules of Tendons and Ligaments," *Journal of the International Society of Sports Nutrition* 10, suppl. 1 (2013):

35 Barry S. Oken, "Effects of Sage on Memory and Mental Performance in Alzheimer's Disease Patients," ClinicalTrials.gov, October 29, 2014, https://clinicaltrials.gov/ct2/show/NCT00110552.

36 Jueun Oh et al., "Syk/Src Pathway–Targeted Inhibition of Skin Inflammatory Responses by Carosic Acid," *Mediators of Inflammation* 2012, no. 1 (2012): 781375, https://pubmed.ncbi.nlm.nih.gov/22577255/.

37 Magali Chohan, Declan P. Naughton, and Elizabeth I. Opara, "Determination of Superoxide Dismutase Mimetic Activity in Common Culinary Herbs," *SpringerPlus* 3 (2014): 578, https://pubmed.ncbi.nlm.nih.gov/25332878/.

38 Matthew P. Pase et al., "The Cognitive-Enhancing Effects of Bacopa monnieri: A Systematic Review of Randomized, Controlled Human Clinical Trials," *Journal of Alternative and Complementary Medicine* 18, no. 7 (2012): 647–52, https://pubmed.ncbi.nlm.nih.gov/22747190/.

39 Carlo Calabrese et al., "Effects of a Standardized *Bacopa monnieri* Extract on Cognitive Performance, Anxiety, and Depression in the Elderly: A Randomized, Double-Blind, Placebo-Controlled Trial," *Journal of Alternative and Complementary Medicine* 14, no. 6 (2008): 707–13, https://www.ncbi .nlm.nih.gov/pmc/articles/PMC3153866/.

40 Kieran Cooley et al., "Naturopathic Care for Anxiety: A Randomized Controlled Trial ISRCTN78958974," *PLoS ONE* 4, no. 8 (2009): e6628, https://pubmed.ncbi.nlm.nih.gov/19718255/.

41 K. Chandrasekhar, Jyoti Kapoor, and Sridhar Anishetty, "A Prospective, Randomized Double-Blind, Placebo-Controlled Study of Safety and Efficacy of a High-Concentration Full-Spectrum Extract of Ashwagandha Root in Reducing Stress and Anxiety in Adults," *Psychological Medicine* 34, no. 3 (2012): 255–62, https://pubmed.ncbi.nlm.nih.gov/23439798/.

42 Abhinav Grover et al., "Computational Evidence to Inhibition of Human Acetyl Cholinesterase by Withanolide A for Alzheimer Treatment," *Journal of Biomolecular Structure and Dynamics* 29, no. 4 (2012): 651–62, https://pubmed.ncbi.nlm.nih.gov/22208270/.

43 Ibid.; Md Ejaz Ahmed et al., "Attenuation of Oxidative Damage–Associated Cognitive Decline by *Withania somnifera* in Rat Model of Streptozotocin-Induced Cognitive Impairment," *Protoplasma* 250, no. 5 (2013): 1067–78, https://pubmed.ncbi.nlm.nih.gov/23340606/.

44 Serena Coppola et al. "Potential Clinical Applications of the Postbioitic Butyrate in Human Skin Diseases," *Molecules* 27, no. 6 (2022): 1849, https://www.ncbi.nlm.nih.gov/pmc/articles/PMC8949901/.

45 Megan W. Bourassa et al., "Butyrate, Neuroepigenetics and the Gut Microbiome: Can a High Fiber Diet Improve Brain Health?," *Neuroscience Letters* 625 (2016): 56–63, https://www.ncbi.nlm.nih.gov/pmc/articles/PMC4903954/.

46 A. Singh et al., "Orally Administered Urolithin A Is Safe and Modulates Muscle and Mitochondrial Biomarkers in Elderly," *Innovation in Aging* 1, suppl. 1 (2017): 1223–24, https://www.ncbi.nlm.nih.

23 Priyanga Ranasinghe et al., "Medicinal Properties of 'True' Cinnamon (*Cinnamomum zeylanicum*): A Systematic Review," *BMC Complementary Medicine and Therapies* 13 (2013): art. 275, https://www.ncbi.nlm.nih.gov/pmc/articles/PMC3854496/.

24 "Cinnamon," Memorial Sloan Kettering Cancer Center, June 8, 2021, https://www.mskcc.org/cancer-care/integrative-medicine/herbs/cinnamon.

25 Toby Lawrence, "The Nuclear Factor NF- κ B Pathway in Inflammation," *Cold Spring Harbor Perspectives in Biology* 1, no. 6 (2009): a001651, https://www.ncbi.nlm.nih.gov/pmc/articles/PMC2882124/.

26 Ranasinghe et al., "Medicinal Properties of 'True' Cinnamon (*Cinnamomum zeylanicum*)."

27 "Cassia Cinnamon with High Coumarin Contents to Be Consumed in Moderation," German Federal Institute for Risk Assessment (BfR), September 2012, https://www.bfr.bund.de/en/press_information/2012/26/cassia_cinnamon_with_high_coumarin_contents_to_be_consumed_in_moderation-131836.html.

28 Somaye Ardebili Dorri et al., "Involvement of Brain-Derived Neurotrophic Factor (BDNF) on Malathion Induced Depressive-like Behavior in Subacute Exposure and Protective Effects of Crocin," *Iranian Journal of Basic Medical Sciences* 18, no. 10 (2015): 958–66, https://ww.ncbi.nlm.nih.gov/pmc/articles/PMC4686579/.

29 Mohammad Reza Khazdair et al., "The Effects of *Crocus sativus* (Saffron) and Its Constituents on Nervous System: A Review," *Avicenna Journal of Phytomedicine* 5, no. 5 (2015): 376–91, https://www.ncbi.nlm.nih.gov/pmc/articles/PMC4599112/.

30 Kingshuk Lahon and Swarnamoni Das, "Hepatoprotective Activity of Ocimum sanctum Alcoholic Leaf Extract Against Paracetamol-Induced LiverDamage in Albino Rats," *Pharmacognosy Research* 3, no. 1 (2011): 13–18, https://pubmed.ncbi.nlm.nih.gov/21731390/.

31 K. P. Bhargava and N. Singh, "Anti-stress Activity of Ocimum sanctum Linn," *Indian Journal of Medical Research* 73 (1981): 443–51, https://pubmed.ncbi.nlm.nih.gov/7275241/.

32 M. Abidov et al., "Extract of *Rhodiola rosea* Radix Reduces the Level of C-Reactive Protein and Creatinine Kinase in the Blood," *Bulletin of Experimental Biology and Medicine* 138, no. 1 (2004): 63–64, https://pubmed.ncbi .nlm.nih.gov/15514725/.

33 V. Darbinyan et al., "*Rhodiola rosea* in Stress Induced Fatigue — A Double Blind Cross-over Study of a Standardized Extract SHR-5 with a Repeated Low-Dose Regimen on the Mental Performance of Healthy Physicians During Night Duty," *Phytomedicine* 7, no. 5 (2000): 365–71, https://pubmed.ncbi .nlm.nih.gov/11081987/.

34 V. Darbinyan et al., "Clinical Trial of *Rhodiola rosea* L. Extract SHR-5 in the Treatment of Mild to Moderate Depression," *Nordic Journal of Psychiatry* 61, no. 5 (2007): 343–48, https://pubmed.ncbi.nlm.nih.gov/17990195/.

https://www.crnusa.org/resources/americans-do-not-get-all-nutrients-they-need-food.

13 Saliha Rizvi et al., "The Role of Vitamin E in Human Health and Some Diseases," *Sultan Qaboos University Medical Journal* 14, no. 2 (2014): e157–65, https://www.ncbi.nlm.nih.gov/pmc/articles/PMC3997530/.

14 Giorgio La Fata, Peter Weber, and M. Hasan Mohajeri, "Effects of Vitamin E on Cognitive Performance During Ageing and in Alzheimer's Disease," *Nutrients* 6, no. 12 (2014): 5453–72, https://www.ncbi.nlm.nih.gov/pmc/articles/PMC4276978/.

15 Dave Asprey, "The Top 7 Anti-inflammatory Herbs and Spices for Bulletproof Cooking," Dave Asprey (blog), https://daveasprey.com/best-anti-inflam matory-herbs-and-spices/.

16 Gary W. Small et al., "Memory and Brain Amyloid and Tau Effects of a Bioavailable Form of Curcumin in Non-demented Adults: A Double-Blind, Placebo-Controlled 18-Month Trial," *American Journal of Geriatric Psychiatry* 26, no. 3 (2018): 266–77, https://www.ajgponline.org/article/S1064-7481(17)305110/fulltext.

17 A. Khajuria, N. Thusu, and U. Zutshi, "Piperine Modulates Permeability Characteristics of Intestine by Inducing Alterations in Membrane Dynamics: Influence on Brush Border Membrane Fluidity, Ultrastructure and Enzyme Kinetics," *Phytomedicine* 9, no. 3 (2002): 224–31, https://pubmed.ncbi.nlm .nih.gov/12046863/.

18 Jennifer M. Ellis and Prabashni Reddy, "Effects of *Panax Ginseng* on Quality of Life," *Annals of Pharmacotherapy* 36, no. 3 (2002): 375–79, https://pubmed.ncbi.nlm.nih.gov/11895046/.

19 Jonathon L. Reay, Andrew B. Scholey, and David O. Kennedy, "Panax ginseng (G115) Improves Aspects of Working Memory Performance and Subjective Ratings of Calmness in Healthy Young Adults," *Human Psychopharmacology* 25, no. 6 (2010): 462–71, https://pubmed.ncbi.nlm.nih.gov/20737519/.

20 K. Asano et al., "Effect of Eleutherococcus senticosus Extract on Human Physical Working Capacity," *Planta Medica* 3 (1986): 175–77, https://pubmed.ncbi.nlm.nih.gov/3749339/.

21 A. F. G. Cicero et al., "Effects of Siberian Ginseng (Eleutherococcus senticosus maxim.) on Elderly Quality of Life: A Randomized Clinical Trial," *Archives of Gerontology and Geriatrics* 38, suppl. (2004): 69–73, https://pubmed.ncbi.nlm.nih.gov/15207399/; Jip Kuo et al., "The Effect of Eight Weeks of Supplementation with Eleutherococcus senticosus on Endurance Capacity and Metabolism in Human," *Chinese Journal of Physiology* 53, no. 2 (2010): 105–11, https://pubmed.ncbi.nlm.nih.gov/21793317/.

22 J. Szolomicki et al., "The Influence of Active Components of *Eleutherococcus senticosus* on Cellular Defence and Physical Fitness in Man," *Phytotherapy Research* 14, no. 1 (2000): 30–35, https://pubmed.ncbi.nlm.nih .gov/10641044.

第4章　人體作業系統的補充品

1 Stephanie Seneff, interviewed by Dave Asprey, "Transcript: Glyphosate Toxicity, Lower Cholesterol Naturally & Get Off Statins," *Bulletproof* podcast no. 238, https://daveasprey.com/transcript-dr-stephanie-seneff-glyphosate-toxicity-lower-cholesterol-naturally-get-off-statins-238/.

2 Kristie L. Ebi and Irakli Loladze, "Elevated Atmospheric CO_2 Concentrations and Climate Change Will Affect Our Food's Quality and Quantity," *Lancet Planetary Health* 3, no. 7 (2019): e283–84, https://www.thelancet.com/journals/lanplh/article/PIIS2542-5196(19)30108-1/fulltext.

3 "27 Years — No Deaths from Vitamins, 3 Million from Prescription Drugs," Natural Society, October 3, 2011, last updated July 29, 2021, https://naturalsociety.com/27-years-no-deaths-from-vitamins-3-million-prescription-drug-deaths/.

4 Barbara Prietl et al., "Vitamin D and Immune Function," *Nutrients* 5, no. 7 (2013): 2502–21, https://www.ncbi.nlm.nih.gov/pubmed/23857223.

5 Dov Tiosano et al., "The Role of Vitamin D Receptor in Innate and Adaptive Immunity: A Study in Hereditary Vitamin D–Resistant Rickets Patients," *Journal of Clinical Endocrinology & Metabolism* 98, no. 4 (2013): 1685–93, https://www.ncbi.nlm.nih.gov/pubmed/23482605/; Cedric F. Garland et al., "The Role of Vitamin D in Cancer Prevention," *American Journal of Public Health* 96, no. 2 (2006): 252–61, https://www.ncbi.nlm.nih.gov/pmc/articles/PMC1470481.

6 S. Pilz et al., "Effect of Vitamin D Supplementation on Testosterone Levels in Men," *Hormone and Metabolic Research* 43, no. 3 (2011): 223–25, https:// www.ncbi.nlm.nih.gov/pubmed/21154195; Julia A. Knight et al., "Vitamin D Association with Estradiol and Progesterone in Young Women," *Cancer Causes & Control* 21, no. 3 (2010): 479–83, https://www.ncbi.nlm.nih.gov/pubmed/19916051.

7 Christopher Masterjohn, "Vitamin D Toxicity Redefined: Vitamin K and the Molecular Mechanism," *Medical Hypotheses* 68, no. 5 (2007): 1026–34, https://pubmed.ncbi.nlm.nih.gov/17145139/.

8 "About Vitamin D," Vitamin D Council, 2018, https://www.vitamindcouncil .org/about-vitamin-d/.

9 Haw-Jyh Chiu, Donald A. Fischman, and Ulrich Hammerling, "Vitamin A Depletion Causes Oxidative Stress, Mitochondrial Dysfunction, and PARP-1-Dependent Energy Deprivation," *FASEB Journal* 22, no. 11 (2008): 3878–87, https://www.ncbi.nlm.nih.gov/pmc/articles/PMC2574026/.

10 Maurice Halder et al., "Vitamin K: Double Bonds Beyond Coagulation Insights into Differences Between Vitamin K1 and K2 in Health and Disease," *International Journal of Molecular Sciences* 20, no. 4 (2019): 896, https://www.ncbi.nlm.nih.gov/pmc/articles/PMC6413124/.

11 Chris Masterjohn, "The Ultimate Vitamin K2 Resource," Chris Masterjohn, PhD (blog), December 9, 2016, https://chrismasterjohnphd.com/blog/2016/12/09/the-ultimate-vitamin-k2-resource/.

12 "Americans Do Not Get All the Nutrients They Need from Food," Council for Responsible Nutrition,

7 Richard B. Kreider et al., "International Society of Sports Nutrition Position Stand: Safety and Efficacy of Creatine Supplementation in Exercise, Sport, and Medicine," *Journal of the International Society of Sports Nutrition* 14 (2017): 18, https://www.ncbi.nlm.nih.gov/pmc/articles/PMC5469049/.

8 David Benton and Rachel Donohoe, "The Influence of Creatine Supplementation on the Cognitive Functioning of Vegetarians and Omnivores," *British Journal of Nutrition* 105, no. 7 (2011): 1100–05, https://pubmed.ncbi.nlm.nih.gov/21118604/.

9 Jinmo Khil and Daniel D. Gallaher, "Beef Tallow Increases Apoptosis and Decreases Aberrant Crypt Foci Formation Relative to Soybean Oil in Rat Colon," *Nutrition and Cancer* 50, no. 1 (2004): 55–62, https://pubmed.ncbi.nlm .nih.gov/15572298/.

10 Charles M. Benbrook et al., "Enhancing the Fatty Acid Profile of Milk Through Forage-Based Rations with Nutrition Modeling of Diet Outcomes," *Food Science & Nutrition* 6, no. 3 (2018): 681–700, https://onlinelibrary.wiley.com/doi/10.1002/fsn3.610.

11 Leah D. Whigham, Abigail C. Watras, and Dale A. Schoeller, "Efficacy of Conjugated Linoleic Acid for Reducing Fat Mass: A Meta-analysis in Humans," *American Journal of Clinical Nutrition* 85, no. 5 (2007): 1203–11, https://academic.oup.com/ajcn/article/85/5/1203/4632999.

12 Cision, "Statement — Consider Using Alternatives to Palm Supplements, Says Dairy Farmers of Canada," Newswire, February 25, 2021, https://www.news wire.ca/news-releases/statement-consider-using-alternatives-to-palm-supplements-says-dairy-farmers-of-canada-873991654.html.

13 Brad Heins, "Grass-Fed Cows Produce Healthier Milk," University of Minnesota Extension, 2021, https://extension.umn.edu/pasture-based-dairy/grass-fed-cows-produce-healthier-milk.

14 Robin Mesnage et al., "An Integrated Multi-omics Analysis of the NK603 Roundup-Tolerant GM Maize Reveals Metabolism Disturbances Caused by the Transformation Process," *Scientific Reports* 6 (2016): art. 37855, https://www.nature.com/articles/srep37855.

15 U.S. Department of Agriculture, "Artichokes (Globe or French), Raw," FoodData Central, April 1, 2019, https://fdc.nal.usda.gov/fdc-app.html#/food-details/169205/nutrients.

16 L. A. Moreno et al., "Psyllium Fibre and the Metabolic Control of Obese Children and Adolescents," *Journal of Physiology and Biochemistry* 59, no. 3 (2003): 235–42, https://pubmed.ncbi.nlm.nih.gov/15000455/.

17 University of Massachusetts Amherst, "Brassicas, Alternaria Leaf Spot," Center for Agriculture, Food, and the Environment, UMass Extension Vegetable Program, January 2013, https://ag.umass.edu/vegetable/fact-sheets/brass icas-alternaria-leaf-spot.

18 Jan Alexander, "Selenium," in *Handbook on the Toxicology of Metals*, 4th ed. vol. 2, edited by Gunnar F. Nordberg, Bruce A. Fowler, and Monica Nordberg (Cambridge, MA: Academic Press, 2015), 1175–1208, https://www.sciencedirect.com/science/article/pii/B9780444594532000524.

55, no. 18 (2021): 12372–82, https://pubs.acs.org/doi/full/10.1021/acs.est.1c02922; Madeleine Smith et al., "Microplastics in Seafood and the Implications for Human Health," *Current Environmental Health Reports* 5, no. 3 (2018): 375–86, https://www.ncbi.nlm.nih.gov/pmc/articles/PMC6132564/; Md. Simul Bhu-yan, "Effects of Microplastics on Fish and in Human Health," *Frontiers in Environmental Science*, March 16, 2022, https://www.frontiersin.org/articles /10.3389/fenvs.2022.827289/full.

38 Smith et al., "Microplastics in Seafood."

39 Fatih Gultekin et al., "Food Additives and Microbiota," *Northern Clinics of Istanbul* 7, no. 2 (2020): 192–200, https://www.ncbi.nlm.nih.gov/pmc/articles/PMC7117642/; Zhengxiang He et al., "Food Colorants Metabolized by Commensal Bacteria Promote Colitis in Mice with Dysregulated Expression of Interleukin-23," *Cell Metabolism* 33, no. 7 (2021): 1358–71, https://www.ncbi.nlm.nih.gov/pmc/articles/PMC8266754/.

40 Y. Zhou and N. C. Danbolt, "Glutamate as a Neurotransmitter in the Healthy Brain," Journal of Neural Transmission 121, no. 8 (2014): 799–817, https://www.ncbi.nlm.nih.gov/pmc/articles/PMC4133642/.

第3章　大量補充原始礦物質

1 Albina Nowak et al., "Effect of Vitamin D3 on Self-Perceived Fatigue," *Medicine* 95, no. 52 (2016): e5353, https://www.ncbi.nlm.nih.gov/pmc/articles /PMC5207540/; Akash Sinha et al., "Improving the Vitamin D Status of Vitamin D Deficient Adults Is Associated with Improved Mitochondrial Oxidative Function in Skeletal Muscle," *Journal of Clinical Endocrinology & Metabolism* 98, no. 3 (2013): e509–13, https://pubmed.ncbi.nlm.nih.gov/23393184/.

2 Anne-Laure Tardy et al., "Vitamins and Minerals for Energy, Fatigue and Cognition: A Narrative Review of the Biochemical and Clinical Evidence," *Nutrients* 12, no. 1 (2020): 228, https://www.ncbi.nlm.nih.gov/pmc/articles /PMC7019700/.

3 Elad Tako, "Dietary Trace Minerals," *Nutrients* 11, no. 11 (2019): 2823, https://www.ncbi.nlm.nih.gov/pmc/articles/PMC6893782/.

4 Susana Puntarulo, "Iron, Oxidative Stress and Human Health," *Molecular Aspects of Medicine* 26, 4–5 (2005): 299–312, https://pubmed.ncbi.nlm.nih.gov/16102805/.

5 Kazumasa Yamagishi et al., "Dietary Fiber Intake and Risk of Incident Disabling Dementia: The Circulatory Risk in Communities Study," *Nutritional Neuroscience*, February 6, 2022, https://www.tandfonline.com/doi/full/10.1 080/1028415X.2022.2027592.

6 Astrid Kolderup Hervik and Birger Svihus, "The Role of Fiber in Energy Balance," *Journal of Nutrition and Metabolism* 2019 (2019): art. 4983657, https://www.ncbi.nlm.nih.gov/pmc/articles/PMC6360548/.

tionreviews/article/77/5/278/5307073.

26 Ho et al., "Comparative Effects of A1 Versus A2 Beta-Casein."

27 Hodgkinson, McDonald, and Hine, "Effect of Raw Milk" ; Ho et al., "Comparative Effects of A1 Versus A2 Beta-Casein."

28 Fang Qian et al., "Experimental and Modelling Study of the Denaturation of Milk Protein by Heat Treatment," *Korean Journal for Food Science of Animal Resources* 37, no. 1 (2017): 44–51, https://www.ncbi.nlm.nih.gov/pmc /articles/PMC5355583; Yangdong Zhang et al., "Proteomics Analysis Reveals Altered Nutrients in the Whey Proteins of Dairy Cow Milk with Different Thermal Treatments," *Molecules* 26, no. 15 (2021): 4628, https://www.ncbi.nlm.nih.gov/pmc/articles/PMC8347753/.

29 Ton Baars, "Milk Consumption, Raw and General, in the Discussion on Health or Hazard," *Journal of Nutritional Ecology and Food Research* 1, no. 2 (2013): 91–107, https://www.researchgate.net/publication/255685679_Milk_Consumption_Raw_and_General_in_the_Discussion_on_Health _or_Hazard.

30 Hodgkinson, McDonald, and Hine, "Effect of Raw Milk."

31 Aiqian Ye et al., "Effect of Homogenization and Heat Treatment on the Behavior of Protein and Fat Globules During Gastric Digestion of Milk," *Journal of Dairy Science* 100, no. 1 (2017): 36–47, https://pubmed.ncbi.nlm .nih.gov/27837978/; Michael H. Tunick et al., "Effect of Heat and Homogenization on in Vitro Digestion of Milk," *Journal of Dairy Science* 99, no. 6 (2016): 4124–39, https://www.journalofdairyscience.org/article/S0022-0302 (16)30140-0/pdf; Bolin Mou et al., "Phospholipidomics of Bovine Milk Subjected to Homogenization, Thermal Treatment and Cold Storage," *Food Chemistry* 381 (2022): 132288, https://pubmed.ncbi.nlm.nih.gov/35124494/.

32 Sameh Obeid et al., "The Surface Properties of Milk Fat Globules Govern Their Interactions with the Caseins: Role of Homogenization and pH Probed by AFM Force Spectroscopy," *Colloids and Surfaces B: Biointerfaces* 182(2019):110363, https://pubmed.ncbi.nlm.nih.gov/31344611/.

33 Ye et al., "Effect of Homogenization and Heat Treatment."

34 Agnieszka Rogowska et al., "Zearalenone and Its Metabolites: Effect on Human Health, Metabolism and Neutralisation Methods," *Toxicon* 162, no. 2(2019): 46–56, https://pubmed.ncbi.nlm.nih.gov/30851274/.

35 Herbert Hof, "Mycotoxins in Milk for Human Nutrition: Cow, Sheep and Human Breast Milk," *GMS Infectious Diseases* 4 (2016), https://www.ncbi .nlm.nih.gov/pmc/articles/PMC6301711/; Rogowska et al., "Zearalenone and Its Metabolites."

36 "Mycotoxins," World Health Organization, May 9, 2018, https://www.who.int/news-room/fact-sheets/detail/mycotoxins.

37 Hayley K. McIlwraith et al., "Evidence of Microplastic Translocation in Wild-Caught Fish and Implications for Microplastic Accumulation Dynamics in Food Webs," *Environmental Science & Technology*

15 Luoping Zhang et al., "Exposure to Glyphosate-Based Herbicides and Risk for Non-Hodgkin Lymphoma: A Meta-analysis and Supporting Evidence," *Mutation Research/Reviews in Mutation Research* 781 (2019): 186–206, https://www.sciencedirect.com/science/article/abs/pii/S1383574218300887.

16 Olha M. Stribyska et al., "The Effects of Low-Toxic Herbicide Roundup and Glyphosate on Mitochondria," *EXCLI Journal* 21 (2022): 183–96, https://www.ncbi.nlm.nih.gov/pmc/articles/PMC8859649/#R86.

17 O. O. Olorunsogo, "Modification of the Transport of Protons and Ca2+ Ions Across Mitochondrial Coupling Membrane by N-(Phosphonomethyl)glycine," *Toxicology* 61, no. 2 (1990): 205–09, https://pubmed.ncbi.nlm.nih.gov/2157305/.

18 Francisco Peixoto, "Comparative Effects of the Roundup and Glyphosate on Mitochondrial Oxidative Phosphorylation," *Chemosphere* 61, no. 8 (2005): 1115–22, https://pubmed.ncbi.nlm.nih.gov/16263381/.

19 Stribyska et al., "The Effects of Low-Toxic Herbicide."

20 Wesley R. Harris et al., "Computer Simulation of the Interactions of Glyphosate with Metal Ions in Phloem," *Journal of Agricultural and Food Chemistry* 60, no. 24 (2012): 6077–87, https://www.ncbi.nlm.nih.gov/pubmed/2265 1133.

21 Alexis Temkin and Olga Naidenko, "Glyphosate Contamination in Food Goes Far Beyond Oat Products," Environmental Working Group, February 28, 2019, https://www.ewg.org/news-insights/news/glyphosate-contamination-food-goes-far-beyond-oat-products.

22 "Potential Health Risks Associated with Stressed Foodstuffs Such as Foie Gras," ScienceDaily, February 19, 2009, https://www.sciencedaily.com/releases/2009/02/090210092736.htm.

23 Insaf Berrazaga et al., "The Role of the Anabolic Properties of Plant-versus Animal-Based Protein Sources in Supporting Muscle Mass Maintenance: A Critical Review," *Nutrients* 11, no. 8 (2019): 1825, https://www.ncbi.nlm.nih.gov/pmc/articles/PMC6723444/.

24 Shruti Jain et al., "Tracing the Role of Plant Proteins in the Response to Metal Toxicity: A Comprehensive Review," *Plant Signaling & Behavior* 13, no. 9 (2018): e1507401. https://www.ncbi.nlm.nih.gov/pmc/articles/PMC6204846/.

25 Allison J. Hodgkinson, Natalie A. McDonald, and Brad Hine, "Effect of Raw Milk on Allergic Responses in a Murine Model of Gastrointestinal Allergy," *British Journal of Nutrition* 112, no. 3 (2014): 390–97, https://pubmed.ncbi .nlm.nih.gov/24870507/; S. Ho et al., "Comparative Effects of A1 Versus A2 Beta-Casein on Gastrointestinal Measures: A Blinded Randomised Cross-over Pilot Study," *European Journal of Clinical Nutrition* 68 (2014): 994– 1000, https://www.nature.com/articles/ejcn2014127; Daniela Kullenberg de Gaudry et al., "Milk A1 β -Casein and Health-Related Outcomes in Humans: A Systematic Review," *Nutrition Reviews* 77, no. 5 (2019): 278–306, https://academic.oup.com/nutri-

www.ncbi.nlm.nih.gov/pmc/articles/PMC1115436/.

6 "The Bulletproof Guide to Omega 3 vs. Omega 6 Fats," Bulletproof, April 28, 2022, https://www.bulletproof.com/supplements/aminos-enzymes/omega-3-vs-omega-6-fat-supplements/.

7 James J. DiNicolantonio and James H. O'Keefe, "Omega-6 Vegetable Oils as a Driver of Coronary Heart Disease: The Oxidized Linoleic Acid Hypothesis," *Open Heart* 5, no. 2 (2018): e000898, https://openheart.bmj.com/content /5/2/e000898.

8 Sara Huerta-Yépez, Ana B. Tirado-Rodriguez, and Oliver Hankinson, "Role of Diets Rich in Omega-3 and Omega-6 in the Development of Cancer," *Boletín Médico del Hospital Infantil de México* 73, no. 6 (2016): 446–56, https://www.sciencedirect.com/science/article/pii/S1665114616301423.

9 E. M. Sullivan et al., "Murine Diet-Induced Obesity Remodels Cardiac and Liver Mitochondrial Phospholipid Acyl Chains with Differential Effects on Respiratory Enzyme Activity," *Journal of Nutritional Biochemistry* 45 (2017): 94–103, https://pubmed.ncbi.nlm.nih.gov/28437736/.

10 Rekhadevi Perumalla Venkata and Rajagopal Subramanyam, "Evaluation of the Deleterious Health Effects of Consumption of Repeatedly Heated Vegetable Oil," *Toxicology Reports* 3 (2016): 636–43, https://www.ncbi.nlm .nih.gov/pmc/articles/PMC5616019/; Maria D. Guillén and Patricia S. Uriarte, "Aldehydes Contained in Edible Oils of a Very Different Nature After Prolonged Heating at Frying Temperature: Presence of Toxic Oxygenated α , β Unsaturated Aldehydes," *Food Chemistry* 131, no. 3 (2012): 915–26, https://www.sciencedirect.com/science/article/abs/pii/S030881461101356 2?via%3Dihub; Marni Stott-Miller, Marian L. Neuhouser, and Janet L. Stan- ford, "Consumption of Deep-Fried Foods and Risk of Prostate Cancer," *Prostate* 73, no. 9 (2013): 960–69, https://onlinelibrary.wiley.com/doi/10.1002 /pros.22643.

11 Christopher E. Ramsden et al., "The Sydney Diet Heart Study: A Randomised Controlled Trial of Linoleic Acid for Secondary Prevention of Coronary Heart Disease and Death," *FASEB Journal* 27, no. S1 (2013): 127.4, https://faseb.onlinelibrary.wiley.com/doi/abs/10.1096/fasebj.27.1_supplement.127.4.

12 James J. DiNicolantonio, "The Importance of Maintaining a Low Omega-6/Omega-3 Ratio for Reducing the Risk of Inflammatory Cytokine Storms," *Missouri Medicine* 117, no. 6 (2020): 539–42, https://www.ncbi.nlm.nih.gov/pmc/articles/PMC7721408/.

13 U.S. Food and Drug Administration, "Trans Fat," May 18, 2018, https://www.fda.gov/food/food-additives-petitions/trns-fat.

14 Jianzhong Hu et al., "Low-Dose Exposure of Glyphosate-Based Herbicides Disrupt the Urine Metabolome and Its Interaction with Gut Microbiota," Scientific Reports 11 (2021): art. 3265, https://www.nature.com/articles/s41598-021-82552-2; Robin Mesnage et al., "Use of Shotgun Metagenomics and Metabolomics to Evaluate the Impact of Glyphosate or Roundup MON 52276 on the Gut Microbiota and Serum Metabolome of Sprague-Dawley Rats," *Environmental Health Perspectives* 129, no. 1 (2021), https://ehp.niehs.nih.gov/doi/10.1289/EHP6990.

原書附註

作者序：比正常還要好

1 Elizabeth Pegg Frates, "Did We Really Gain Weight During the Pandemic?," Harvard Health Publishing, October 5,2021, https://www.health.harvard.edu/blog/did-we-really-gain-weight-during-the-pandemic-202110052606.

第1章　挖掘懶惰的力量

1 Robert J. Kosinski, "A Literature Review on Reaction Time," Clemson University course materials, September 2013, https://www.fon.hum.uva.nl/rob/Courses/InformationInSpeech/CDROM/Literature/LOTwinterschool2006 /biae.clemson.edu/bpc/bp/Lab/110/reaction.htm.

2 "Blue Box, Designed and Built by Steve Wozniak and Marketed by Steve Jobs, Circa 1972," The Henry Ford, https://www.thehenryford.org/collections-and-research/digital-collections/artifact/452666/.

3 Joseph Pizzorno, "Mitochondria: Fundamental to Life and Health," Integrative Medicine 13, no.2 (2014): 8–15, https://www.ncbi.nlm.nih.gov/pmc/articles/PMC4684129/.

4 "More than 73% of American Adults Are Overweight or Obese," Diabetes .co.uk, December 29, 2020, https://www.diabetes.co.uk/news/2020/dec/more-than-73-of-american-adults-overweight-or-obese.html.

第2章　消除阻力

1 "Are Anti-nutrients Harmful?," Harvard T. H. Chan School of Public Health, https://www.hsph.harvard.edu/nutritionsource/anti-nutrients/.

2 Ellen C. G. Grant, "Rapid Response to: 'Operative Delivery and Postnatal Depression: A Cohort Study,' " *BMJ* 2005 (330): 879, https://www.bmj.com/rapid-response/2011/10/30/zinc-and-copper-deficiencies-can-cause-post partum-depression.

3 "Lectins," Harvard T. H. Chan School of Public Health, https://www.hsph .harvard.edu/nutritionsource/anti-nutrients/lectins/.

4 WebMD Editorial Contributors, "What Is Oxalate (Oxalic Acid)?," Web MD, April 8, 2021, https://www.webmd.com/diet/what-is-oxalate-oxalic-acid.

5 David L. J. Freed, "Do Dietary Lectins Cause Disease?," *BMJ* 308, no. 7190 (1999): 1023–24, https://

醫藥新知 0028

懶惰使你更強壯

防彈咖啡創始人教你用 10% 時間增強心血管健康、腦功能和復原力

Smarter Not Harder: The Biohacker's Guide to Getting the Body and Mind You Want

作　　者　戴夫・亞斯普雷（Dave Asprey）
譯　　者　吳宜蓁
封面設計　比比司設計工作室
內頁設計　Atelier Design Ours
內頁排版　吳思融
主　　編　錢滿姿
行銷經理　許文薰
總 編 輯　林淑雯

出 版 者　方舟文化／遠足文化事業股份有限公司
發　　行　遠足文化事業股份有限公司（讀書共和國出版集團）
231 新北市新店區民權路 108-2 號 9 樓
電話：（02）2218-1417
傳真：（02）8667-1851
劃撥帳號：19504465
戶名：遠足文化事業股份有限公司
客服專線　0800-221-029
E-MAIL　service@bookrep.com.tw
網　　站　www.bookrep.com.tw
印　　製　中原造像股份有限公司
法律顧問　華洋法律事務所　蘇文生律師
定　　價　450 元
初版一刷　2024 年 3 月

缺頁或裝訂錯誤請寄回本社更換。
歡迎團體訂購，另有優惠，請洽業務部
（02）2218-1417#1124

方舟文化官方網站　方舟文化讀者回函

國家圖書館出版品預行編目（CIP）資料

懶惰使你更強壯：防彈咖啡創始人教你用 10% 時間增強心血管健康、腦功能和復原力／戴夫 . 亞斯普雷 (Dave Asprey) 著；吳宜蓁譯 . -- 初版 -- 新北市：方舟文化，遠足文化事業股份有限公司，2024.03
336 面；17×23 公分 . --（醫藥新知；28）
譯自：Smarter not harder:the biohacker's guide to getting the body and mind you want.
ISBN 978-626-7291-95-5（平裝）
1.CST：健康飲食　2.CST：健康法
411.3　　113000098